Stefan Schmidt (Hrsg.)

Digitalisierung im Care und Case Management

Digitalisierung im Care und Case Management

Innovative digitale Lösungen für eine bessere Versorgungssteuerung

Herausgegeben von
Prof. Dr. Stefan Schmidt

Mit Beiträgen von
Prof. Dr. Alexander Alscher
Philipp Bläser, M.Sc.
Jessica Böhm, M.A.
Melina Branding, M.Sc.
Janet Cordes, M.A.
Stefanie Göcken, B.A.
FH-Prof. DSA Mag. Karin Goger
Dr. Anna Hegedüs
Prof. Dr. Manfred Hülsken-Giesler
Isabel Jalaß, M.Sc.
Mats Lehnhoff, M.A.
Sebastian Lennemann
Prof. Dr. Sara Marquard
Alexander Rind
Nicole Ruppert, M.ScN.
Dr. Regina Schmeer-Oetjen
Prof. Dr. Stefan Schmidt
Sebastian von Lovenberg
Dr. Lena Marie Wirth
Susanne Wunsch, M.A.

medhochzwei

Bibliografische Informationen der Deutschen Nationalbibliothek

Die Deutsche Nationalbibliothek verzeichnet diese Publikation in der Deutschen Nationalbibliografie; detaillierte bibliografische Daten sind im Internet über http://dnb.d-nb.de abrufbar.

Bei der Herstellung des Werkes haben wir uns zukunftsbewusst für umweltverträgliche und wiederverwertbare Materialien entschieden.
Der Inhalt ist auf elementar chlorfreiem Papier gedruckt.

ISBN 978-3-98800-096-5
ISBN eBook 978-3-98800-097-2

Alte Eppelheimer Str. 42/1
69115 Heidelberg
E-Mail: info@medhochzwei-verlag.de
Web: www.medhochzwei-verlag.de

Satz: Reemers Publishing Services GmbH, Krefeld
Umschlaggestaltung: kreativmedia KONZEPTION & DESIGN, Hückelhoven
Titelbild: © Toey Andante/shutterstock.com #2460127417
Druck: ADverts printing house, Dzelzavas Str. 124, Riga, LV-1021, Latvia
A001

Inhaltsverzeichnis

Einführung ins Buch

Digitalisierung verändert zunehmend die Art und Weise, wie Versorgung im Gesundheits- und Sozialwesen gestaltet wird. Neue Technologien wie Telemedizin oder digitale Dokumentations- und Kommunikationssysteme beeinflussen nicht nur Abläufe, sondern auch Rollenverständnisse und Verantwortlichkeiten. Dabei zeigen sich sowohl Chancen – etwa für mehr Teilhabe und bessere Koordination – als auch Herausforderungen im Hinblick auf Zugang, Gerechtigkeit, Qualität und Datenschutz.

Besonders spürbar sind diese Veränderungen im Care und Case Management: einem Verfahren, das darauf ausgerichtet ist, Menschen mit komplexem Unterstützungsbedarf sektorenübergreifend und personenzentriert zu begleiten. Als Schnittstelle zwischen Professionen, Institutionen und Lebenswelten muss sich Care und Case Management neu ausrichten, wenn digitale Technologien verstärkt zum Einsatz kommen, etwa wenn Algorithmen Entscheidungen abnehmen oder Kommunikation virtuell stattfindet. Dieses Buch fragt daher: Welche Funktionen können digitale Technologien im Care und Case Management sinnvoll übernehmen? Unter welchen Bedingungen sind sie praktikabel und fachlich legitim? Und welche Konsequenzen ergeben sich daraus für Praxis, Organisation und Profession?

Digitale Technologien erweitern die Möglichkeiten professionellen Handelns in dokumentarischer, kommunikativer und koordinativer Hinsicht. Sie verändern Informationszugänge, fördern neue Formen interprofessioneller Zusammenarbeit und ermöglichen durch strukturierte Daten und algorithmische Systeme eine gezieltere Steuerung und Entscheidungsunterstützung. Dabei ist Digitalisierung nicht als rein technisches Innovationsfeld zu verstehen, sondern als Bestandteil komplexer sozio-technischer Arrangements. Digitale Anwendungen müssen in bestehende oder neu konzipierte Versorgungsprozesse integriert werden, wobei insbesondere Fragen der Anschlussfähigkeit, Praktikabilität und ethischen Reflexion zu berücksichtigen sind. Für das Care und Case Management ergeben sich daraus veränderte Anforderungen, etwa im Hinblick auf digitale Dokumentation, virtuelle Kommunikation, remote-basierte Koordination oder technologiegestützte

Monitoringverfahren. Diese Entwicklungen berühren zentrale Prinzipien professionellen Handelns – insbesondere die Beziehungsgestaltung, das Ermessen in komplexen Entscheidungssituationen und die Aushandlung individueller Unterstützungsbedarfe.

Der erste Teil dieses Buchs widmet sich der theoretisch-konzeptionellen Verortung digitaler Entwicklungen im Care und Case Management. Dabei werden zentrale Begriffe, normative Leitbilder, ethische Reflexionsperspektiven sowie technische und systemische Grundlagen diskutiert sowie aktuelle Studienergebnisse und Wirkungsweisen aufgefächert. Es wird gezeigt, dass Digitalisierung nicht nur als technologische Innovation zu verstehen ist, sondern auch neue Anforderungen an Professionalität, Verantwortlichkeit und Partizipation mit sich bringt. So wird etwa das Verhältnis von Nähe und Distanz neu verhandelt, wenn Beratungsbeziehungen über digitale Kanäle geführt werden. Gleichzeitig ergeben sich neue Chancen zur Sicherstellung von Kontinuität, Reichweite und Responsivität – zentrale Qualitätsmerkmale guter (personenzentrierter) Versorgung und Unterstützung.

Im zweiten Teil des Buchs werden ausgewählte Praxisprojekte vorgestellt, die konkrete Erfahrungen mit digitalen Lösungen im Care und Case Management dokumentieren. Die Beiträge zeigen eindrucksvoll, wie digitale Assistenzsysteme, Telekonferenzen, App-basierte Fallsteuerung, digitale Dokumentation oder KI-gestützte Entscheidungshilfen in unterschiedlichen Kontexten eingesetzt werden – von der Versorgung hochaltriger Menschen über interprofessionelle Versorgungsteams bis hin zur sozialen Beratung vulnerabler Zielgruppen. Dabei wird deutlich, dass erfolgreiche Digitalisierung ein sorgfältiges Zusammenspiel technischer Infrastruktur, organisationaler Bedingungen und menschlicher Gestaltungskraft voraussetzt. Die Beiträge bieten nicht nur Einblicke in gelungene Anwendungen, sondern thematisieren auch Herausforderungen wie Datenschutz, Interoperabilität, Akzeptanz, Schulungsbedarfe und veränderte Rollenbilder.

Die Relevanz des vorliegenden Buchs liegt daher nicht nur in der Dokumentation technischer Neuerungen, sondern vor allem in der kritischen Reflexion darüber, wie Digitalisierung im Care und Case Management genutzt werden kann, um Selbstbestimmung, Teilhabe und Versorgungsgerechtigkeit zu stärken. Die hier versammelten Beiträge machen deutlich, dass digitale Innovationen dann besonders wirksam werden, wenn sie nicht an den Menschen und ihren Bedarfen vorbeigehen, sondern diese in den Mittelpunkt stellen – technisch klug, ethisch reflektiert und professionell verantwortet. Nicht zuletzt braucht es für alle Beteiligten einen spürbaren Nutzen.

Dieser Nutzen entfaltet sich jedoch nicht allein durch die technische Verfügbarkeit, sondern durch eine alltagsnahe, niedrigschwellige und vertraute Einbindung digitaler Angebote. Entscheidend ist, dass sowohl Nutzer:innen als auch berufliche Akteur:innen mit dem Medium vertraut sind und die Vorteile – etwa durch eine erleichterte Kommunikation, schnellen Zugang zu Informationen oder verbesserte Koordination – unmittelbar spürbar werden. Voraussetzung dafür sind verlässliche technische Rahmenbedingungen: stabile Internetverbindungen, benutzer:innenfreundliche Endgeräte sowie intuitiv bedienbare Softwarelösungen. Darüber hinaus zeigt sich, dass die Akzeptanz digital gestützter Versorgungsformen deutlich steigt, wenn vertraute Personen aus dem unmittelbaren Lebensumfeld der Klient:innen – wie Case Manager:innen, Hausärzt:innen, Sozialarbeiter:innen, Pflegedienstleitungen oder Apotheker:innen – aktiv eingebunden sind. Werden diese Akteure aus dem Stadtteil oder Landkreis einbezogen, entstehen digitale Unterstützungsnetzwerke, die auf bekannten Strukturen aufbauen und von den Beteiligten als sinnvoll, unterstützend und partizipativ erlebt werden. Digitalisierung im Care und Case Management bedeutet somit nicht Standardisierung durch Technik, sondern die Chance auf individuell abgestimmte und verlässlich eingebettete Unterstützung.

Das vorliegende Buch will Impulse geben: für eine wissenschaftliche Auseinandersetzung mit den Bedingungen und Folgen der Digitalisierung im Care und Case Management; für die Weiterentwicklung professioneller Standards; und nicht zuletzt für eine Praxis, die digitale Potenziale im Sinne einer menschengerechten, ressourcenorientierten und nachhaltigen Versorgung zu nutzen versteht. Es richtet sich an Wissenschaftler:innen, Praktiker:innen, Entscheidungsträger:innen und alle, die Care und Case Management als zentrales Verfahren einer zunehmend digitalisierten Versorgungslandschaft begreifen.

Gleichzeitig macht dieses Buch auf ein zentrales Dilemma aufmerksam: Die technologische Entwicklung schreitet oft schneller voran als ihre sozial-ethische und organisationale Einbettung. Während digitale Tools bereits vielfältig verfügbar sind – von Sensorik über Videokommunikation bis hin zu KI-gestützten Analysesystemen –, fehlen vielerorts klare Konzepte, um diese systematisch in bestehende Versorgungslogiken zu integrieren. Care und Case Management steht damit exemplarisch für ein Spannungsfeld zwischen Innovationsdruck, ethischer Verantwortung und Alltagsrealität. Die hier vorgestellten Beiträge verdeutlichen, dass technologische Potenziale ohne angemessene Schulung, ohne Beteiligung der Nutzer:innen und ohne infrastrukturelle Voraussetzungen schnell verpuffen oder gar kontraproduktiv wirken können.

Die Rolle der Beteiligten (beruflichen und nicht beruflichen Akteur:innen) wird in diesem Kontext grundlegend transformiert. Case Manager:innen sehen sich mit neuen Rollenanforderungen konfrontiert – etwa als „digitale Übersetzer:innen", als Prozessgestalter:innen in intersektoralen Settings oder als Moderator:innen algorithmengestützter Entscheidungsprozesse. Diese Entwicklungen erfordern nicht nur technologische Kompetenzen, sondern auch ein erweitertes professionsethisches Selbstverständnis. Die Frage, wie Digitalisierung im Sinne einer personenzentrierten und biografisch sensiblen Versorgung genutzt werden kann, ist eine Frage professioneller Haltung – und nicht nur technischer Anwendung.

Von besonderem Interesse ist zudem die Frage, wie digitale Elemente zur Überwindung struktureller Versorgungsdefizite beitragen können – etwa in ländlichen Räumen, bei der Unterstützung vulnerabler Gruppen oder in der sektorenübergreifenden Koordination komplexer Versorgungsbedarfe. Die Digitalisierung eröffnet hier neue Möglichkeiten der Teilhabe und Erreichbarkeit. Gleichzeitig drohen neue Exklusionsmechanismen – etwa für Menschen mit eingeschränkter Medienkompetenz oder unzureichender digitaler Infrastruktur. Das Buch sensibilisiert daher auch für Fragen der Gerechtigkeit, der Inklusivität und der nachhaltigen Nutzung digitaler Ressourcen.

Nicht zuletzt versteht sich dieses Buch als Beitrag zur Professionalisierung und wissenschaftlichen Fundierung des Care und Case Managements im digitalen Zeitalter. Es liefert praxisnahe Erkenntnisse, die sowohl in der Aus- und Weiterbildung als auch in der Organisationsentwicklung genutzt werden können. Die Beiträge zeigen, dass es für eine gelingende Digitalisierung nicht nur technische Lösungen braucht, sondern vor allem Räume der Reflexion, partizipative Entwicklungskulturen und einen interdisziplinären Dialog zwischen Technologieentwicklung, Praxis und Wissenschaft.

In diesem Sinne möchte das Buch nicht nur Wissen dokumentieren, sondern auch zur Diskussion anregen, Denkräume öffnen und Mut machen, Digitalisierung im Care und Case Management als Gestaltungsaufgabe zu begreifen – für eine Versorgung, die menschlich bleibt, weil sie sich auch digital ihrer Verantwortung stellt.

Für das Gelingen dieses Buches haben viele Menschen auf unterschiedliche Weise entscheidend beigetragen, bei denen ich mich sehr herzlich bedanken möchte. Mein besonderer Dank gilt allen Autor:innen, die mit ihren fundierten und vielseitigen Beiträgen die digitale Transformation im Care und Case Management aus ganz unterschiedlichen Perspektiven beleuchten und reflektieren.

Ein ganz besonderer Dank gilt Annette Xandry vom medhochzwei Verlag, die dieses Buchprojekt von Beginn an mit großem Engagement begleitet hat. Ihre kontinuierliche Unterstützung, ihr professioneller Blick und ihr unerschütterlicher Glaube an das Thema und an dieses Vorhaben waren für mich persönlich eine große Motivation und haben maßgeblich zum Entstehen dieses Bandes beigetragen. Außerdem danke ich Melanie Christner sehr für das Lektorat und die hilfreichen Hinweise, die das Buch noch besser gemacht haben.

Mein herzlicher Dank gilt Sebastian Lennemann, der das Buchprojekt insbesondere im Hintergrund intensiv unterstützt hat. Seine präzisen Recherchen, seine Zuarbeit und seine Aufmerksamkeit für thematische Entwicklungen haben einen wesentlichen Beitrag zur inhaltlichen Qualität dieses Buchs geleistet.

Ich wünsche Ihnen, liebe Leserinnen und Leser, viel Freude beim Lesen und Durcharbeiten des Buchs und freue mich über Rückmeldungen.

Stefan Schmidt
Herbst 2025

Teil I Digitaler Wandel im Care und Case Management: Verstehen, Gestalten, Befähigen

Beitrag 1

Grundlagen und Entwicklungen zur Digitalisierung im Care und Case Management

Stefan Schmidt

Abstract: Der Beitrag analysiert zentrale Entwicklungslinien, Potenziale und Herausforderungen der Digitalisierung im Care und Case Management (CCM) in unterschiedlichen Handlungsfeldern des Sozial- und Gesundheitswesens. Ausgehend von gesellschaftlichen Trends – etwa demografischem Wandel, Zunahme chronischer Erkrankungen und Fachkräftemangel – werden Einsatzmöglichkeiten digitaler Instrumente wie elektronische Fallakten, KI-gestützte Entscheidungsunterstützung, Telecare und sensorgestützte Anwendungen dargestellt. Dabei zeigt sich, dass digitale Lösungen zur Effizienzsteigerung, verbesserten Koordination sowie zur Stärkung von Partizipation und Selbstbestimmung beitragen können. Gleichzeitig bestehen erhebliche strukturelle, technische und ethische Herausforderungen: mangelnde Interoperabilität, unzureichende digitale Kompetenzen, Datenschutzfragen und eine begrenzte institutionelle Umsetzungsfähigkeit. Der Beitrag betont die Notwendigkeit eines integrierten, evidenzbasierten und partizipativen Vorgehens, das technologische Innovation mit professionellen Handlungslogiken und institutionellen Bedingungen verknüpft. Digitalisierung wird somit als strategischer Veränderungsprozess verstanden, der gezielt gestaltet und wissenschaftlich begleitet werden muss, um nachhaltigen Nutzen im CCM zu entfalten.

1 Einleitung

1 Digitalisierung hat in den vergangenen Jahren nahezu alle gesellschaftlichen Bereiche verändert. Im Gesundheits- und Sozialwesen eröffnet sie neue Potenziale zur Effizienzsteigerung, Qualitätsverbesserung und Erweiterung des Zugangs zu Versorgungsleistungen. Während traditionelle Versorgungsformen stark auf physische Präsenz, analoge Dokumentation und direkte Interaktion angewiesen waren, ermöglichen digitale Technologien eine strukturverändernde Neuausrichtung zentraler Prozesse (Schmidt et al., 2019).

2 Die Relevanz der Digitalisierung im Care und Case Management (CCM) ist insbesondere begründet durch den demografischen Wandel, den Anstieg chronischer Erkrankungen, den Mangel an Fachpersonen sowie durch technologische Innovationen. Diese Entwicklungen fordern eine (Neu-)Gestaltung bestehender Strukturen, um eine effektive, ressourcenschonende und nachhaltige Versorgung zu gewährleisten. Dabei ist CCM nicht ausschließlich im Gesundheitswesen verankert, sondern spielt u. a. auch in der Arbeitsmarktpolitik, Jugendhilfe, Wohnungslosenhilfe und Straffälligenhilfe eine tragende Rolle. In all diesen Bereichen und ihren unterschiedlichen Settings kann Digitalisierung zur Effizienzsteigerung, besseren institutionellen Vernetzung und gezielteren Unterstützung vulnerabler Gruppen beitragen. Voraussetzung dafür ist, so die These dieses Beitrags, dass es einen spürbaren Nutzen für alle Beteiligten gibt. Denn: Digitalisierung soll keine Mehrarbeit bedeuten (z. B. durch eine doppelte Dokumentation, wie wir sie leider noch häufig erleben), sondern spürbar entlasten, systematisieren und strukturieren.

1.1 Demografische Entwicklung und steigender Unterstützungsbedarf

Die demografische Entwicklung führt zu einer Verschiebung der Altersstruktur in der Bevölkerung. Eine steigende Lebenserwartung bei gleichzeitig rückläufiger Geburtenrate resultiert in einem wachsenden Anteil älterer Menschen, die häufiger von Morbidität und Pflegebedürftigkeit betroffen sind. Damit verbunden ist ein erhöhter Bedarf an Gesundheits-, Pflege- und Unterstützungsleistungen, während gleichzeitig die Zahl der im Sozial- und Gesundheitswesen tätigen Fachpersonen abnimmt (Statistisches Bundesamt, 2025). 3

Diese Entwicklung erzeugt eine strukturelle Versorgungslücke, die durch digitale Technologien kompensiert werden kann. Telemedizinische Anwendungen, digitale CCM-Systeme und KI-gestützte Entscheidungsunterstützung bieten vielmehr Ansätze zur Effizienzsteigerung, priorisierten Ressourcenverteilung (Ellis, 2022; Ibrahim et al., 2022) und verbesserten Zugänglichkeit (Schmidt et al., 2019). 4

Auch in anderen Sektoren sind die Auswirkungen des demografischen Wandels spürbar. So erfordern veränderte Altersprofile in der Bevölkerung eine Anpassung der Maßnahmen zur beruflichen Wiedereingliederung, insbesondere im Hinblick auf ältere Arbeitssuchende. Digitale Lernumgebungen, automatisierte Kompetenzanalysen und individualisierte Strategien können eine passgenaue Förderung für unterschiedliche Zielgruppen ermöglichen. Gleiches gilt für die Wohnungslosen- und Straffälligenhilfe, in denen digitale Fallakten, sektorenübergreifende Informationssysteme und interdisziplinäre Vernetzung die Effizienz und Qualität der Versorgung verbessern können (u. a. Ruppert & Hasseler, 2024). 5

Insgesamt verdeutlicht die demografische Entwicklung also die Notwendigkeit einer systemischen Transformation der Versorgungslogiken, in deren Zentrum digitale Lösungen als integrative Komponenten einer zukunftsfähigen Infrastruktur stehen müssen. 6

1.2 Zunahme chronischer Erkrankungen und komplexer Unterstützungsbedarfe

Die Prävalenz chronischer Erkrankungen wie Herz-Kreislauf-Erkrankungen, Diabetes mellitus, chronisch-obstruktiver Lungenerkrankung, onkologischer sowie psychischer Erkrankungen steigt kontinuierlich (RKI, 2016). Diese Krankheitsbilder erfordern in der Regel langfristige, koordinierte Versorgungsstrategien, die sektorenübergreifend organisiert werden müssen. Digitale Anwendungen können hier strukturierende und integrierende Funktionen übernehmen. Denn: Elektronische Patientenakten, Versorgungsplattformen und datengestützte Monitoring-Systeme tragen zur kontinuierlichen Überwachung, Verbesserung der Adhärenz sowie zur frühzeitigen Anpassung individueller Versorgungspläne bei. In der Fallsteuerung ermöglichen algorithmische Analyseverfahren eine risikoadaptierte Zuweisung von 7

Maßnahmen und steigern die Steuerungsqualität (Frennet et al., 2022; Okpechi & Bello, 2023; Okpechi et al., 2022; Wunderlich et al., 2023).

8 Auch in Settings psychosozialer Versorgung sind digitale Instrumente zunehmend relevant. Menschen mit multiplen Problemlagen, etwa infolge psychischer Erkrankungen, Suchtmittelabhängigkeit oder sozialer Exklusion, erfordern multidimensionale Interventionen. Hier leisten digitale CCM-Systeme einen Beitrag zur Koordination interdisziplinärer Unterstützungsangebote. Ergänzend ermöglichen KI-gestützte Risikoanalysen die Identifikation vulnerabler Gruppen und die Entwicklung präventiver Strategien (Fee et al., 2022; Newman, 2021; Zinck et al., 2024).

1.3 Mangel an Fachpersonen und Effizienzpotenziale

9 Der anhaltende Mangel an qualifiziertem Fachpersonal im Sozial- und Gesundheitswesen stellt ein zentrales Problem dar. Digitale Technologien bieten hier Entlastungspotenziale durch Automatisierung administrativer Tätigkeiten, Prozessstandardisierung und Optimierung von Kommunikationsabläufen (Schmidt et al., 2019).

10 Der Einsatz von Entscheidungsunterstützungssystemen auf Basis maschinellen Lernens kann beispielsweise die Qualität von Zuweisungsentscheidungen im CCM verbessern und gleichzeitig die zeitlichen Ressourcen der Fachpersonen schonen. Darüber hinaus leisten digitale Dokumentationssysteme einen Beitrag zur Standardisierung und Transparenz der Fallbearbeitung (Fee et al., 2022; Neururer et al., 2024).

11 In arbeitsmarkt- und sozialintegrativen Bereichen können digitale Matching-Plattformen, automatisierte Kompetenzanalysen und virtuelle Beratungssysteme die Fallbearbeitung unterstützen und zielgruppenorientierte Maßnahmen präzisieren. Diese Instrumente ersetzen nicht die professionelle Fallarbeit, bieten jedoch substantielle Ergänzungen im Rahmen von „Routinetätigkeiten“ (Regelversorgung) (Arlinghaus et al., 2023; Frennet et al., 2022; Koehler et al., 2015).

1.4 Technologische Entwicklung und digitale Transformation

12 Der technologische Fortschritt in den Bereichen Künstliche Intelligenz, Big Data, Internet of Things (IoT) sowie Blockchain eröffnet neue Möglichkeiten der Informationsverarbeitung, Vernetzung und Echtzeitsteuerung in Versorgungsprozessen. Im CCM ermöglichen diese Technologien etwa die datengestützte Identifikation von Versorgungsbrüchen, die automatisierte Überwachung von Interventionsverläufen sowie die Echtzeitanalyse von Risikoindikatoren (u. a. Fee et al., 2022; Okpechi et al., 2023; Zinck et al., 2024).

Digitale Interaktionsplattformen (Ho et al., 2022), mobile Applikationen und telemedizinische Anwendungen erweitern die Reichweite von Versorgungsangeboten. In psychosozialen Settings unterstützen virtuelle Beratungsangebote die niedrigschwellige Kontaktaufnahme und ermöglichen flexible Unterstützungsformate (Aapro et al., 2020; Abernethy et al., 2022; Anthony, 2021; Schmidt & Kampmeier, 2017). Gleichwohl bestehen hohe Anforderungen an Datenschutz, ethische Standards und die digitale Kompetenz aller Beteiligten. 13

Die technische Machbarkeit allein garantiert natürlich keine Versorgungsqualität. Eine evidenzbasierte Einbindung technologischer Lösungen in bestehende Strukturen und Arbeitslogiken ist darum erforderlich, um die intendierten Effizienz- und Qualitätsgewinne zu realisieren. 14

2 Digitale Innovationen zwischen Nutzenversprechen und Umsetzungshürden

Digitale Technologien gelten als strategische Ressource zur Weiterentwicklung im CCM. Sie versprechen Effizienzgewinne, eine verbesserte Steuerungsqualität sowie neue Formen klient:innenzentrierter Versorgung und Steuerung. Gleichzeitig stellen technologische, personelle und strukturelle Rahmenbedingungen hohe Anforderungen an eine systemisch tragfähige Umsetzung. Nachfolgend werden zentrale Nutzenpotenziale digitaler Anwendungen beleuchtet und bestehende Herausforderungen einer nachhaltigen digitalen Transformation diskutiert. 15

2.1 Nutzenpotenziale der Digitalisierung im Care und Case Management

Die Einführung digitaler Technologien in das CCM bietet eine Vielzahl von Effizienz- und Qualitätsgewinnen entlang zentraler Handlungsfelder, wie oben beschrieben. Auf prozessualer Ebene führen digitale Anwendungen wie automatisierte Dokumentation, elektronische Fallakten und algorithmengestützte Entscheidungshilfen demnach zu einer deutlichen Reduktion administrativer Aufwände (Chaparro-Díaz et al., 2023; Fee et al., 2022). Gleichzeitig wird durch eine strukturierte Datenverarbeitung eine zielgerichtetere Ressourcenzuteilung ermöglicht, was sich in empirischen Untersuchungen als zeit- und qualitätsförderlich erwiesen hat (u. a. Ekman, 2018; Kaidalova et al., 2018). 16

Die Versorgungsqualität profitiert also durch den Einsatz datenbasierter Prognosemodelle und individualisierter Interventionsstrategien, die eine präzisere Steuerung komplexer Fallverläufe erlauben (Fee et al., 2022). Ergänzend dazu leisten telemedizinische Verfahren einen Beitrag zur kontinuierlichen Betreuung insbesondere vulnerabler Gruppen, unabhängig von räumlicher Distanz (u. a. Schmidt et al., 2019; Okpechi et al., 2022). 17

18 Zugleich verbessert die Digitalisierung den Zugang zu Unterstützungsangeboten, vor allem in infrastrukturell benachteiligten Regionen. Mobile Anwendungen, virtuelle Beratungssysteme sowie sprach- und kulturübergreifende Informationsplattformen senken Zugangshürden und fördern die Inanspruchnahme durch diversifizierte Zielgruppen. Auch die Partizipation und Selbstbestimmung von Klient:innen lässt sich durch digitale Tools stärken. Anwendungen zur Selbstbeobachtung, interaktive Assistenzsysteme und Online-Kommunikationsformate ermöglichen eine aktivere Rolle in der Gestaltung individueller Hilfeverläufe (Ho et al., 2022; Schmidt et al., 2019).

19 Schließlich begünstigen digitale Fallmanagementsysteme eine verbesserte Koordination zwischen verschiedenen Institutionen. Durch standardisierte Informationsflüsse, Frühwarnsysteme und zentrale Steuerungseinheiten lassen sich Brüche in der Versorgung reduzieren und Übergänge effizienter gestalten. Die Digitalisierung fungiert damit als integratives Element, das sektoral fragmentierte Unterstützungslandschaften strukturieren kann (Schmidt, 2023; Schmidt, 2018).

2.2 Herausforderungen und systemische Implikationen

20 Trotz erheblicher Potenziale stellt die Digitalisierung im CCM verschiedene strukturelle und funktionale Herausforderungen. Technologische Barrieren wie unzureichende Netzabdeckung, veraltete IT-Infrastrukturen und eingeschränkte finanzielle Spielräume behindern eine flächendeckende Implementierung digitaler Systeme (Schmidt & Kampmeier, 2017). Gleichzeitig erfordern der Umgang mit sensiblen personenbezogenen Daten und der Einsatz algorithmischer Verfahren eine konsequente Berücksichtigung datenschutzrechtlicher, ethischer und regulatorischer Anforderungen.

21 Aufseiten der Fachpersonen bestehen häufig unzureichende digitale Kompetenzen, die durch Unsicherheit im Umgang mit neuen Systemen und Skepsis gegenüber deren Mehrwert verstärkt werden. Diese Defizite wirken sich negativ auf die Nutzungsbereitschaft und Implementierungsqualität aus. Hinzu kommt die begrenzte Kompatibilität vieler Systeme, die sektorübergreifende Kooperation erschwert und den Informationsfluss zwischen relevanten Akteur:innen behindert. Schließlich fehlt es an standardisierten, evidenzbasierten Bewertungsinstrumenten zur Messung der Wirksamkeit digitaler Anwendungen, wodurch systematische Skalierung und nachhaltige Etablierung erfolgreicher Ansätze behindert werden (Maguire et al., 2018; Shaw et al., 2018). Eine nachhaltige digitale Transformation im CCM setzt daher a) koordinierte politische Rahmensetzungen, b) langfristige Investitionen, c) interoperable Infrastrukturen sowie die d) systematische Verknüpfung von Praxis und Forschung voraus.

3 Begriffliche Grundlagen und zentrale Technologien

Die digitale Transformation des CCM erfordert eine präzise begriffliche und technologische Verortung. Sie umfasst ein breites Spektrum an Technologien, die unterschiedliche Funktionen, Reichweiten und Einflüsse auf professionelle Prozesse haben. Um ihre Rolle, ihr Potenzial und ihre Herausforderungen adäquat einordnen zu können, ist eine systematische begriffliche Abgrenzung erforderlich. Tabelle 1 skizziert darum zentrale Begriffe und Technologien, die im Kontext digital unterstützter Fallsteuerung und Versorgung relevant sind. Sie bietet einen strukturierten Überblick zu ihrer Funktionsweise, ihren Anwendungsfeldern sowie den damit verbundenen ethischen, organisatorischen und praktischen Implikationen. 22

Tab. 1: Begriffsübersicht digitaler Technologien im CCM

Technologien	Funktionen im CCM	Zentrale Herausforderungen
Künstliche Intelligenz (KI)	Mustererkennung, Prognose, Entscheidungsunterstützung	Bias (Verzerrungen), Transparenz, Qualifikation der Fachpersonen
Robotik und Assistenzsysteme	Physische Entlastung, soziale Interaktion, Unterstützung	Akzeptanz, Ethik, Datenschutz
Telemedizin und Telecare	Ortsunabhängige Versorgung, Frühintervention, Zugangssicherung	Infrastruktur, digitale Kompetenz, Finanzierung
Elektronische Fallmanagementsysteme	Dokumentation, Workflow-Steuerung, interdisziplinäre Zusammenarbeit	Interoperabilität, Datenschutz
Wearables und Sensortechnologien	Gesundheitsmonitoring, Notfallerkennung, AAL	Akzeptanz, Datenschutz, technische Zuverlässigkeit
Blockchain	Fälschungssichere, dezentrale Datenhaltung	Skalierung, Energieverbrauch, regulatorische Fragen

Quelle: Eigene Darstellung.

Künstliche Intelligenz (KI) stellt eine Schlüsseltechnologie der digitalen Transformation dar. Sie umfasst algorithmisch gesteuerte Systeme, die auf Basis umfangreicher Datenanalysen Muster erkennen und automatisierte Entscheidungen vorbereiten. Maschinelles Lernen als Teilbereich der KI dient dazu, Entscheidungsmodelle aus historischen Daten zu generieren. Im CCM werden diese Verfahren insbesondere zur Risikoidentifikation und zur Optimierung von Steuerungsentscheidungen eingesetzt (Newman, 2021; Snowdon et al., 2020). Dabei stellen algorithmische Verzerrungen, mangelnde Transparenz und die Notwendigkeit professionsethischer Einbindung zentrale Herausforderungen dar. 23

Digitale Technologien sind nicht nur funktionale Werkzeuge, sondern wirken aktiv auf professionelles Handeln, Entscheidungsprozesse und Rollenverhältnisse zurück. Aus ethischer Perspektive bedarf ihre Integration daher einer systematischen Tech- 24 nikreflexion. Der Ansatz der technologischen Mediation macht deutlich, dass Technologien menschliches Handeln nicht neutral unterstützen, sondern mitgestalten – sie „vermitteln“ Wahrnehmung, Verantwortung und Interaktion. Im CCM betrifft dies insbesondere KI-basierte Entscheidungsunterstützungssysteme, deren algorithmische Empfehlungen professionelle Einschätzungen beeinflussen oder überlagern können. Das sogenannte Automatisierungsparadox beschreibt, dass höhere Automatisierung oft dazu führt, dass menschliche Kontrolle abnimmt – zugleich jedoch die Anforderungen an das Eingreifen in kritischen Situationen steigen. Gerade in komplexen psychosozialen Versorgungslagen besteht somit das Risiko einer „algorithmischen Entfremdung“, wenn Entscheidungen zunehmend datenbasiert, aber kontextfern getroffen werden.

25 Vor diesem Hintergrund ist eine verantwortungsbewusste Umsetzung digitaler Systeme im CCM notwendig. Diese muss Transparenz, Revidierbarkeit und professionsethische Standards sicherstellen und darf automatisierte Empfehlungen nicht als Ersatz, sondern nur als Erweiterung professioneller Urteilskraft verstehen.

26 Robotik und Assistenztechnologien finden in der unter anderem pflegerischen Praxis Anwendung zur physischen Entlastung von Fachfachpersonen und zur Unterstützung bei Mobilität und Kommunikation (Schmidt et al., 2023). Während in industriellen Kontexten der Einsatz robotischer Systeme etabliert ist, bedarf deren Adaption auf soziale Kontexte einer kritischen Reflexion hinsichtlich ethischer Zumutbarkeit und Akzeptanz.

27 Telemedizinische Verfahren ermöglichen die ortsunabhängige Erbringung diagnostischer, therapeutischer und beratender Leistungen. Dies umfasst sowohl videobasierte Konsultationen als auch die Fernüberwachung gesundheitsbezogener Parameter. Die Ausweitung dieser Ansätze auf das Alltagsmanagement von Personen mit chronischen Erkrankungen unter dem Begriff „Telecare“ kann insbesondere in unterversorgten Regionen zur Verbesserung der Versorgungskontinuität beitragen (u. a. Marella et al., 2021; Schmidt, 2023; Schmidt et al., 2019). Voraussetzung ist eine tragfähige technische Infrastruktur sowie eine rechtssichere Einbettung in bestehende Leistungssysteme (Schmidt, 2023; Schmidt & Kampmeier, 2017).

28 Elektronische CCM-Systeme dienen der strukturierten Dokumentation, Prozesssteuerung und interdisziplinären Kommunikation. Ihr Nutzen liegt in der Standardisierung von Fallverläufen und der Förderung sektorübergreifender Kooperation (Fee et al., 2022; Neururer et al., 2024). Problematisch bleibt die geringe Interoperabilität bestehender Systeme, was einer durchgängigen Fallbearbeitung entgegensteht.

29 Wearables und sensorgestützte Systeme ermöglichen eine kontinuierliche Erfassung relevanter Gesundheitsparameter. In der Versorgungspraxis eröffnen sie Möglichkeiten zur Frühintervention und zur Absicherung in häuslichen und

stationären Settings. Ihre Umsetzung setzt neben technischer Standardisierung auch die Sicherstellung informationeller Selbstbestimmung voraus (u. a. Schmidt et al., 2023).

Blockchain-Technologien sind digitale Systeme, die Daten sicher, unveränderbar und dezentral speichern können. Im CCM werden sie derzeit erprobt. Ihre Nutzung ist jedoch noch eingeschränkt – unter anderem wegen technischer Hürden, offener rechtlicher Fragen und hohem Energieverbrauch. 30

4 Praktische Umsetzung und strukturelle Herausforderungen

Digitale Systeme beeinflussen nicht nur die Fallsteuerung, sondern auch die Organisation institutioneller Abläufe, die Kommunikation zwischen Akteur:innen und die Qualität der Dokumentation. Prozessuale Standardisierungen, wie sie durch elektronische Fallakten oder automatisierte Terminierungen ermöglicht werden, reduzieren administrative Belastungen und schaffen zeitliche Ressourcen für die klient:innenzentrierte Arbeit (u. a. Fee et al., 2022). 31

Gleichzeitig bedarf die Nutzung digitaler Anwendungen einer tragfähigen technischen Infrastruktur sowie geeigneter institutioneller Rahmenbedingungen. In vielen Organisationen bestehen Defizite hinsichtlich der IT-Ausstattung, der Systemkompatibilität und der langfristigen Finanzierung (Schmidt, 2023). Die Fragmentierung bestehender Systeme (z. B. IT-Anwendungen, Apps und Programme) erschwert darüber hinaus die interinstitutionelle Zusammenarbeit, insbesondere wenn standardisierte Schnittstellen und verbindliche Interoperabilitätsnormen fehlen (hier ließen sich viele Beispiele nennen). 32

Trotz alltäglicher Nutzung digitaler Medien im Privaten zeigen viele Fachpersonen Unsicherheiten im professionellen (beruflichen) Umgang mit digitalen Anwendungen – ein Widerspruch, der auf strukturelle und didaktische Ursachen hinweist. Fehlende Qualifikation im Umgang mit digitalen Anwendungen sowie Unsicherheiten im Datenschutz behindern die effektive Nutzung. Schulungsmaßnahmen und didaktisch fundierte Weiterbildungsprogramme sind darum erforderlich, um digitale Technologien nicht als Belastung, sondern als Unterstützung professioneller Arbeit erfahrbar zu machen (und wie oben beschrieben, einen spürbaren für alle Beteiligten Nutzen erzeugen zu können). 33

Neben den technischen und personellen Voraussetzungen sind dabei auch ethische und rechtliche Fragestellungen zu berücksichtigen. Die Verarbeitung sensibler personenbezogener Daten erfordert schließlich rechtskonforme Schutzmechanismen, transparente Verantwortlichkeiten und klare Zugriffsregelungen. In automatisierten Entscheidungsprozessen stellt sich zudem die Frage nach Kontrolle, Revidierbarkeit und Haftung. Die erfolgreiche Umsetzung digitaler Technologien im CCM setzt daher einen strukturierten Transformationsprozess vo- 34 raus, der technische, organisatorische und normative Komponenten gleichermaßen adressiert. Ohne kohärente Strategien zur Integration, Qualifizierung und Finanzierung bleiben Digitalisierungsinitiativen fragmentarisch und (leider) unter ihren Möglichkeiten (u. a. Ellis, 2022).

5 Perspektiven und zukünftige Entwicklungen

35 Die Weiterentwicklung digitaler Anwendungen im CCM ist eng an technologische Innovationszyklen, politische Steuerung und gesellschaftliche Bedarfe gekoppelt. Fortschritte in der datenbasierten Bedarfsprognose, der sensorischen Echtzeitüberwachung und der KI-gestützten Risikobewertung versprechen eine zunehmende Präzision in der Steuerung komplexer Versorgungslagen. Gleichzeitig entstehen neue Anforderungen an Interoperabilität, Skalierbarkeit und Anschlussfähigkeit digitaler Systeme an bestehende Infrastrukturen (Abernethy et al., 2022).

36 Mit der fortschreitenden Digitalisierung steigt der Regelungsbedarf hinsichtlich Datenschutzes, ethischer Leitlinien und Qualitätsstandards. Regulatorische Klarheit, insbesondere im Hinblick auf die Nutzung sensibler Daten und automatisierter Entscheidungsverfahren, ist für eine nachhaltige Akzeptanz darum ebenso zentral wie die Entwicklung technikethischer Bewertungsmaßstäbe. Dies betrifft insbesondere Fragen der Transparenz, Fairness und Nachvollziehbarkeit algorithmischer Prozesse (Arlinghaus et al., 2023).

37 Trotz technologischer Reife und erfolgreicher Pilotierungen scheitert die breite Umsetzung digitaler Anwendungen im CCM häufig an ihrer begrenzten Skalierbarkeit. Dabei ist Skalierung nicht allein ein technischer Vorgang der Vervielfältigung, sondern ein komplexer sozial-organisatorischer Prozess. Die funktionale Skalierbarkeit digitaler Systeme beschreibt deren Fähigkeit, ohne Qualitäts- oder Effizienzverluste auf unterschiedliche Kontexte, Nutzerzahlen oder Anforderungen ausgeweitet zu werden. Eine Anwendung, die im Kleinstprojekt zuverlässig arbeitet, ist nicht automatisch in großflächigen Versorgungsstrukturen einsetzbar.

38 Darüber hinaus stellt sich die Frage, ob Organisationen strukturell, personell und prozessual überhaupt in der Lage sind, digitale Lösungen dauerhaft zu integrieren. Eine solche organisationale Skalierbarkeit erfordert etablierte Zuständigkeiten, ausreichende Ressourcen und ein Mindestmaß an digitaler Infrastruktur. Schließlich entscheidet sich der Erfolg einer digitalen Anwendung wesentlich an ihrer sozialen Skalierbarkeit. Damit ist die Passung zu professionellen Routinen, zu organisationalen Kulturen und zur Lebenswelt der Zielgruppen gemeint. Selbst technisch ausgereifte Systeme können wirkungslos bleiben, wenn sie in der Praxis nicht akzeptiert, verstanden oder als hilfreich wahrgenommen werden. Die Bewertung und Steuerung digitaler Innovationen im CCM muss daher alle drei Dimensionen zugleich berücksichtigen, um zwischen Modellcharakter und regelhafter Anwendung differenziert vermitteln zu können.

Langfristig ist die systematische Verknüpfung von Forschung, Praxis und Politik erforderlich, um digitale Lösungen evidenzbasiert zu gestalten und kontinuierlich zu evaluieren. Nur durch interdisziplinäre Kooperation und partizipative Entwicklungsansätze kann gewährleistet werden, dass digitale Innovationen den sozialen Auftrag des CCM stärken, statt ihn zu unterlaufen (u. a. Fee et al., 2022). 39

6 Handlungsempfehlungen für Praxis, Politik und Wissenschaft

Eine nachhaltige Digitalisierung des CCM setzt also – wie oben beschrieben – kohärente Steuerungsprozesse voraus, die technologische, organisatorische und normative Elemente integrieren. Für die Praxis ergibt sich darum die Notwendigkeit, digitale Systeme so zu implementieren, dass sie bestehende Arbeitsprozesse funktional ergänzen, ohne deren Logik zu unterlaufen. Dies erfordert die frühzeitige Beteiligung von Fachpersonen an Auswahl und Gestaltung digitaler Anwendungen sowie die systematische Integration digitaler Kompetenzen in Aus-, Fort- und Weiterbildungsprogramme. Organisationen müssen darüber hinaus strukturelle Voraussetzungen schaffen, um digitale Innovationen dauerhaft zu verankern. Dazu zählen klare Verantwortlichkeiten, technische Infrastruktur, Datenschutzkonzepte und eine kontinuierliche technische und pädagogische Begleitung. 40

Politisch ist die Entwicklung einheitlicher regulatorischer Rahmenbedingungen prioritär. Insbesondere im Hinblick auf Interoperabilität, Datensouveränität und Qualitätsstandards besteht leider noch erheblicher Handlungsbedarf. Digitalisierungsstrategien müssen mit sektorübergreifender Koordination, langfristiger Finanzierung und verlässlicher Rechtsgrundlage unterlegt sein. Förderprogramme sollten nicht nur Anschubfinanzierungen leisten, sondern auch strukturelle Entwicklungsprozesse begleiten. Die Integration digitaler Leistungen in bestehende Vergütungssysteme ist erforderlich, um Investitionssicherheit zu gewährleisten. 41

Eine Einführung digitaler Technologien im CCM bedarf weiterhin einer systematischen und methodisch fundierten Evaluation. Ziel ist es, deren Effektivität, Effizienz und Akzeptanz empirisch zu überprüfen sowie intendierte und nicht intendierte Wirkungen nachvollziehbar zu machen (gleichwohl ja bereits zentrale Befunde aus Forschung und Praxis vorliegen, wie diese Buch zeigt). Eine rein technikzentrierte Bewertung greift zu kurz; vielmehr ist eine mehrdimensionale Analyse erforderlich, die sowohl prozessuale als auch strukturelle Effekte berücksichtigt. 42

Die wissenschaftliche Evaluation sollte qualitative und quantitative Verfahren kombinieren, um sowohl nutzerbezogene Erfahrungen als auch messbare Ergebnisindikatoren zu erfassen. Randomisierte kontrollierte Studien sind nur begrenzt realisierbar; stattdessen bieten sich quasi-experimentelle Designs, Fallstudien oder 43 längsschnittliche Beobachtungen an. Entscheidendes Bewertungskriterium ist neben der funktionalen Wirksamkeit auch die Passung zum professionellen (beruflichen) Handlungsfeld und Setting.

44 Die Akzeptanz digitaler Lösungen hängt wesentlich von ihrer Anwendbarkeit im Alltag, ihrer Benutzer:innenfreundlichkeit und der Einbettung in institutionelle Routinen ab. Evaluationen müssen daher auch erfassen, unter welchen Bedingungen digitale Systeme tatsächlich genutzt und als hilfreich wahrgenommen werden. Fehlende partizipative Einbindung von Fachpersonen oder Klient:innen kann zu Akzeptanzbarrieren und ineffizientem Ressourceneinsatz führen.

45 Eine zentrale Herausforderung liegt in der fehlenden Standardisierung von Erfolgskriterien. Ohne einheitliche Indikatoren bleiben Vergleiche zwischen Anwendungen und Projekten unzuverlässig. Die Entwicklung valider Evaluationsinstrumente ist daher eine vorrangige Aufgabe interdisziplinärer Forschung. Nur durch eine kontinuierliche, theoriegeleitete und empirisch abgesicherte Bewertung kann sichergestellt werden, dass digitale Technologien im CCM langfristig einen qualitätssteigernden Beitrag leisten.

46 Für die Wissenschaft stellt sich die Aufgabe, digitale Innovationen systematisch zu evaluieren, evidenzbasierte Implementierungskonzepte zu entwickeln und interdisziplinäre Schnittstellen zur Praxisgestaltung zu öffnen. Neben technologischen Fragen bedarf es insbesondere sozialwissenschaftlicher, ethischer und organisationsbezogener Forschung, um die Wechselwirkungen zwischen Digitalisierung und professioneller Fallarbeit adäquat zu erfassen. Interaktive Transferstrukturen zwischen Forschung und Praxis sind unerlässlich, um Erkenntnisse bedarfsgerecht in die Anwendung zu überführen.

47 Die Digitalisierung im CCM kann nur dann gelingen, wenn sie als komplexer Transformationsprozess verstanden wird, der technische Innovationen mit professionellen, institutionellen und gesellschaftlichen Rahmenbedingungen in Einklang bringt, wie dieses Buch zeigen möchte.

7 Schlussfolgerungen

48 Digitalisierung im CCM stellt einen Wandel in der Praxis dar, der technische, organisationale und normative Dimensionen gleichermaßen betrifft. Sie eröffnet – wie oben skizziert – substanzielle Potenziale zur Effizienzsteigerung, zur Verbesserung der Versorgungsqualität und zur Stärkung der Nutzer:innenzentrierung. Gleichzeitig erfordert ihre Umsetzung eine sorgfältige Abstimmung mit den Bedingungen professionellen Handelns, den Anforderungen sozialer Gerechtigkeit und den Prinzipien datenschutzrechtlicher Legitimität.

49 Digitale Technologien sind keine neutralen Werkzeuge, sondern greifen aktiv in Handlungslogiken, Rollenverteilungen und institutionelle Routinen ein. Ihre Integration muss deshalb kritisch reflektiert, empirisch begleitet und normativ

gerahmt erfolgen. Erfolgreiche Digitalisierung bedeutet nicht nur technische Innovation, sondern strukturelle Transformation. Sie setzt langfristige Investitionen, interdisziplinäre Kooperation und evidenzbasierte Steuerung voraus.

Ohne konsistente regulatorische Rahmenbedingungen, verbindliche Interoperabilitätsstandards und partizipative Umsetzungsstrategien besteht die Gefahr fragmentierter Einzelmaßnahmen ohne nachhaltige Wirkung und ohne Nutzen. Wenn Digitalisierung jedoch als strategischer Gestaltungsprozess verstanden wird, kann sie einen substanziellen Beitrag zur Weiterentwicklung des Care und Case Managements leisten. Gelingt dies, stellt sie einen entscheidenden Fortschritt für eine zukunftsfähige und integrierte Versorgung dar – und damit einen echten Gewinn für alle Beteiligten!

Literatur

Aapro, M., Bossi, P., Dasari, A., Fallowfield, L., Gascón, P., Geller, M., Jordan, K., Kim, J., Martin, K. & Porzig, S. (2020). Digital health for optimal supportive care in oncology: benefits, limits, and future perspectives. *Supportive Care in Cancer, 28*(10), 4589–4612. https://doi.org/10.1007/s00520-020-05539-1

Abernethy, A., Adams, L., Barrett, M., Bechtel, C., Brennan, P., Butte, A., Faulkner, J., Fontaine, E., Friedhoff, S., & Halamka, J. (2022). The promise of digital health: then, now, and the future. *NAM Perspectives, 2022.*

Anthony Jnr, B. (2021). Implications of telehealth and digital care solutions during COVID-19 pandemic: a qualitative literature review. *Informatics for Health and Social Care, 46*(1), 68–83.

Arlinghaus, T., Kus, K., Kajüter Rodrigues, P. & Teuteberg, F. (2023). Visualizing Benefits of Case Management Software Using Utility Effect Chains. *Sustainability, 15*(6), 4873. https://doi.org/10.3390/su15064873

Chaparro-Díaz, L., Valbuena-Castiblanco, C. L., Carreño-Moreno, S., Hernández-Zambrano, S. M. & Carrillo-Algarra, A. J. (2023). Case management as an opportunity for healthcare: user experiences. *Revista Cuidarte, 14*(3). https://doi.org/10.15649/cuidarte.2923

Ekman, B. (2018). Cost analysis of a digital health care model in Sweden. *PharmacoEconomics-Open, 2*, 347–354.

Ellis, P. (2022). How to choose a digital care management system. *Nursing and Residential Care, 24*(5), 1–4. https://doi.org/10.12968/nrec.2022.0027

Fee, C., Fuller, J., Guss, C. E., Woods, E. R., Cooper, E. R., Bhaumik, U., Graham, D., Burchett, S. K., Dumont, O., Martey, E. B., Narvaez, M., Haberer, J. E., Swendeman, D., Mulvaney, S. A., Kumar, V. S., Jackson, J. L., & Ho, Y. X. (2022). A Digital Platform to Support HIV Case Management for Youth and Young Adults: Mixed Methods Feasibility Study. *JMIR Formative Research, 6*(11), e39357. https://doi.org/10.2196/39357

Frennert, S., Erlingsdóttir, G., Muhic, M., Rydenfält, C., Milos Nymberg, V. & Ekman, B. (2022). Embedding and Integrating a Digital Patient Management Platform Into Everyday Primary Care Routines: Qualitative Case Study. *JMIR Formative Research, 6*(2), e30527. https://doi.org/10.2196/30527

Ho, Y. X., Morse, R. S., Lambden, K., Mushi, B. P., Ngoma, M., Mahuna, H., Ngoma, T. & Miesfeldt, S. (2022). How a Digital Case Management Platform Affects Community-Based Palliative Care of Sub-Saharan African Cancer Patients: Clinician-Users' Perspectives. *Applied Clinical Informatics, 13*(5), 1092–1099. https://doi.org/10.1055/s-0042-1758223

Ibrahim, M. S., Mohamed Yusoff, H., Abu Bakar, Y. I., Thwe Aung, M. M., Abas, M. I. & Ramli, R. A. (2022). Digital health for quality healthcare: A systematic mapping of review studies. *Digital Health, 8*, 205520762210858. https://doi.org/10.1177/20552076221085810

Kaidalova, J., Kurt, S. & Ulf, S. (2018). How digital transformation affects enterprise architecture management–a case study. *International Journal of Information Systems and Project Management, 6*(3), 5–18.
Koehler, J., Woodtly, R. & Hofstetter, J. (2015). An impact-oriented maturity model for IT-based case management. *Information Systems, 47*, 278–291. https://doi.org/https://doi.org/10.1016/j.is.2013.12.003
Maguire, D., Evans, H., Honeyman, M. & Omojomolo, D. (2018). *Digital change in health and social care*. King's Fund London.
Marella, M., Koolmees, D., Vongvilay, C., Frank, B., Pryor, W. & Smith, F. (2021). Development of a digital case management tool for community based inclusive development program. *International Journal of Environmental Research and Public Health, 18*(20). https://doi.org/10.3390/ijerph182011000
Neururer, S. B., Klein, R., Pfeifer, B., Schiessling, G., Schulc, E., Messina, C., Reiter, K., Rzepka, A. & Kastner, P. (2024). CareNet Tyrol - Information System Success Assessment for Case & Care Management Service. *Studies in Health Technology and Informatics, 313*, 135–140. https://doi.org/10.3233/SHTI240025
Newman, M. B. (2021). Artificial Intelligence and Case Management: Embracing Transformative Practice. *Professional Case Management, 26*(6). https://journals.lww.com/professionalcasemanagementjournal/Fulltext/2021/11000/Artificial_Intelligence_and_Case_Management_.7.aspx
Okpechi, I. G. & Bello, A. K. (2023). Telehealth and Management Support for Hypertension in CKD: Time to Raise the Bar. *Kidney360, 4*(6), 722–724. https://doi.org/10.34067/KID.0000000000000156
Okpechi, I. G., Zaidi, D., Ye, F., Fradette, M., Schick-Makaroff, K., Berendonk, C., Abdulrahman, A., Braam, B., Ghimire, A., Hariramani, V. K., Jindal, K., Khan, M., Klarenbach, S., Muneer, S., Ringrose, J., Scott-Douglas, N., Shojai, S., Slabu, D., Sultana, N., … Bello, A. K. (2022). Telemonitoring and Case Management for Hypertensive and Remote-Dwelling Patients With Chronic Kidney Disease—The Telemonitoring for Improved Kidney Outcomes Study (TIKO): A Clinical Research Protocol. *Canadian Journal of Kidney Health and Disease, 9*. https://doi.org/10.1177/20543581221077500
RKI – Robert Koch-Institut (2016). *Gesundheit in Deutschland – die wichtigsten Entwicklungen*. Gesundheitsberichterstattung des Bundes. Gemeinsam getragen von RKI und Destatis. RKI, Berlin.
Ruppert, S. N. & Hasseler, M. (2024). Digital care beds in long-term care-Support, relief for caregivers or just illusion? An ethnographic explorative study. *Zeitschrift für Gerontologie und Geriatrie, 57*(1), 32–36. https://doi.org/10.1007/s00391-023-02267-z
Schmidt, S. (2018). Moderierte Videokonferenz – Teilhabe und soziale Kontakte. In Hax-Schoppenhorst, T. (Hrsg.), *Das Einsamkeits-Buch. Wie Gesundheitsberufe einsame Menschen verstehen, unterstützen und integrieren können* (S. 461–473). Hogrefe Verlag.
Schmidt, S. (2023). „Ich verzichte lieber auf meinen Kühlschrank als auf mein iPad". Wie digitale Technologien im Case Management unterstützen können. In Mennemann, H. & Frommelt, M. (Hrsg.), *Praxis Care und Case Management. Entwicklungslinien, Praxisbeispiele, Kommunikation* (S. 181–193). medhochzwei Verlag.
Schmidt, S. (2024 dt. Hrsg.). *Komplexe Pflegesituationen. Komplexität in der Pflege erkennen, verstehen und managen*. Hogrefe Verlag.
Schmidt, S., Behrens, J., Lautenschläger, C., Gärtner, B. & Luderer, C. (2019). Experiences with combined personal-online case management and the self-reliance of older people with multimorbidity living alone in private households: results of an interpretative-hermeneutical analysis. *Scandinavian Journal of Caring Sciences.*: https://doi.org/10.1111/scs.12691
Schmidt, S. & Kampmeier, A. S. (2017). Caring TV – for older people with multimorbidity living alone. Positive feedback from users in the city of Berlin and in a rural area of Mecklenburg-West Pomerania. In Kollak, I. (Hrsg.), *Safe at Home With Assistive Technology* (S. 43–57). Springer International Publishing.
Schmidt, S., Neumann, A., Muller, J. Schweitzer, A., Gölly, K. I. & Brandl, J. (2023). Digital assistance systems in the field of incontinence care for individuals in need of long-term care

(EASY): study protocol of a stratified randomised controlled trial. *BMC Geriatrics 23*, 409. https://doi.org/10.1186/s12877-023-04135-2
Statistisches Bundesamt (2025). *Demografische Aspekte. Demografischer Wandel und Bevölkerungszahl.* https://www.destatis.de/DE/Themen/Querschnitt/Demografischer-Wandel/textbaustein-taser-blau-bevoelkerungszahl.html?nn=238640 (Zugriff 18.06.2025).
Shaw, J., Agarwal, P., Desveaux, L., Palma, D. C., Stamenova, V., Jamieson, T., Yang, R., Bhatia, R. S. & Bhattacharyya, O. (2018). Beyond "implementation": digital health innovation and service design. *NPJ Digital Medicine, 1*(1), 48.
Snowdon, J. L., Robinson, B., Staats, C., Wolsey, K., Sands-Lincoln, M., Strasheim, T., Brotman, D., Keating, K., Schnitter, E., Jackson, G. & Kassler, W. (2020). Empowering Caseworkers to Better Serve the Most Vulnerable with a Cloud-Based Care Management Solution. *Applied Clinical Informatics, 11*(04), 617–621. https://doi.org/10.1055/s-0040-1715894
Wunderlich, P., Wiegräbe, F. & Dörksen, H. (2023). Digital Case Manager—A Data-Driven Tool to Support Family Caregivers with Initial Guidance. *International Journal of Environmental Research and Public Health, 20*(2), 1215. https://doi.org/10.3390/ijerph20021215
Zinck, M. J., Minichiello, S. N., Fick, C. A., Sawry, S. & Fonner, V. A. (2024). Virtual case management: a differentiated approach to HIV prevention, treatment, and care. *AIDS, 38*(2), 145–151. https://doi.org/10.1097/QAD.0000000000003762

Beitrag 2

Zentrale Befunde aus Studien zur Digitalisierung im Care und Case Management: Eine Übersicht mit Schwerpunkt Gesundheit

Stefan Schmidt, Sebastian Lennemann

Abstract: Der Beitrag bietet eine Übersicht empirischer Studien zur Digitalisierung im Care und Case Management (CCM) mit Fokus auf das Gesundheitswesen. Ziel des Beitrags ist es, Potenziale, Herausforderungen und Gelingensbedingungen digitaler Anwendungen im CCM differenziert zu beleuchten. Auf Grundlage einer Literaturrecherche und Analyse von 14 internationalen Studien werden Erkenntnisse zu verschiedenen Technologien, von Telemonitoring über KI-gestützte Fallsteuerung bis hin zu cloudbasierten Koordinationssystemen, zusammengeführt. Die Ergebnisse zeigen, dass digitale Tools Versorgungsprozesse strukturieren, Kommunikation verbessern und Klient:innenbeteiligung fördern können, ihre Wirksamkeit jedoch maßgeblich von Kontextfaktoren wie Nutzer:innenakzeptanz, technischer Infrastruktur und interdisziplinärer Zusammenarbeit abhängt. Der Beitrag diskutiert Implikationen für Forschung, Praxis und Politik und plädiert für eine strategische, partizipative und ethisch reflektierte Digitalisierung innerhalb von CCM.

1 Einleitung

1 Digitalisierung bietet im Care und Case Management (CCM) neue Möglichkeiten, Versorgungsprozesse effizienter zu gestalten, die Zusammenarbeit zwischen unterschiedlichen Berufsgruppen zu verbessern und die Versorgung stärker an den Bedürfnissen der Klient:innen auszurichten. Vor dem Hintergrund demografischer Veränderungen, zunehmender Komplexität von Versorgungsbedarfen und begrenzter sozialer, ökologischer und ökonomischer Ressourcen (Schmidt, 2025) rückt die Frage in den Fokus, welchen Beitrag digitale Technologien tatsächlich leisten können.

2 Gerade deshalb ist eine systematische Auseinandersetzung mit Studienergebnissen notwendig: Sie ermöglichen eine differenzierte Bewertung der Potenziale und Grenzen digitaler Anwendungen, jenseits technikgetriebener Innovationsrhetorik, wie wir sie manchmal wahrnehmen. Studien bieten belastbare Hinweise darauf, unter welchen Bedingungen digitale Tools eine Wirkung entfalten können, welche Barrieren ihre nachhaltige Nutzung hemmen und welche Gelingensfaktoren bei der Umsetzung zu berücksichtigen sind.

3 Der vorliegende Beitrag fasst zentrale empirische Erkenntnisse aus Studien zur Digitalisierung im CCM zusammen. Ziel ist es, evidenzbasierte Orientierungen für Forschung, Praxis und Politik bereitzustellen und damit zur fachlichen Fundierung eines verantwortungsvollen digitalen Wandels im Care und Case Management beizutragen. Dabei legt der Beitrag einen Schwerpunkt auf das Gesundheitswesen, gleichwohl daraus Tendenzen für weitere Settings abgeleitet werden können.

2 Methodisches Vorgehen

4 Für diesen Beitrag wurde eine systematische Literaturrecherche durchgeführt, um zentrale empirische Befunde zur Digitalisierung im CCM zu identifizieren. Die Recherche erfolgte in den Datenbanken Medline via PubMed und Web of Science. Ergänzend kamen eine Schneeball- und Handsuche zum Einsatz, um relevante Arbeiten zu erfassen, die in den Datenbanksuchen nicht berücksichtigt wurden. Als Suchbegriffe wurden Kombinationen der Suchbegriffe Care AND Case Management, Digitalisierung bzw. Digital Health und verwandte Begriffe verwendet.

5 Zur Abgrenzung des Gegenstandsbereichs wurde das CCM-Verständnis der Deutschen Gesellschaft für Care und Case Management (DGCC, 2020) zugrunde gelegt, da sich national und international die Begriffe für das Verfahren CCM teils erheblich unterscheiden. Eingeschlossen wurden daher nur Studien, die digitale Anwendungen innerhalb von CCM untersuchten, wie etwa elektronische CCM-Systeme, telemedizinische Komponenten oder KI-gestützte Fallsteuerung. Studien mussten in deutscher oder englischer Sprache publiziert sein und bis einschließlich März 2025 veröffentlicht worden sein.

6 Die Studienauswahl erfolgte zweistufig: Zunächst sichtete ein Autor Titel und Abstracts der Suchergebnisse. Studien, die potenziell relevante Inhalte aufwiesen, wurden anschließend im Volltext analysiert. Die endgültige Einschlussentscheidung wurde im Konsensverfahren durch beide Autoren getroffen.

3 Zentrale Ergebnisse aus den Studien

7 Insgesamt wurden 14 Studien in die Analyse einbezogen, die unterschiedliche digitale Anwendungen und deren Auswirkungen im CCM untersuchten. Die Studien variieren hinsichtlich Designs und Methoden, Zielgruppen sowie eingesetzter Technologien, liefern jedoch insgesamt ein konsistentes Bild hinsichtlich zentraler Entwicklungslinien und Herausforderungen. Eine strukturierte Übersicht der eingeschlossenen Studien findet sich in Tabelle 1.

Tab. 1: Zentrale Befunde aus Studien zur Digitalisierung im Care und Case Management

Nr.	Autor:innen	Jahr	Land	Titel	Studiendesign	Zielgruppe	Kurzbeschreibung
1	Arlinghaus et al.	2023	Deutschland	Visualizing Benefits of Case Management Software Using Utility Effect Chains	Mixed Methods: Systematische Literaturreche und Fokusgruppengespräche	Ausgebildete Case Manger:innen mit 2 Jahren Berufserfahrung	Die Studie untersucht die Vorteile von Fallmanagement-Software (CMSW) im Gesundheitswesen, indem sie die Maßnahmen verschiedener Interessengruppen und den Mehrwert nachfolgender Prozesse veranschaulichen. Es verwendet Nutzeneffektketten, um die Vorteile von CMSW zu visualisieren und zu quantifizieren. Dabei werden Kosteneinsparungen, weniger redundante Dateneingaben und eine verbesserte Kommunikation zwischen den Beteiligten hervorgehoben.
2	Chaparro-Díaz et al.	2023	Kolumbien	Case management as an opportunity for healthcare: user experiences	Qualitatives deskriptives Design, halbstrukturierte Interviews	Personen mit Multimorbiditäten und ihre Bezugspersonen	Die Studie konzentriert sich auf CCM in der Krankenpflege und betont die Bedeutung personalisierter Bildung, Pflegepläne und Kommunikation für Menschen mit chronischen Krankheiten und ihre pflegenden Angehörigen.

Nr.	Autor:innen	Jahr	Land	Titel	Studiendesign	Zielgruppe	Kurzbeschreibung
3	Fee et al.	2022	USA	A Digital Platform to Support HIV Case Management for Youth and Young Adults: Mixed Methods Feasibility Study	Mixed Methods: Pre-Post-Design mit gemischten Einzelgruppenmethoden	Jugendliche und junge Erwachsene mit HIV	Die Studie bewertet die Verwendung, den Nutzen und die Wirtschaftlichkeit von PlusCare, einer digitalen App, die für das HIV-CCM bei Jugendlichen und jungen Erwachsenen mit HIV entwickelt wurde.
4	Herranz et al.	2023	Spanien	A Practice-Proven Adaptive Case Management Approach for Innovative Health Care Services (Health Circuit): Cluster Randomized Clinical Pilot and Descriptive Observational Study	Cluster-randomisierte klinische Pilotstudie und Deskriptive Beobachtungsstudie	Patient:innen mit hohem Risiko für Krankenhausaufenthalte und Patient:innen, die sich einer Prähabilitation vor einer größeren Operation unterziehen	Die Studie stellt Health Circuit vor, einen adaptiven CCM-Ansatz, der darauf abzielt, digitale Gesundheitsinstrumente für eine kontinuierliche Versorgung zu verbessern. Es ermöglicht medizinischem Fachpersonal und Patient:innen, personalisierte, evidenzbasierte Interventionen über dynamische Kommunikationskanäle durchzuführen.
5	Ho et al.	2022	USA/ Tanzania	How a Digital Case Management Platform Affects Community-Based Palliative Care of Sub-Saharan African Cancer Patients: Clinician-Users' Perspectives	Mixed-Methods Approach mit Umfragen, Interviews und Datenauswertung von Nutzerdaten	Spezialist:innen, Palliativpflegekräfte von Krebspatient:innen	Die Studie untersucht die Auswirkungen der Mobile Palliative Care Link (mPCL)-Anwendung auf die gemeindenahe Palliativversorgung von Krebspatient:innen in Tansania, wobei der Schwerpunkt auf der Perspektive von Klinikern und Anwender:innen liegt.

Tab. 1: *(Fortsetzung)*

Nr.	Autor:innen	Jahr	Land	Titel	Studiendesign	Zielgruppe	Kurzbeschreibung
6	Koehler et al.	2015	Schweiz	An impact-oriented maturity model for IT-based case management	Konzeptions- und Modellentwicklung.	Alle Interessengruppen, die an der Einführung und Verwaltung von IT-Systemen im CCM beteiligt sind.	In dem Artikel wird ein neues Framework vorgestellt, das Unternehmen bei der Verwaltung und Verbesserung von IT-gestützten Fallmanagementprozessen unterstützen soll. Dieser Bereich befasst sich mit der Bearbeitung komplexer Fälle in Bereichen wie Sozialarbeit, Gesundheitswesen und Versicherungen mithilfe spezialisierter Softwaresysteme. Das Modell soll Organisationen als Leitfaden dienen, um zu verstehen, wie Technologie diese Prozesse im Laufe der Zeit unterstützen und weiterentwickeln kann.
7	Marsolo et al.	2015	USA	A digital architecture for a network-based learning health system: integrating chronic care management, quality improvement, and research	Machbarkeitsstudie	Kinder und Jugendliche mit chronisch entzündlichen Darmerkrankungen	In dem Artikel wird die Entwicklung einer digitalen Architektur für ein netzwerkbasiertes Lernendes Gesundheitssystem erörtert, das darauf abzielt, das Management der chronischen Versorgung, die Qualitätsverbesserung und die Forschung zu verbessern.

Nr.	Autor:innen	Jahr	Land	Titel	Studiendesign	Zielgruppe	Kurzbeschreibung
8	Neururer et al.	2024	Österreich	CareNet Tyrol – Information System Success Assessment for Case & Care Management Service	Mixed Methods Approach: Experteninterviews und Fragebogen	Fachleute im Bereich Care und Case Management	Die Studie behandelt CareNet, ein IT-gestütztes Tool für CCM in Tirol. Es analysiert die Pilotnutzung von CareNet und konzentriert sich dabei auf die Nutzererfahrung und die Erfolgsbewertung.
9	Okpechi et al.	2022	Kanada	Telemonitoring and Case Management for Hypertensive and Remote-Dwelling Patients With Chronic Kidney Disease—The Telemonitoring for Improved Kidney Outcomes Study (TIKO): A Clinical Research Protocol	Randomisiertes kontrolliertes Studiendesign	Patient:innen mit chronischer Nierenerkrankung und Bluthochdruck in abgelegenen Regionen	Die Studie untersucht die Auswirkungen von Telemonitoring des häuslichen Blutdrucks in Kombination mit CCM auf den systolischen Blutdruck von Patient:innen mit chronischer Nierenerkrankungen. Weitere Studienergebnisse sind bislang nicht publiziert.
10	Schmidt et al.	2019	Deutschland	Experiences with combined personal-online case management and the self-reliance of older people with multimorbidity living alone in private households: results of an interpretative-hermeneutical analysis	Mixed Methods	Alleinlebende ältere Menschen mit Multimorbiditäten	In dem Artikel wird das CCM für gebrechliche ältere Menschen erörtert, die Videokonferenzen und Tablet-PCs zur Unterstützung nutzen. Es werden positive Auswirkungen auf Kommunikation, Wohlbefinden und Lebensqualität älterer Erwachsener hervorgehoben.

Tab. 1: *(Fortsetzung)*

Nr.	Autor:innen	Jahr	Land	Titel	Studiendesign	Zielgruppe	Kurzbeschreibung
11	Snowdon et al.	2020	USA	Empowering Caseworkers to Better Serve the Most Vulnerable with a Cloud-Based Care Management Solution	Fallstudie	Sozial benachteiligte Gruppen	In dem Artikel wird die Implementierung einer Cloud-basierten CCM-Lösung erörtert, um sozial benachteiligte Gruppen während einer Gemeindekrise zu unterstützen. Es beschreibt die Einrichtung einer integrierten Datenzentrale und eines CCM-Systems, das die Koordination der staatlichen Dienste rationalisierte.
12	Swanson et al.	2019	USA	Integration of the National Comprehensive Cancer Network (NCCN) Distress Screening Tool as a Guidepost for Telephonic Oncology Case Management	Retrospektive Matched Fall-Control-Studie	Krebspatient:innen	Ziel ist, die Verbesserungen im onkologischen CCM mithilfe des NCCN Distress Screening Tools zu quantifizieren. Dieses Tool hilft bei der Identifizierung biopsychosozialer Probleme und erleichtert Patient:innen, die sich einer Krebsbehandlung unterziehen, die Weiterleitung geeigneter Ressourcen.
13	Wunderlich et al.	2023	Deutschland	Digital Case Manager—A Data-Driven Tool to Support Family Caregivers with Initial Guidance	Multi-Label-Klassifizierungsansatz unter Verwendung eines Random-Forest-Algorithmus und Quantitative Methoden	Pflegende Angehörige	In dem Artikel wird die Entwicklung des Digital Case Managers erörtert. Dieses Tool verwendet Algorithmen für maschinelles Lernen, um Pflegesituationen zu analysieren und die nächsten Schritte zu empfehlen.

Nr.	Autor:innen	Jahr	Land	Titel	Studiendesign	Zielgruppe	Kurzbeschreibung
14	Zinck et al.	2024	USA/ Südafrika	Virtual case management: a differentiated approach to HIV prevention, treatment, and care	Deskriptiver Artikel	Personen, die klinische Dienstleistungen im Zusammenhang mit HIV suchen, HIV positive/ negative Personen	Das Papier definiert Virtual Case Management (VCM) und untersucht seine Anwendung im Kontext der HIV-Prävention und -Behandlung. Es wird ein umfassender Rahmen für VCM eingeführt, der darauf abzielt, digitale Tools in die HIV-Dienstleistungskaskade zu integrieren.

Quelle: Eigene Darstellung.

8 Arlinghaus et al. (2023) untersuchten mittels systematischer Literaturrecherche und Fokusgruppeninterviews mit Case Manager:innen den Nutzen maßgeschneiderter CCM-Software (CMSW) im Gesundheitswesen. Mittels sogenannter Nutzeneffektketten konnten direkte und indirekte Vorteile wie Kosteneinsparungen, reduzierte redundante Dateneingaben und eine verbesserte Kommunikation zwischen Fachpersonen und Angehörigen identifiziert werden. Die Ergebnisse zeigen, dass CMSW die Prozessqualität steigern, den Drehtüreffekt vermeiden und insgesamt zur Effizienzsteigerung im CCM beitragen kann. Die Studie betont die Notwendigkeit fundierter Wirkungsketten zur Bewertung von CMSW-Investitionen und plädiert für weiterführende gesundheitsökonomische Analysen.

9 Chaparro-Díaz et al. (2023) analysierten in Kolumbien die Erfahrungen von Menschen mit Multimorbidität und ihren pflegenden Angehörigen nach einer digital unterstützten CCM-Intervention. Die Ergebnisse zeigen, dass digital gestütztes CCM – z. B. durch strukturierte Informationsflüsse und digitale Pflegeplanung – die Versorgung transparenter macht, die Kommunikation verbessert und Pflegepersonal in seiner Koordinationsrolle stärkt. Besonders deutlich wird, dass technikgestützte Interventionen helfen können, pflegende Angehörige zu entlasten, Autonomie bei Betroffenen zu fördern und die Versorgungskontinuität zu verbessern. Zugleich betonen die Autor:innen die Notwendigkeit digital unterstützter Programme, um administrative Hürden zu reduzieren und pflegerische Versorgung auch in ressourcenarmen Gesundheitssystemen systematisch zu verbessern.

10 Fee et al. (2022) untersuchten die Machbarkeit und Wirksamkeit der digitalen App PlusCare im CCM für Jugendliche und junge Erwachsene im Alter zwischen 13 und 25 Jahren mit HIV. Die App sollte Case Manager:innen und Patient:innen im CCM unterstützen. Die Nutzung blieb insgesamt gering, zeigte aber positive Tendenzen hinsichtlich der Selbstwirksamkeit und gesundheitsbezogenen Lebensqualität der Teilnehmenden. Klinische Parameter wie Virussuppression und Therapietreue veränderten sich nicht signifikant. Die Ergebnisse verweisen dennoch auf ein grundsätzliches Potenzial digitaler Anwendungen im CCM, unterstreichen jedoch die Notwendigkeit nutzer:innenzentrierter Weiterentwicklungen und kontinuierlicher Evaluation.

11 Der digitale Ansatz „Health Circuit“ zeigt beispielhaft, wie ein adaptives CCM durch technologiegestützte Kommunikations- und Versorgungsprozesse gestärkt werden kann. In einer clusterrandomisierten Pilotstudie mit Hochrisikopatient:innen in Spanien wurden deutliche Vorteile einer digitalen Unterstützung sichtbar: Die Notaufnahmebesuche konnten deutlich reduziert werden (13 % vs. 44 %) und die Patient:innen zeigten eine signifikant höhere Beteiligung am Versorgungsprozess ($p < 0.001$). Zudem zeigt die Studie in beiden Erprobungsphasen hohe Werte bei Akzeptanz (Net Promoter Score: 31/40) und Nutzungsfreundlichkeit (System Usability Scale: 54/85). Health Circuit erleichtert die Koordination zwischen Fachpersonen und Patient:innen, indem es auf Basis individueller

Risikoprofile personalisierte, evidenzbasierte Interventionen ermöglicht. Die Ergebnisse unterstreichen das Potenzial digitaler CCM-Systeme zur Stärkung der Selbstmanagementkompetenz, Verbesserung von Gesundheitsergebnissen sowie zur Ressourcenschonung im Gesundheitswesen (Herranz et al., 2023).

Die Studie von Ho et al. (2022) beleuchtet das Potenzial digitaler Anwendungen in der gemeindenahen Palliativversorgung unter schwierigen infrastrukturellen Bedingungen. Im Zentrum steht die App „Mobile Palliative Care Link“ (mPCL), die in Tansania zur Fernüberwachung von Symptomen bei Krebspatient:innen eingesetzt wurde. Die qualitative und quantitative Auswertung ergab eine hohe Zufriedenheit der beteiligten Fachpersonen aus Medizin und Pflege. Insbesondere der zeitnahe Zugriff auf Patient:innenberichte und medizinische Verlaufsdaten wurde als zentraler Vorteil hervorgehoben. Die Anwendung unterstützte eine kontinuierliche Betreuung, erleichterte die Kommunikation im Behandlungsteam und ermöglichte Symptominterventionen ohne persönliche Kontakte. Gleichzeitig wurden aber auch Barrieren wie Schulungsbedarf, Dokumentationsaufwand und technische Herausforderungen (z. B. unzuverlässige Internetverbindungen) deutlich. Insgesamt zeigt die Studie, dass digital unterstütztes CCM in ressourcenarmen Settings zur Verbesserung der Palliativversorgung beitragen kann – insbesondere durch die Stärkung der Konnektivität und die Reduktion von Versorgungsbrüchen. 12

Die Studie von Koehler et al. (2015) schlägt ein praxisorientiertes Reifegradmodell (C3M) vor, das Organisationen helfen soll, den Einsatz von IT im CCM gezielt zu analysieren und weiterzuentwickeln. Statt einzelne Technologien zu bewerten, legt das Modell den Fokus auf fünf Wirkungsbereiche – darunter Entscheidungsfindung, Zusammenarbeit und Prozesssteuerung – die jeweils durch sechs Einflussfaktoren operationalisiert werden. So entsteht eine detaillierte Nutzen-Risiko-Karte, mit der Unternehmen Potenziale und Gefahren digitaler CCM-Lösungen abwägen können. Ein Kerngedanke des Modells: Ein höherer Reifegrad bedeutet nicht automatisch eine bessere Fallbearbeitung. Vielmehr sollen Organisationen die Einführung neuer IT-Systeme nicht als technisches Projekt, sondern als strategische Entwicklung verstehen. Die klare Zuordnung von Fähigkeiten zu Nutzen und Risiken ermöglicht es etwa, Entscheidungen über Softwarekäufe gezielter zu treffen oder bestehende Prozesse differenzierter weiterzuentwickeln. Besonders relevant ist das Modell für komplexe Handlungsfelder wie Sozialarbeit, Gesundheitswesen oder Versicherungen – also dort, wo viele Akteur:innen interdisziplinär zusammenarbeiten, Entscheidungen auf unsicheren Informationen beruhen und Datenschutz besonders kritisch ist. Insgesamt bietet C3M eine strukturierte Entscheidungsgrundlage für die digitale Transformation des CCM – nicht als starres Modell, sondern als flexibles Werkzeug zur organisationsspezifischen Analyse und Weiterentwicklung. 13

Ein Beispiel für die infrastrukturelle Integration digitaler Systeme im CCM liefert die Studie von Marsolo et al. (2015), die die Entwicklung und Erprobung einer 14 digitalen Architektur für ein netzwerkbasiertes Lernendes Gesundheitssystem (Learning Health System, LHS) beschreibt. Ziel der Studie war es, Versorgung, Qualitätsverbesserung (QI) und Forschung bei der Betreuung von Kindern mit chronisch entzündlichen Darmerkrankungen systematisch zu verzahnen. Im Zentrum stand ein standardisiertes Registerprotokoll, das in elektronische Patientenakten (EHR) integriert wurde und eine dreifache Nutzung der erfassten Daten – für klinische Versorgung, QI und Forschung – ermöglichte. Die Ergebnisse zeigen, dass die Remissionsraten in den aktiv beteiligten Versorgungseinrichtungen von 73 % auf über 78 % gesteigert werden konnten. Auch nahm die Zahl der datenliefernden Zentren von drei auf 21 zu, was die Skalierbarkeit und Akzeptanz des Ansatzes belegt. Die Studie unterstreicht das Potenzial digitaler Anwendungen, durch automatisierte Datenverarbeitung, standardisierte Erfassungsformulare und verbesserte Schnittstellen die Effizienz im CCM zu erhöhen und gleichzeitig die Versorgungsqualität nachhaltig zu verbessern. Zugleich weist sie auf die Notwendigkeit regulatorischer Standards und interoperabler Systeme hin, um vergleichbare Ansätze im größeren Maßstab umzusetzen.

15 Die Studie von Neururer et al. (2024) liefert Einblicke in die digitale Unterstützung von CCM durch die IT-Plattform CareNet Tyrol. Mittels eines Mixed-Methods-Ansatzes wurde der Einsatz des Systems in der Praxis erprobt und sowohl qualitativ als auch quantitativ bewertet. Die Ergebnisse zeigen, dass CareNet grundsätzlich einen Mehrwert für die Standardisierung und Dokumentation von Versorgungsprozessen bietet. Insbesondere die strukturierte Fallführung und die digitale Dokumentation wurden von den CCM-Fachpersonen als hilfreich wahrgenommen. Gleichzeitig wurde deutlich, dass das System die alltäglichen Anforderungen im CCM nicht vollständig abdeckt: So mussten für bestimmte Aufgaben weiterhin parallele Tools genutzt werden. Die Erfolgsbewertung offenbarte zudem Diskrepanzen – etwa zwischen einer hohen Bewertung der Servicequalität (95,0) und einer deutlich geringeren Nutzungsabsicht (58,3). Dies verweist auf Verbesserungsbedarf bei der Systemfunktionalität, Flexibilität und Integration in bestehende Arbeitsabläufe. Die Studie betont, wie entscheidend die kontinuierliche Nutzer:innenorientierung, gezielte Schulung sowie die Etablierung von IKT-Standards für eine erfolgreiche digitale Transformation im CCM sind.

16 Ein weiteres Beispiel für den potenziellen Nutzen digitaler Technologien im CCM liefert die Studie von Okpechi et al. (2022), die das Telemonitoring bei Patient:innen mit chronischer Nierenerkrankung (CKD) und Bluthochdruck in abgelegenen Regionen Nord-Albertas, Kanada, untersucht. Ziel der randomisierten kontrollierten Studie war es, Versorgungslücken bei Hochrisikopatient:innen in strukturschwachen Gebieten zu schließen. Die Intervention bestand in einem häuslichen Blutdruck-Telemonitoring kombiniert mit einem strukturierten CCM, das die Medikamentenanpassung anhand der gemessenen Blutdruckwerte beinhaltet. Obwohl die Ergebnisse zum Zeitpunkt der Publikation noch ausstehen, verspricht das Studiendesign eine umfassende Evaluation der Wirksamkeit hinsichtlich systolischen Blutdrucks, Akzeptanz, Nebenwirkungen und Kostenwirk-

samkeit. Neben dem primären Endpunkt – der Differenz im systolischen Blutdruck nach 12 Monaten – sollen auch bevölkerungsbezogene Implikationen hinsichtlich Skalierbarkeit und politischer Umsetzbarkeit erfasst werden. Besonders relevant erscheint der methodische Fokus auf ländliche Regionen mit erschwertem Zugang zu Versorgung sowie die gezielte Reduktion von Unter- und Überbehandlungen durch digital gestützte, personalisierte Steuerung. Die Studie verdeutlicht damit die Rolle digitaler Instrumente als Brücke zwischen Patient:innen und Versorgungsteam – insbesondere in unterversorgten Gebieten – und liefert einen wichtigen Beitrag zur Diskussion um technologiegestützte Strategien im CCM.

Ein weiterer Beitrag zur Digitalisierung im CCM stammt von Schmidt et al. 17
(2019), der den Einsatz eines kombinierten persönlichen und digitalen CCM für alleinlebende ältere Menschen mit Multimorbidität untersuchte. Die Studie zeigt, wie technologiegestützte Interventionen – insbesondere die Nutzung von Tablet-PCs und Videokonferenzen – nicht nur zur Verbesserung der Selbstständigkeit, sondern auch zur Stärkung der psychosozialen Ressourcen beitragen können. Die Betroffenen berichteten über eine gesteigerte Lebensqualität, emotionale Stabilität und ein gestärktes Selbstvertrauen – Aspekte, die zentral für das Wohlbefinden vulnerabler Bevölkerungsgruppen sind. Gleichzeitig fungierten die Case Manager:innen als Begleiter:innen durch komplexe Versorgungsstrukturen, was insbesondere in einem fragmentierten Gesundheitssystem wie dem deutschen von hoher Relevanz ist. Trotz technischer Hürden wie unzureichender Internetverbindungen wurde die digitale Unterstützung überwiegend positiv bewertet. Die Studie unterstreicht, wie wichtig es ist, digitale Angebote nicht nur als technische Werkzeuge, sondern als sozial eingebettete Interaktionen zu gestalten, die auf individuelle Lebenslagen eingehen und soziale Isolation verringern können. Damit liefert sie wichtige Implikationen für die Weiterentwicklung digitaler Unterstützungssysteme im Kontext des demografischen Wandels und einer alternden Gesellschaft.

Vor dem Hintergrund zunehmender Naturkatastrophen und wachsender sozialer 18
Ungleichheit stellt das Projekt von Snowdon et al. (2020) ein beispielhaftes Modell dar, wie digitale CCM-Lösungen gezielt zur Verbesserung der Versorgung vulnerabler Bevölkerungsgruppen beitragen können. Im Rahmen der ACCESS-Initiative im kalifornischen Sonoma County wurde ein cloudbasiertes System umgesetzt, das durch ein integriertes Datenzentrum mit einem Pflegemanagement- und Koordinationssystem (Care Management and Coordination System, CMCS) verknüpft wurde. Ziel war es, die Betreuung von Personen mit komplexem Unterstützungsbedarf, insbesondere nach den verheerenden Waldbränden von 2017, effizienter zu gestalten. Die Intervention ermöglichte eine koordinierte, abteilungsübergreifende Versorgung durch ein multidisziplinäres Team, das auf Grundlage aggregierter Echtzeitdaten individuelle Pflegepläne entwickelte und umsetzte. Die Betreuung von 77 Risikopersonen belegt das Potenzial solcher Systeme zur Reduktion von Notaufnahmen, zur Effizienzsteigerung und zur Vermeidung von Doppelstrukturen. Gleichzeitig unterstreicht die Studie die

Bedeutung strukturierter Datennutzung und sektorübergreifender Kooperation, insbesondere in Krisenzeiten. Damit liefert sie nicht nur ein praxisnahes Beispiel für den Nutzen technikgestützter CCM-Infrastrukturen, sondern verweist auch auf die Notwendigkeit politisch-regulatorischer Unterstützung für übergreifende Datenintegration im Sinne einer resilienten sozialen Infrastruktur.

19 Swanson et al. (2019) untersuchten die Integration des Distress Screening Tools in das telefonische onkologische CCM zur systematischen Erfassung biopsychosozialer Belastungen bei Krebspatient:innen. In einer retrospektiven, matched Fall-Kontroll-Studie mit 317 Teilnehmer:innen zeigte sich, dass 54 % der gescreenten Personen leichte bis starke Belastungen angaben. Die Screening-Gruppe erhielt signifikant häufiger Überweisungen zu unterstützenden Angeboten (+16 %) im Vergleich zur Kontrollgruppe. Die Studie belegt die Effektivität strukturierter psychosozialer digitaler Assessments im CCM zur frühzeitigen Identifikation und adressierten Versorgung ungedeckter Unterstützungsbedarfe und spricht sich für deren routinemäßige Anwendung in der onkologischen Versorgung aus.

20 Die Studie von Wunderlich et al. (2023) beschreibt die Entwicklung eines „Digital Case Managers", eines digitalen Werkzeugs zur Erstunterstützung pflegender Angehöriger in plötzlich auftretenden Pflegesituationen. Das Tool basiert auf Methoden des maschinellen Lernens, konkret einem sogenannten Multi-Label-Klassifikationsansatz mit Random-Forest-Algorithmus. Dabei werden Nutzereingaben aus einem standardisierten Fragebogen, der pflegerelevante Aspekte wie Mobilität, Wohnsituation oder Unterstützungsbedarf abfragt, automatisch ausgewertet. Auf dieser Grundlage kann das System mehrere zutreffende Empfehlungen gleichzeitig generieren, etwa zu Anträgen, Unterstützungsdiensten oder notwendigen Hilfsmitteln. Die hohe Genauigkeit des Modells (über 99 % bei verschiedenen Validierungsverfahren) zeigt, dass das System in der Lage ist, sehr präzise Vorschläge für die nächsten Schritte im Pflegeprozess zu geben. Ziel ist es, insbesondere Angehörige in einer oft belastenden Entscheidungssituation niedrigschwellig zu entlasten und ihnen eine strukturierte Orientierung zu bieten. Gleichzeitig betonen die Autor:innen, dass das Tool nicht als Ersatz für professionelle Beratung gedacht ist, sondern vielmehr als erste Entscheidungshilfe in einem komplexen Versorgungssystem.

21 Zinck et al. (2024) stellen ein innovatives Konzept des virtuellen CCM in der HIV-Prävention und -Behandlung vor. Das Modell zielt darauf ab, digitale Technologien in die Versorgungskaskade zu integrieren, insbesondere in Ländern mit niedrigem und mittlerem Einkommen. Das System nutzt Tools wie die Online-Reservierungs- und CCM-App, die unter anderem SMS-basierte Erinnerungen und standortbezogene Buchungen ermöglicht. Erste Ergebnisse zeigen eine höhere Termintreue (71 %) und eine um 21 % gesteigerte Fallfindungsrate gegenüber konventionellen Ansätzen. Vor dem Hintergrund der durch COVID-19 eingeschränkten Zugänge zu physischen Gesundheitsleistungen betonen die Autor: innen das Potenzial digitaler Lösungen, Versorgungslücken zu schließen, Thera-

pietreue zu fördern und unterversorgte Gruppen besser zu erreichen. Das Paper plädiert für eine umfassende Umsetzung und wissenschaftliche Evaluierung solcher virtueller Versorgungsstrategien innerhalb von CCM.

Zusammenfassend zeigt sich, dass digitale Anwendungen im CCM international 22
und national in vielfältigen Settings erprobt wurden und werden – von der HIV-Versorgung über chronische Erkrankungen bis hin zur Palliativpflege. Die Studien zeigen, dass digitale Tools Versorgungsprozesse strukturieren, Kommunikation verbessern und Klient:innenbeteiligung fördern können.

4 Diskussion und Schlussfolgerungen

Die vorliegende Analyse zeigt, dass digitale Technologien prinzipiell ein Potenzial 23
für CCM entfalten können. Die ausgewerteten Studien verweisen auf vielfältige Einsatzmöglichkeiten – von Telemonitoring und virtueller Fallführung über automatisierte Entscheidungsunterstützung bis hin zu sektorübergreifenden Datenplattformen. Methodisch decken die Beiträge ein breites Spektrum ab: qualitative Einzelfallanalysen, kontrollierte Interventionsstudien, Mixed-Methods-Designs sowie technische Machbarkeitsstudien. Diese Vielfalt belegt sowohl das Innovationspotenzial als auch die methodischen Herausforderungen im Forschungsfeld.

Zentrale Schlussfolgerungen lassen sich auf drei Ebenen ableiten: 24

Für die Forschung ergibt sich die Aufgabe, digitale CCM-Interventionen systema- 25
tisch zu evaluieren, sowohl im Hinblick auf ihre Wirksamkeit als auch auf ihre Umsetzung. Dazu bedarf es stärkerer interdisziplinärer Kooperationen zwischen Versorgungsforschung, Informatik, Sozialwissenschaft und Public Health. Besondere Relevanz kommt der Untersuchung kontextueller Einflussfaktoren zu: Wie beeinflussen institutionelle, technische oder sozioökonomische Rahmenbedingungen die Wirkung digitaler Lösungen? Ferner sollten Mixed-Methods-Ansätze und „innovative“ Studiendesigns (z. B. Pragmatic Trials[1], Reallabore) weiter ausgebaut werden, um die Übertragbarkeit der Ergebnisse zu verbessern. Ebenso ist es wichtig, die Perspektiven der beteiligten Akteur:innen und Anwender:innen – insbesondere von Fachpersonen und Klient:innen – gleichermaßen systematisch und partizipativ einzubeziehen. Die Breite der Erfahrungen, Bedarfe und Bewertungen liefern nicht nur Hinweise zur praktischen Umsetzbarkeit digitaler Interventionen, sondern sind auch entscheidend, um deren Akzeptanz, Passung und Wirkung realitätsnah zu erfassen. Ohne diese Perspektiven drohen digitale Lösungen an den tatsächlichen Versorgungsbedarfen vorbeizuplanen und bestehende Ungleichheiten zu verstärken.

1 Pragmatic Trials sind wichtig, um zu prüfen, ob digitale CCM-Interventionen auch „im echten Leben“ wirksam, anwendbar und sinnvoll sind. Sie liefern eine wissenschaftlich robuste Grundlage für Entscheidungen in Politik, Praxis und Systemgestaltung.

26 Für die Praxis erfordert die Einführung digitaler Tools eine strategische, partizipative und adaptierbare Umsetzung. Die Analyse zeigt, dass technologische Lösungen allein keine Wirkung entfalten – vielmehr sind deren Einbettung in organisationale Abläufe, Schulungskonzepte, Datenschutzstrategien und Interoperabilitätsstandards entscheidend. Dies setzt voraus, dass digitale Anwendungen nicht als isolierte IT-Projekte verstanden werden, sondern als Bestandteil *umfassender* Versorgungsstrategien, die Prozesse, Rollenbilder und Kommunikationsmuster betreffen. Nutzer:innenorientierung und Co-Design sollten dabei nicht als Add-on, sondern als *integrale Bestandteile* der Entwicklung betrachtet werden.

27 Für die Gesundheitspolitik und Wissenschaftssteuerung ergibt sich die Notwendigkeit, strukturelle Voraussetzungen für skalierbare und evaluierbare Digitalisierungsvorhaben im CCM zu schaffen. Dazu gehören Investitionen in digitale Infrastruktur, regulatorische Klarheit zur Datennutzung (z. B. Sekundärnutzung, Datenethik und -schutz) sowie Förderformate, die interdisziplinäre, praxisnahe Forschung ermöglichen. Darüber hinaus sind robuste Modelle und Standardisierungsvorhaben erforderlich, um Vergleichbarkeit und Qualitätssicherung über unterschiedliche Anwendungsfelder hinweg zu gewährleisten.

28 Zusammenfassend belegen die analysierten Studien das Potenzial digitaler Innovationen, das CCM wirksamer, zugänglicher und nachhaltiger zu gestalten – insbesondere für vulnerable Gruppen und unterversorgte Regionen. Gleichzeitig wird deutlich: Digitalisierung ist kein Selbstzweck. Ihre Wirkung entfaltet sich nur dann, wenn sie als Teil eines sozial und organisatorisch verankerten Transformationsprozesses gedacht wird. Die zukünftige Entwicklung digital gestützter CCM-Modelle sollte daher nicht nur technologisch fundiert, sondern auch ethisch reflektiert, nutzer:innenzentriert und kontextsensibel erfolgen.

Literatur

Arlinghaus, T., Kus, K., Kajüter Rodrigues, P. & Teuteberg, F. (2023). Visualizing Benefits of Case Management Software Using Utility Effect Chains. *Sustainability, 15*(6), 4873. https://doi.org/10.3390/su15064873

Chaparro-Díaz, L., Valbuena-Castiblanco, C. L., Carreño-Moreno, S., Hernández-Zambrano, S. M. & Carrillo-Algarra, A. J. (2023). Case management as an opportunity for healthcare: user experiences. *Revista Cuidarte, 14*(3). https://doi.org/10.15649/cuidarte.2923

DGCC (2020). *Case Management Leitlinien: Rahmenempfehlungen, Standards und ethische Grundlagen* (2., neu bearb. Aufl.). medhochzwei Verlag.

Fee, C., Fuller, J., Guss, C. E., Woods, E. R., Cooper, E. R., Bhaumik, U., Graham, D., Burchett, S. K., Dumont, O., Martey, E. B., Narvaez, M., Haberer, J. E., Swendeman, D., Mulvaney, S. A., Kumar, V. S., Jackson, J. L. & Ho, Y. X. (2022). A Digital Platform to Support HIV Case Management for Youth and Young Adults: Mixed Methods Feasibility Study. *JMIR Formative Research, 6*(11), e39357. https://doi.org/10.2196/39357

Herranz, C., Martín-Moreno Banegas, L., Dana Muzzio, F., Siso-Almirall, A., Roca, J. & Cano, I. (2023). A Practice-Proven Adaptive Case Management Approach for Innovative Health Care Services (Health Circuit): Cluster Randomized Clinical Pilot and Descriptive Observational Study. *Journal of Medical Internet Research, 25.* https://doi.org/10.2196/47672

Ho, Y. X., Morse, R. S., Lambden, K., Mushi, B. P., Ngoma, M., Mahuna, H., Ngoma, T. & Miesfeldt, S. (2022). How a Digital Case Management Platform Affects Community-Based Palliative Care of Sub-Saharan African Cancer Patients: Clinician-Users' Perspectives. *Applied Clinical Informatics, 13*(05), 1092–1099. https://doi.org/10.1055/s-0042-1758223

Koehler, J., Woodtly, R. & Hofstetter, J. (2015). An impact-oriented maturity model for IT-based case management. *Information Systems, 47*, 278–291. https://doi.org/10.1016/j.is.2013.12.003

Marsolo, K., Margolis, P. A., Forrest, C. B., Colletti, R. B. & Hutton, J. J. (2015). A Digital Architecture for a Network-Based Learning Health System – Integrating Chronic Care Management, Quality Improvement, and Research. *EGEMs (Generating Evidence & Methods to Improve Patient Outcomes), 3*(1), 16. https://doi.org/10.13063/2327-9214.1168

Neururer, S. B., Klein, R., Pfeifer, B., Schiessling, G., Schulc, E., Messina, C., Reiter, K., Rzepka, A. & Kastner, P. (2024). CareNet Tyrol – Information System Success Assessment for Case & Care Management Service. *Studies in Health Technology and Informatics, 313*, 135–140. https://doi.org/10.3233/SHTI240025

Okpechi, I. G., Zaidi, D., Ye, F., Fradette, M., Schick-Makaroff, K., Berendonk, C., Abdulrahman, A., Braam, B., Ghimire, A., Hariramani, V. K., Jindal, K., Khan, M., Klarenbach, S., Muneer, S., Ringrose, J., Scott-Douglas, N., Shojai, S., Slabu, D., Sultana, N., ,Tinwala M. Thompson, S., Radwal, R. and Bello, A. K. (2022). Telemonitoring and Case Management for Hypertensive and Remote-Dwelling Patients With Chronic Kidney Disease—The Telemonitoring for Improved Kidney Outcomes Study (TIKO): A Clinical Research Protocol. *Canadian Journal of Kidney Health and Disease, 9*. https://doi.org/10.1177/20543581221077500

Schmidt, S. (2025). Pflege nachhaltig denken. Sozial, ökologisch, ökonomisch. *Heilberufe, 77*(6), 14–15.

Schmidt, S., Behrens, J., Lautenschlaeger, C., Gaertner, B. & Luderer, C. (2019). Experiences with combined personal-online case management and the self-reliance of older people with multimorbidity living alone in private households: results of an interpretative-hermeneutical analysis. *Scandinavian Journal of Caring Sciences, 33*(4). https://doi.org/10.1111/scs.12691

Snowdon, J. L., Robinson, B., Staats, C., Wolsey, K., Sands-Lincoln, M., Strasheim, T., Brotman, D., Keating, K., Schnitter, E., Jackson, G. & Kassler, W. (2020). Empowering Caseworkers to Better Serve the Most Vulnerable with a Cloud-Based Care Management Solution. *Applied Clinical Informatics, 11*(04), 617–621. https://doi.org/10.1055/s-0040-1715894

Swanson, A. J., Castel, L. D., McKenna, P. A., Shen, Y. A. & Sagar, B. (2019). Integration of the National Comprehensive Cancer Network (NCCN) Distress Screening Tool as a Guidepost for Telephonic Oncology Case Management. *PROFESSIONAL CASE MANAGEMENT, 24*(3), 148–154. https://doi.org/10.1097/NCM.0000000000000336

Wunderlich, P., Wiegräbe, F. & Dörksen, H. (2023). Digital Case Manager—A Data-Driven Tool to Support Family Caregivers with Initial Guidance. *International Journal of Environmental Research and Public Health, 20*(2), 1215. https://doi.org/10.3390/ijerph20021215

Zinck, M. J., Minichiello, S. N., Fick, C. A., Sawry, S. & Fonner, V. A. (2024). Virtual case management: a differentiated approach to HIV prevention, treatment, and care. *AIDS, 38*(2), 145–151. https://doi.org/10.1097/QAD.0000000000003762

Beitrag 3

Digitalisierung für alle – Voraussetzungen und Kompetenzen für die Nutzung digitaler Tools im Care und Case Management

Anna Hegedüs

Abstract: Die raschen Fortschritte der Digitalisierung führen zu einer zunehmenden digitalen Exklusion und verstärken bestehende soziale Ungleichheiten. Damit die Digitalisierung ihr vollständiges Potenzial entfalten kann, müssen Nutzer:innen entsprechende Kompetenzen für die Nutzung der digitalen Tools haben. Case Manager:innen haben eine wichtige Rolle bei der Ermöglichung des Zugangs zur digitalen Welt. Der DigComp-Rahmen oder das E-Health Literacy Framework bieten eine Grundlage für die Einschätzung digitaler Kompetenzen im Case Management. Wenn mangelnde digitale Kompetenzen erkannt werden, können Case Manager:innen gezielt intervenieren, um digitale Exklusion zu verhindern und eine umfassende Teilhabe zu ermöglichen.

1 Einleitung

1 Die Digitalisierung schreitet schneller voran als je zuvor. Künstliche Intelligenz (KI), digitale Gesundheitsdienste und Interventionen, Robotik sowie Augmented und Virtual Reality werden das Case Management in den kommenden Jahren zunehmend prägen. So verspricht die Integration von Technologien wie KI und Robotik, die Effizienz und Qualität der Betreuung erheblich zu verbessern. Zudem führen neue und aufkommende Arbeitskontexte wie Fernarbeit und hybride Arbeitsformen zu tiefgreifenden Veränderungen in der Arbeitswelt, die sowohl technisches Know-how als auch flexible Anpassungsfähigkeiten erfordern. Case Manager:innen sind daher gefordert, diese Entwicklungen mitzuverfolgen und digitale Tools in ihrer Arbeit anzuwenden. So sind Applikationen auf Smartphones und Tablets zur Dokumentation oder zum Informationsaustausch und zur Zusammenarbeit mit externen Partnern, ebenso wie Tools zur Erinnerung an die Medikamenteneinnahme sowie Wearables zur Erfassung und Auswertung von Gesundheitsdaten, fast schon alltäglich. Gleichzeitig müssen Case Manager:innen Personen mit Unterstützungsbedarf in dieser vermehrt digitalen Welt begleiten und ihnen helfen, sich zurechtzufinden. Denn in den digitalisierten Wohlfahrtsländern werden immer mehr Dienstleistungen in den Bereichen Finanzen, Wohnen, Gesundheit, soziale Sicherheit und Mobilität von physischen zu Internetdiensten verlagert (Anrijs et al. 2023). Folglich sind Inklusion und Teilhabe am gesellschaftlichen oder Arbeitsleben ohne digitale Kompetenzen nur sehr eingeschränkt möglich, was vulnerable Personengruppen vor besondere Herausforderungen stellt.

2 Dieser Beitrag handelt von den notwendigen Kompetenzen für die Nutzung digitaler Tools im Care und Case Management, wobei sowohl die Case Manager:innen als auch die Personen mit Unterstützungsbedarf im Fokus stehen.

2 Digitale Exklusion

3 Die Kluft zwischen Menschen, die über die Möglichkeit verfügen, das Internet zu nutzen und jenen, welche über keinen Internetzugang verfügen, wird in der Literatur als „Digital Divide“ bezeichnet (Iske & Kutscher, 2020). Die Anzahl Personen, die über keinen Zugang zum Internet verfügen, nimmt zwar zuneh-

mend ab (Witting, 2018), löst jedoch das Problem der digitalen Spaltung nicht. So zeigen sich vermehrt Ungleichheiten in der Nutzung digitaler Medien, die auf mangelnde digitale Kompetenzen zurückzuführen sind. Diese Ungleichheiten werden in der Literatur als „Second Level Divide" beschrieben. Neben dem Zugang/Nichtzugang und der Nutzung bzw. den Kompetenzen gibt es auch den Third Level Divide, der Unterschiede in den Ergebnissen und Konsequenzen der Technologienutzung beschreibt (Scheerder et al., 2017).

Die Personengruppen, die einem höherem Risiko von digitaler Exklusion ausgesetzt 4 sind, lassen sich durch demografische Faktoren wie Alter, Geschlecht, sozioökonomischer Status und Ethnie beschreiben. Besonders das Alter, Bildungsniveau und die Erwerbstätigkeit bzw. Beschäftigungssituation haben einen hohen Einfluss auf das Nutzungsverhalten. So nutzen Personen mit höherem Bildungsniveau digitale Medien eher zu Zwecken der Einkommenssteigerung im Kontext ihrer Arbeit, Karriere oder des Studiums, während Personen aus niedrigeren Bildungsschichten digitale Tools eher zur Unterhaltung und Kommunikation sowie zum Konsum nutzen (Kreyenschulte, 2023). Auch Menschen mit Gesundheitsproblemen und/oder chronischen Erkrankungen und Armutsbetroffene sind von digitaler Exklusion betroffen (Hegedüs et al., 2023). Folglich zeigt sich, dass die Digitalisierung bestehende Ungleichheiten in der Gesellschaft weiter verstärken kann. Durch existierende Ungleichheiten aufgrund des Digital Divides kann die Wirkung unterstützender digitaler Technologien, beispielhaft im Gesundheitswesen, gemindert werden (Kreyenschulte, 2023). Gleichzeitig haben digital exkludierte Personengruppen weniger Zugang zu Gesundheits- und Bildungsangeboten, leiden vermehrt an sozialer Isolation oder werden finanziell benachteiligt.

Für das Care und Case Management heißt das, dass deren Zielgruppen nicht selten 5 von digitaler Exklusion betroffen sind. Case Manager:innen sollten ein besonderes Augenmerk auf die digitalen Kompetenzen ihrer Klient:innen bei der Fallarbeit legen und bei Bedarf Maßnahmen ergreifen, um digitale Inklusion zu fördern und sicherzustellen, dass alle Bevölkerungsgruppen Zugang zu den Vorteilen der digitalen Welt haben.

3 Digitale (Gesundheits-)Kompetenzen erkennen

Damit die Digitalisierung ihr vollständiges Potenzial entfalten kann, müssen 6 Nutzer:innen entsprechende Kompetenzen für die Nutzung der digitalen Tools haben. Sozial benachteiligte Personengruppen sind besonders gefährdet, digital exkludiert zu werden. Case Manager:innen haben eine wichtige Rolle bei der Ermöglichung des Zugangs zur digitalen Welt, denn sie sind nah an der Lebenswelt der Menschen mit Unterstützungsbedarf und können Hindernisse im Umgang mit digitalen Medien (frühzeitig) erkennen, selbst Unterstützung anbieten oder passende Unterstützungsmöglichkeiten aufgleisen.

7 Wenn Case Manager:innen im CM-Prozesses Schwierigkeiten im Umgang mit digitalen Tools bemerken, empfiehlt sich ein genauerer Blick auf die Kompetenzen, um eine drohende digitale Exklusion zu erkennen oder zu verhindern. Im Folgenden werden der DigComp-Rahmen von der Europäischen Kommission sowie – spezifisch für die Nutzung von digitalen Anwendungen im Kontext der Gesundheit – das E-Health Literacy Framework (Modell der digitalen Gesundheitskompetenz) und deren Anwendungsmöglichkeiten im Case Management vorgestellt. Beide bieten Case Manager:innen einen Überblick, welche Kompetenzen einerseits sie selbst brauchen, um effizient mit digitalen Tools umzugehen, und andererseits, welche Kompetenzen ihre Zielpersonen – d. h. die Menschen mit Unterstützungsbedarf – benötigen.

3.1 Digitale Kompetenzen (DigComp-Rahmen)

8 Der DigComp-Rahmen der Europäischen Kommission definiert digitale Kompetenz als das „selbstbewusste, kritische und verantwortungsbewusste Nutzen von digitalen Technologien sowie den Umgang mit ihnen fürs Lernen, bei der Arbeit und für die Teilnahme an der Gesellschaft" (Vuorikari et al., 2022, S. 3). Digitale Kompetenz wird dabei „als Kombination aus Wissen, Fähigkeiten und Einstellungen" verstanden. Dieser Rahmen definiert die wesentlichen Bestandteile digitaler Kompetenz in fünf Bereichen: Informations- und Datenkompetenz, Kommunikation und Kooperation, Entwicklung/Erstellung von digitalen Inhalten, Sicherheit und Datenschutz, Problemlösung. In jedem Bereich werden spezifische Kompetenzen definiert (siehe Tabelle 1). Dieser Rahmen dient als Leitfaden für Bildungsprogramme, politische Entscheidungen und individuelle Selbstbewertung in Bezug auf digitale Fähigkeiten. Er wurde entwickelt, um sicherzustellen, dass alle Bürger in der Lage sind, die Vorteile der digitalen Transformation voll auszuschöpfen und aktiv an der digitalen Gesellschaft teilzunehmen (Vuorikari et al., 2022).

Tab. 1: Kompetenzrahmen DigComp

Kompetenzbereiche	Kompetenzen
Informations- und Datenkompetenz	• Suchen und Filtern von Daten, Informationen und digitalen Inhalten • Bewerten von Daten, Informationen und digitalen Inhalten • Verwalten von Daten, Informationen und digitalen Inhalten
Kommunikation und Kooperation	• Interagieren durch digitale Technologien • Teilen von Informationen und Inhalten • Partizipieren in der Gesellschaft mithilfe digitaler Technologien

Kompetenzbereiche	Kompetenzen
	• Respektvolle und angemessene Online-Kommunikation • Verwalten der digitalen Identität
Entwicklung/Erstellung von digitalen Inhalten	• Erstellen und Bearbeiten digitaler Inhalte • Integrieren und Überarbeiten digitaler Inhalte • Urheberrechte und Lizenzen beachten • Programmierung
Sicherheit und Datenschutz	• Schutz von Geräten • Schutz persönlicher Daten und Privatsphäre • Schutz von Gesundheit und Wohlbefinden • Schutz der Umwelt
Problemlösung	• Technische Probleme lösen • Erkennen von Bedürfnissen und technischen Lösungen • Kreative Nutzung digitaler Technologien • Identifizieren von digitalen Kompetenzlücken

Quelle: Vuorikari et al. (2022) (eigene Übersetzung).

Innerhalb der einzelnen Kompetenzen bietet DigComp verschiedene Abstufun- 9
gen, um einzuschätzen, auf welchem Leistungsniveau sich eine Person befindet (von der Basisstufe bis zu einem hoch-spezialisiertem Niveau). Basierend auf DigComp ist MyDigiSkills entstanden – ein Test mit 82 Fragen, mit denen Fähigkeiten, Wissen und Einstellungen zu digitalen Technologien erfasst werden. Der Test steht auch auf Deutsch zur Verfügung (Stiftung Digitale Chancen, 2024). Dieser wurde für Deutschland von der Stiftung Digitale Chancen[1] angepasst und herausgegeben. Der Test, aber auch schon eine Analyse mittels der in Tabelle 1 aufgeführten Kompetenzen, bietet Case Manager:innen eine umfassende Grundlage, um Stärken und Schwächen im Umgang mit digitalen Technologien zu identifizieren. Case Manager:innen können damit beispielsweise ihre eigenen digitalen Kompetenzen einschätzen und bei Bedarf Maßnahmen ergreifen, diese zu verbessern, um den aktuellen und zukünftigen (digitalen) Herausforderungen ihrer Arbeit begegnen zu können. Auch in der Arbeit mit den Zielpersonen kann DigComp als ein vertieftes Assessment verwendet werden, wenn sich Hindernisse im Umgang mit digitalen Tools bei den Menschen mit Unterstützungsbereich zeigen.

1 Die Stiftung hat das Ziel, die digitale Inklusion aller gesellschaftlichen Gruppen zu fördern und einer drohenden digitalen Spaltung entgegenzuwirken.

3.2 Digitale Gesundheitskompetenz (E-Health Literacy Framework)

10 Die Zielpersonen des Care und Case Managements sind nicht selten (auch) mit gesundheitlichen Herausforderungen konfrontiert. Aus diesem Grund befasst sich das zweite hier vorgestellte Modell mit der digitalen Gesundheitskompetenz (e-health literacy).

11 Gesundheitskompetenz umfasst ein Bündel von Kompetenzen, um proaktiv mit gesundheitsbezogenen Informationen, Dienstleistungen und Herausforderungen umzugehen. Dadurch werden Menschen befähigt, sich um die Gesundheit und das Wohlbefinden von sich und anderen zu kümmern (De Gani et al., 2023, S. 17). Gesundheitskompetenz ist entscheidend, um informierte und selbstbestimmte Entscheidungen im Gesundheitsbereich zu treffen, sowohl für individuelle Gesundheit als auch für die Effizienz des Gesundheitssystems. Im Case Management unterstützt eine hohe Gesundheitskompetenz die Kommunikation und ermöglicht eine individuelle und effektive Unterstützung der Zielpersonen. Im Kontext der Digitalisierung ist Gesundheitskompetenz notwendig, um die vielfältigen digitalen Gesundheitsangebote sicher und effizient zu nutzen und gleichzeitig die Privatsphäre zu schützen. Die digitale Gesundheitskompetenz umfasst daher die Fähigkeit, Gesundheitsinformationen aus digitalen Quellen zu finden, verstehen, beurteilen und für Gesundheitsentscheidungen anwenden zu können (De Gani et al., 2021).

12 Um diese Kompetenzen wirksam entfalten zu können, reicht es jedoch nicht aus, sich allein auf individuelle Fähigkeiten zu verlassen. Vielmehr bedarf es eines unterstützenden digitalen Umfelds, das den Zugang zu Gesundheitsinformationen erleichtert und eine nutzerfreundliche Interaktion ermöglicht. Das E-Health Literacy Framework beschreibt die digitale Gesundheitskompetenz als ein Zusammenspiel von individuellen Fähigkeiten, vom digitalen System geschaffenen Voraussetzungen und der Interaktion zwischen System und Individuum (Norgaard et al., 2015). Um die Digitalisierung umfassend für die eigene Gesundheit nutzen zu können, sind verschiedene Voraussetzungen erforderlich (siehe Abbildung 1).

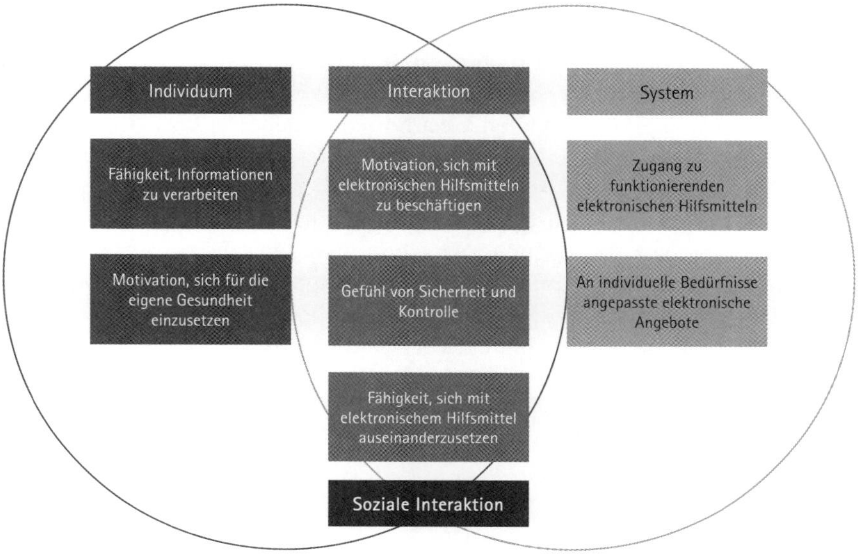

Abb. 1: E-Health Literacy Framework – Kernkompetenzen
Quelle: Eigene Darstellung in Anlehnung an das Modell von Norgaard et al. (2015).

Nachfolgend werden die drei Ebenen des E-Health Literacy Frameworks beschrieben – mit einem besonderen Augenmerk auf die Personengruppen „Armutsbetroffene" und „Menschen mit psychischen Erkrankungen". Es sind sowohl Personengruppen, die häufig die Zielgruppe von CM sind und gleichzeitig auch eine Risikogruppe für verminderte digitale Gesundheitskompetenz. Die Ausführungen basieren auf einer Forschungsarbeit, welche in einem ausführlicheren Bericht (Hegedüs et al., 2023) nachzulesen ist.[2] 13

Ebene Individuum

Um digitale Informationen verstehen und recherchieren zu können, bedarf es der Fähigkeit des **Lesens und Schreibens**. Die adäquate Nutzung einer Gesundheitsapp ist u. a. abhängig von der Art der Erkrankung, dem Krankheitsverlauf und der (psychischen) Symptombelastung (z. B. Konzentrationsschwierigkeiten, Müdigkeit) im Alltag der Betroffenen (Ackermann et al., 2022). Um Personen zu erreichen, die Schwierigkeiten mit dem Lesen und Schreiben haben, sollten digitale Angebote in einfacher, verständlicher Sprache gestaltet sein und in verschiedenen Sprachen zur Verfügung stehen (Ojha & Syed, 2020). 14

2 Teile dieses Kapitels sind in ähnlicher Form bereits an anderen Orten publiziert worden.

Ebene System

15 Zentral in dieser Ebene ist der **Zugang zu funktionierenden elektronischen Hilfsmitteln**, d. h. Zugriff auf oder der Besitz eines geeigneten technisches Geräts, das die Nutzung von digitalen Gesundheitsangeboten und -informationen zuverlässig zulässt. Auch ein vorhandenes und stabiles Internet ist eine Voraussetzung. Menschen mit schweren psychischen Erkrankungen besitzen seltener digitale Hardware (Smartphone, Computer) als die Allgemeinbevölkerung (Young et al., 2020). Digitale Angebote werden als nutzerfreundlich angesehen, wenn sie an individuelle Bedürfnisse angepasst werden, sie flexibel sind und mit ihrer Nutzung Zeit gespart wird (Campellone et al., 2018). Auch eine einfache, klare und gleichbleibende, auch bildliche Gestaltung von digitalen Angeboten ist hilfreich. Ansonsten besteht die Gefahr, dass diese nicht genutzt werden (Hafner et al., 2022).

Ebene Interaktion

16 Auf der Ebene der Interaktion zeigt sich ein Zusammenhang zwischen der **Motivation**, sich mit elektronischen Hilfsmitteln zu beschäftigen, und dem **persönlichen Mehrwert**, welchen die Nutzenden erfahren. Die Motivation zur Nutzung des digitalen Hilfsmittels wird gefördert, wenn Betroffene diese als hilfreiche Ergänzung ansehen und/oder sie Vertrauen in die Intervention haben (Campellone et al., 2018). Nutzen Personen im Umfeld die elektronischen Tools, fördert dies die Nutzung ebenfalls (Hafner et al., 2022). Das heißt, auch Gesundheitsfachpersonen oder Case Manager:innen, die mit digitalen (Gesundheits-)Applikationen arbeiten, können die Motivation ihrer Klient:innen erhöhen (Noori et al., 2022). Es gibt aber auch eine Gruppe von Offliner:innen, die sich bewusst gegen die Nutzung von digitalen Medien entscheidet. Diese gehen beispielsweise weiterhin zum Schalter der Bank oder der Post, anstatt Einzahlungen online zu erledigen. Dies u. a., um den sozialen Austausch zu pflegen und soziale Isolation zu vermeiden.

17 Eine **Unwissenheit über Datensammlung** sowie **Weiterverwendung von Daten** zeigt sich als Hürde für die Nutzung von digitalen Medien. Betroffene befürchten, dass ihre elektronischen Gesundheitsdaten außerhalb von Gesundheitseinrichtung genutzt oder an Dritte weitergegeben werden könnten (Monteith et al., 2013). Um das Gefühl von Sicherheit und Kontrolle im Gebrauch von digitalen Medien zu gewährleisten, sollten technische Geräte und Onlineaccounts grundsätzlich datenschutzrechtlich gesichert sein. Nutzende sollten zudem befähigt werden, jederzeit durch einen passwortgeschützten Login auf ihre Daten zugreifen zu können (Hafner et al., 2022). Zusätzlich sollten Nutzende sich der möglichen Gefahren von Datenmissbrauch und Verbraucherbetrug bewusst sein (Monteith et al., 2013).

18 **Fehlende Kenntnisse zu elektronischen Hilfsmitteln** (z. B. Computer) und/oder **die fehlende Fähigkeit, sich aktiv mit ihnen auseinanderzusetzen**, schränken die

Möglichkeiten zur digitalen Nutzung stark ein. Menschen mit psychischen Erkrankungen und armutserfahrene Menschen verfügen über geringere Informationskompetenzen, dementsprechend fällt es ihnen schwer, die digital vermittelten Informationen zu verstehen und zu hinterfragen (Spanakis et al., 2024).

Die **soziale Isolation** von Personen, welche aufgrund ihrer Lebenssituationen bereits häufig sozial zurückgezogen leben, wird durch die Digitalisierung verstärkt (Spanakis et al., 2024). Die Vernetzung und Kommunikation über digitale Medien mit Personen, welche ähnliche Erkrankungen oder Erfahrungen hatten, wird von den Betroffenen jedoch als hilfreich angesehen (Hafner et al., 2022). Es wird aber befürchtet, dass die persönlichen Kontakte mit den Fachpersonen durch die digitalen Gesundheitsangebote reduziert werden (Saeed & Masters, 2021). 19

4 Digitale (Gesundheits-)Kompetenzen verbessern und digitale Exklusion verhindern

Case Manager:innen sind in der Lage, die digitalen Kompetenzen ihrer Zielpersonen einzuschätzen und in einem partizipativen Prozess zu beurteilen, in welchem Fällen ein Kompetenzaufbau sinnvoll/nötig ist, um z. B. die Integration in die Berufswelt zu erleichtern oder das Selbstmanagement von chronischer Krankheit zu unterstützen. Das Case Management kann gezielt unterstützen und auf die Bedürfnisse der Zielpersonen zugeschnittene Informationen zu digitalen (Gesundheits-)Angeboten und Schulungen anbieten. Von Vorteil sind dabei auch Hinweise auf Datenschutzrichtlinien – diese ermöglichen den sicheren Umgang mit Personendaten im Netz und erhöhen das Sicherheitsgefühl der Zielpersonen. Ein erweitertes Unterstützungsangebot zur Förderung des digitalen Zugangs kann zudem die Begleitung durch Peers darstellen. Der Peeransatz ist grundsätzlich in der Unterstützung zur Bewältigung von herausfordernden Lebenslagen von vulnerablen Personen zielführend (Chiapparini & Eicher, 2019; Hegedüs et al., 2016). So nehmen beispielsweise armutserfahrene Personen die Unterstützung von Personen mit gleichen Erfahrungshintergründen eher an, das Schamgefühl ist geringer und sie fühlen sich freier, vorhandene Fragen zu stellen. In der Schweiz sind hierzu Internetcafés etabliert und bekannt, die teils von armutsbetroffenen Menschen geleitet werden oder in denen sie zumindest mitwirken oder sich begegnen. 20

Um Menschen mit Unterstützungsbedarf in der digitalen Welt unterstützen zu können, müssen Case Manager:innen aber auch über eigene digitale Kompetenzen verfügen. Auch sie sollten ihre eigenen Kompetenzen kritisch reflektieren und bei Bedarf Maßnahmen zu deren Verbesserung ergreifen. Dies ist einerseits wichtig, damit auch das Care und Case Management das Potenzial der Digitalisierung für sich nutzen kann. Andererseits motiviert die Nutzung digitaler Tools auch das Umfeld zu deren Anwendung – und so können Case Manger:innen mit der 21 eigenen Offenheit gegenüber digitalen Anwendungen und deren Nutzung auch Menschen mit Unterstützungsbedarf dazu motivieren. Nicht zu vergessen ist jedoch, dass im Care und Case Management digitale und analoge Kompetenzen eng miteinander verknüpft sind. Fähigkeiten wie Beziehungsgestaltung, Kommunikation und Fachwissen sind mindestens genauso wichtig wie die digitale Kompetenz. Mit der Integration von Technologien in die Beziehungsgestaltung, Kommunikation und den CM-Prozess muss das Zusammenspiel der analogen und digitalen Kompetenzen neu erlernt und trainiert werden (Haldemann et al., 2022). Das muss sowohl den Case Manager:innen als auch ihren Arbeitgebern bzw. Organisationen bewusst sein, die neue technische Tools in den Arbeitsalltag der Case Manager:innen integrieren wollen.

5 Fazit

22 Die Digitalisierung schreitet schnell voran, hat viele Chancen, birgt aber auch das Risiko, soziale Ungleichheiten zu verstärken. In diesem Kontext spielt das Care und Case Management eine entscheidende Rolle bei der Identifizierung von Personen (gruppen), die von digitaler Exklusion bedroht sind. Case Manager:innen sollten die digitalen Kompetenzen der Zielpersonen einschätzen und gleichzeitig ihre eigenen digitalen Fähigkeiten reflektieren. Es ist wichtig, dass sie Interventionen kennen und anbieten, die darauf abzielen, die digitalen Kompetenzen von Menschen mit Unterstützungsbedarf zu verbessern.

23 Dabei darf nicht vergessen werden, dass bestimmte Voraussetzungen erfüllt sein müssen: die eigene Motivation der Case Manager:innen und Zielpersonen zur Nutzung digitaler Medien, der wahrgenommene Mehrwert der Nutzung und die Rolle der Peer-Gruppe sowie der Case Manager:innen selbst als Vorbilder im Umgang mit digitalen Anwendungen. Nur durch ein gezieltes und reflektiertes Vorgehen kann die digitale Exklusion effektiv verhindert und eine gerechte Teilhabe an der digitalen Welt für alle sichergestellt werden.

Literatur

Ackermann, S., Bannwart, J., Parpan-Blaser, A. & Steiner, O. (2022). Digitale Teilhabe von Menschen mit Behinderungen: Erfahrungen aus der Weiterbildung. *Schweizer Zeitschrift für Heilpädagogik, 28*(01/02), 15–22. https://irf.fhnw.ch/bitstream/handle/11654/33229/z2022-01-02_Ackermann-Bannwart-Parpan-Blaser-Steiner.pdf?sequence=1&isAllowed=y

Anrijs, S., Mariën, I., De Marez, L. & Ponnet, K. (2023). Excluded from essential internet services: Examining associations between digital exclusion, socio-economic resources and internet resources. *Technology in Society, 73.* https://doi.org/10.1016/j.techsoc.2023.102211

Campellone, T., Chaudhry, B., Hatch, A., Hoffman, J. E., Ross, R. & Docherty, J. P. (2018). Expert Consensus Survey on Digital Health Tools for Patients With Serious Mental Illness: Optimizing for User Characteristics and User Support. *JMIR Mental Health, 5*(2). https://doi.org/10.2196/mental.9777

Chiapparini, E. & Eicher, V. (2019). Der Ansatz User Involvement in der Sozialen Arbeit - Anknüpfungspunkte für Praxis-, Forschungs- und Ausbildungsprojekte in der Schweiz. *Schweizerische Zeitschrift für Soziale Arbeit*, 117–134.

De Gani, S., Beese, A.-S., Guggiari, E. & Jaks, R. (2023). *Konzeptpapier zur Gesundheitskompetenz.* https://backend.careum.ch/sites/default/files/media/file/careum-zentrum-fuer-gesundheitskompetenz-konzeptpapier-gesundheitskompetenz.pdf (Zugriff 01.07.2025).

De Gani, S. M., Jaks, R., Bieri, U. & Kocher, J. P. (2021). *Health Literacy Survey Schweiz 2019-2021. Schlussbericht (V2) im Auftrag des Bundesamtes für Gesundheit BAG.* https://www.migesplus.ch/publikationen/health-literacy-survey-schweiz-2019-2021 (Zugriff 01.07.2025).

Hafner, J., Schönfeld, S., Tokgöz, P., Hrynyschyn, R., Schlubach, A. & Dockweiler, C. (2022). Akzeptanz von digitalen Gesundheitstechnologien bei leichter bis mittelgradiger Depression – Eine qualitative Analyse aus der Perspektive von Betroffenen, Angehörigen und Leistungserbringern. *Psychiatrische Praxis, 49*(6), 313–321. https://doi.org/10.1055/a-1472-5388

Haldemann, A., Hahn, S. & Thilo, F. J. S. (2022). *Digitale Kompetenz = digital + analog – ein Definitionsbeispiel der Spitex.* https://www.societybyte.swiss/2022/03/18/digitale-kompetenz-digital-analog-ein-definitionsbeispiel-der-spitex/ (Zugriff 01.07.2025).

Hegedüs, A., Domonell, K., Willener, D. & Chiapparini, E. (2023). *Digitalisierung. Hürden und Chancen für vulnerable Personengruppen (ProDigitAll).* https://arbor.bfh.ch/entities/publication/8dbca8c8-51e4-4ec8-ae31-7ed3caebe838 (Zugriff 01.07.2025).

Hegedüs, A., Zanoni, S. & Bischofberger, I. (2016). Patienten und Angehörige wirken mit: Experten durch Erfahrung. *NOVAcura*, (10), 36–39.

Iske, S. & Kutscher, N. (2020). Digitale Ungleichheit im Kontext Sozialer Arbeit. In N. Kutscher, T. Ley, U. Seelmeyer, F. Siller, A. Tillmann & I. Zorn (Hrsg.), *Handbuch Soziale Arbeit und Digitalisierung* (S. 115–128). Beltz Juventa.

Kreyenschulte, T. (2023). Digital Divide: Ursachenforschung Chancengleichheit. In S. Bohnet-Joschko & K. Pilgrim (Hrsg.), *Handbuch Digitale Gesundheitswirtschaft: Analysen und Fallbeispiele* (S. 47–50). Springer Fachmedien. https://doi.org/10.1007/978-3-658-41781-9_10

Monteith, S., Glenn, T. & Bauer, M. (2013). Searching the internet for health information about bipolar disorder: some cautionary issues. *International journal of bipolar disorders, 1*, 22. https://doi.org/10.1186/2194-7511-1-22

Noori, S., Jordan, A., Bromage, W., Fineberg, S., Cahill, J. & Mathis, W. S. (2022). Navigating the digital divide: providing services to people with serious mental illness in a community setting during COVID-19. *SN social sciences, 2*(8), 160. https://doi.org/10.1007/s43545-022-00470-0

Norgaard, O., Furstrand, D., Klokker, L., Karnoe, A., Batterham, R., Kayser, L., & Osborne, R. (2015). The e-health literacy framework: A conceptual framework for characterizing e-health users and their interaction with e-health systems. *Knowledge Management & E-Learning: An International Journal*, 522–540. https://doi.org/10.34105/j.kmel.2015.07.035

Ojha, R. & Syed, S. (2020). Challenges faced by mental health providers and patients during the coronavirus 2019 pandemic due to technological barriers. *Internet interventions, 21*, 100330. https://doi.org/10.1016/j.invent.2020.100330

Saeed, S. A. & Masters, R. M. (2021). Disparities in Health Care and the Digital Divide. *Current psychiatry reports, 23*(9), 61. https://doi.org/10.1007/s11920-021-01274-4

Scheerder, A., van Deursen, A. & van Dijk, J. (2017). Determinants of Internet skills, uses and outcomes. A systematic review of the second- and third-level digital divide. *Telematics and Informatics, 34*(8), 1607–1624. https://doi.org/10.1016/j.tele.2017.07.007

Spanakis, P., Wadman, R., Walker, L., Heron, P., Mathers, A., Baker, J., Johnston, G., Gilbody, S. & Peckham, E. (2024). Measuring the digital divide among people with severe mental ill health using the essential digital skills framework. *Perspectives in public health, 144*(1), 21–30. https://doi.org/https://doi.org/10.1177/17579139221106399

Stiftung Digitale Chancen (2024). *MyDigiSkills.* https://mydigiskills.eu/de/index.php (Zugriff 01.07.2024).

Vuorikari, R., Kluzer, S. & Punie, Y. (2022). *DigComp 2.2: The Digital Competence Framework for Citizens*, (EUR 31006 EN, ISBN 978-92-76-48882-8, JRC128415.). P. O. o. t. E. Union.

Witting, T. (2018). Digitale Ungleichheiten. In E.-U. Huster, J. Boeckh & H. Mogge-Grotjahn (Hrsg.), *Handbuch Armut und soziale Ausgrenzung* (3., akt. u. erw. Aufl., S. 457–478). Springer VS.

Young, A. S., Cohen, A. N., Niv, N., Nowlin-Finch, N., Oberman, R. S., Olmos-Ochoa, T. T., Goldberg, R. W. & Whelan, F. (2020). Mobile Phone and Smartphone Use by People With Serious Mental Illness. *Psychiatric services (Washington, D.C.), 71*(3), 280–283. https://doi.org/10.1176/appi.ps.201900203

Beitrag 4

Digitale Transformation im Care und Case Management aktiv gestalten: Plädoyer für ein proaktives Handeln

Mats Lehnhoff, Susanne Wunsch

Abstract: Der Beitrag beleuchtet die digitale Transformation als tiefgreifenden Veränderungsprozess in Organisationen der Sozialen Arbeit und des Gesundheitswesens. Er stellt zentrale Charakteristika, Chancen und Risiken dar und zeigt die Notwendigkeit einer aktiven, strategisch-reflektierten Gestaltung auf. Darüber hinaus trägt der Text dazu bei, ein klareres Verständnis darüber zu schaffen, welche konkreten Handlungsfelder bei der Umsetzung digitaler Transformation konkret zu berücksichtigen sind. Es werden vier zentrale Handlungsfelder abgeleitet, die als Grundlage für eine nachhaltige und praxisnahe Umsetzung dienen. Der Text schließt mit einem Appell zu entschlossenem, praxisorientiertem Handeln im Sinne einer agilen und partizipativen Organisationsentwicklung.

1 Unumgänglich, umstritten, ungestaltet? Eine Standortbestimmung zur digitalen Transformation im Care und Case Management

1 Die digitale Transformation ist seit geraumer Zeit eines der beherrschenden Themen in Unternehmen und in unserer Gesellschaft und bringt große Veränderungen für unser privates, berufliches und öffentliches Leben mit sich (Oswald & Krcmar, 2018, S. 2 sowie Petry, 2016, S. 21). Durch den rasanten Fortschritt der Künstlichen Intelligenz (KI) gewinnt die digitale Transformation noch zusätzlich an Bedeutung. Auch im sozialen Kontext wie z. B. in der Kinder- und Jugendhilfe sehen sich Organisationen sowie Fach- und Führungskräfte mit der Herausforderung konfrontiert, den technologischen Wandel so zu gestalten, dass er die spezifischen Bedürfnisse der sozialen Arbeit und ihrer Adressat:innen berücksichtigt und unterstützt. In diesem Kontext ist die digitale Transformation nicht nur als technologische Anpassung zu verstehen, sondern erfordert umfassende strukturelle und organisatorische Veränderungen, die sowohl interne Prozesse als auch das pädagogische Selbstverständnis beeinflussen. Auch in angrenzenden Bereichen wie dem Gesundheitswesen, der Eingliederungshilfe, der Behindertenhilfe und der Pflege stellt sich diese Herausforderung in ähnlicher Weise: Fach- und Führungskräfte im Care und Case Management dieser Bereiche sind gefordert, den digitalen Wandel so zu gestalten, dass er sektorübergreifend zu einem vernetzten, klient:innenzentrierten Versorgungsangebot beiträgt.

2 Die Chancen, die mit der digitalen Transformation in der Kinder- und Jugendhilfe einhergehen, werden in der wissenschaftlichen und öffentlichen Diskussion vielfach betont: Digitale Transformation kann neue Zugänge zu Bildungs- und Beratungsangeboten ermöglichen und dazu beitragen, näher an den digitalen Lebenswelten junger Menschen zu agieren, was die Entwicklung zielgruppenadäquater Lösungen fördert (Diakonie Württemberg, 2024, S. 7). In der Gesundheitsversorgung eröffnen beispielsweise Telemedizin und digitale Gesundheitsportale ähnliche neue Zugangswege, indem sie Patient:innen ortsunabhängig Beratung und Versorgung bieten. Ebenso entstehen in der Behindertenhilfe Online-Plattformen und Apps, die Menschen mit Behinderung ermöglichen, leichter Unterstützung oder Beratung abzurufen – etwa durch digitale Selbsthilfe-

gruppen oder barrierefreie Online-Angebote, welche die traditionellen Hilfsformate ergänzen. Die digitale Transformation eröffnet zudem Möglichkeiten einer verbesserten Gestaltung administrativer Abläufe, wodurch Fachkräfte entlastet werden und folglich mehr Ressourcen für die direkte Arbeit mit Klient:innen zur Verfügung stehen. Solche Entlastungen sind auch im Pflegebereich spürbar, wenn etwa durch digitale Pflegedokumentation und automatisierte Dienstplanung Pflegekräfte deutlich weniger Zeit in administrative Tätigkeiten investieren müssen. Durch datengestützte Prozesse eröffnen sich beispielsweise auch Chancen einer gezielteren Erfassung der Bedarfe von Kindern und Jugendlichen, wodurch eine Verbesserung der Qualität der Leistungen in der Kinder- und Jugendhilfe zu erwarten ist. Insgesamt wird in den Möglichkeiten der digitalen Transformation ein wesentlicher Baustein gesehen, um Organisationen der sozialen Arbeit und des Gesundheitswesens wettbewerbs- und zukunftsfähig auszurichten (Wunder, 2021, S. 10). Auch die Möglichkeiten der KI werden verschiedene Anwendungsfelder wie z. B. Kinderschutz, Beratung und Coaching, sozialpädagogische Diagnostik und Qualitätsentwicklung maßgeblich beeinflussen (Macsenaere, 2025, S. 25).

Andererseits existieren jedoch auch Bedenken, die insbesondere die Auswirkungen 3
der digitalen Transformation auf die Werte und zwischenmenschlichen Aspekte der sozialen Arbeit betreffen. Kritiker:innen warnen vor einer möglichen „Dehumanisierung“, die durch eine zunehmende Technologisierung der pädagogischen Arbeit drohen könnte. Sie befürchten, dass durch die Einführung digitaler Systeme und Plattformen ökonomische Logiken wie Effizienz, Kontrolle und Standardisierung noch stärker in soziale Dienstleistungen eindringen und das wertgeleitete, individuelle Arbeiten in der Kinder- und Jugendhilfe verdrängen könnten (Wunder, 2021, S. 10). Ganz ähnliche Diskussionen werden im Pflege- und Gesundheitsbereich geführt. Auch dort gibt es die Befürchtung, dass etwa durch Pflegeroboter oder algorithmengesteuerte Therapieangebote eine Entmenschlichung der Betreuung eintreten könnte und entscheidende Aspekte wie persönliche Zuwendung verloren gehen. Diese Position sieht in der Digitalisierung eine Gefahr für die zwischenmenschliche Essenz der sozialen Arbeit und des Gesundheitswesens und befürchtet, dass die technologische Rationalisierung das soziale Engagement und die pädagogische Wirksamkeit einschränken könnte.

Die Gegenüberstellung dieser beiden Perspektiven – einerseits die Euphorie über die 4
potenziellen Chancen der Digitalisierung, andererseits die Sorge um deren Risiken – spiegelt eine dichotome Diskurslage wider, welche die Debatte über die digitale Transformation in der Kinder- und Jugendhilfe maßgeblich prägt (Wunder, 2021, S. 10). Beide Sichtweisen haben ihre Berechtigung: Während die positive Perspektive erhebliche Potenziale der Digitalisierung aufzeigt, sollte sie nicht dazu verleiten, den Wandel unreflektiert oder naiv umzusetzen. Umgekehrt darf die kritische Sicht auf mögliche Risiken und Herausforderungen nicht dazu führen, die Transformation zu verzögern oder gar zu ignorieren. Vielmehr ist eine lernende und reflektierende Herangehensweise erforderlich, welche Chancen und Risiken gleichermaßen berücksichtigt und einen pragmatischen Weg zur zukunftsfähigen Gestaltung der

Kinder- und Jugendhilfe eröffnet. Ein solch reflektierter, abgewogener Ansatz ist keineswegs nur für die Kinder- und Jugendhilfe relevant. Auch Einrichtungen des Gesundheitswesens oder der Behindertenhilfe stehen vor der Aufgabe, digitale Innovationen weder naiv zu glorifizieren noch vorschnell abzulehnen, sondern Chancen und Risiken sorgsam abzuwägen. Nur so kann der technologische Fortschritt überall dort, wo Menschen betreut, gepflegt oder beraten werden, gewinnbringend eingesetzt werden, ohne die humanitären Werte dieser Arbeit zu untergraben.

5 Eine reflektierte digitale Transformation hat das Potenzial, nicht nur die Effizienz und Resilienz der Organisationen zu stärken, sondern auch die pädagogische Qualität der sozialen Arbeit auf ein neues Niveau zu heben. Dabei ist es wichtig, dass auch die KI in pädagogischen Prozessen nicht isoliert, sondern als Teil eines integrativen Ansatzes eingesetzt wird, um Fachkräfte in ihrer Expertise nicht zu ersetzen, sondern zu unterstützen (Macsenaere, 2025, S. 25). Diese Maxime gilt gleichermaßen für pflegerische und medizinische Settings: KI-gestützte Anwendungen wie beispielsweise Diagnostiksysteme sollten dort die Expertise der Fachkräfte gezielt ergänzen und bei der Diagnose unterstützen, ohne die menschliche Urteilskraft zu ersetzen. Nur in einer solchen integrierten Nutzung entfalten digitale Technologien ihr volles Potenzial, die Versorgungsqualität zu steigern, ohne die professionelle Autonomie einzuschränken.

6 Die digitale Transformation wird – unabhängig von individuellen Bedenken – zunehmend alle Bereiche der Gesellschaft durchdringen und ist auch für die Kinder- und Jugendhilfe unvermeidlich. Auf gesellschaftlicher Ebene wird diese Erkenntnis durch das Zitat von Timotheus Höttges, dem aktuellen Vorstandvorsitzenden der Telekom AG, widergespiegelt: „Alles, was digitalisiert werden kann, wird digitalisiert. Und alles, was vernetzt werden kann, wird auch vernetzt" (Appelfeller & Feldmann, 2023, S. 3). Die Konsequenz für die Kinder- und Jugendhilfe erläutert Gerhard Timm, Geschäftsführer der Bundesarbeitsgemeinschaft der Freien Wohlfahrtspflege, wie folgt: „Die Freie Wohlfahrtspflege vor der Digitalisierung wird eine andere sein, als die nach der Digitalisierung – sofern es ein ‚Danach' überhaupt gibt und das Ganze nicht als fortlaufender Prozess angesehen werden muss" (Timm, 2017). Diese Aussagen lassen sich auf alle Bereiche der sozialen Arbeit und des Gesundheitswesens übertragen: Ob im Krankenhaus, im Beratungszentrum oder im Pflegeheim – kein Sektor bleibt von der digitalen Durchdringung unberührt, und es gibt kein „analoges Refugium", das dauerhaft Bestand hätte. Eine zögernde oder defensive Haltung gegenüber dieser Entwicklung führt dazu, dass Organisationen den Wandel lediglich passiv erleben. Es ist daher notwendig, die digitale Transformation aktiv zu gestalten, um Vorteile zu nutzen sowie die Werte und Qualitätsansprüche der sozialen Arbeit und des Gesundheitswesens zu bewahren.

7 In der Praxis ist jedoch zu beobachten, dass viele Organisationen der Sozialen Arbeit und des Gesundheitswesens der digitalen Transformation bislang eher

zögerlich begegnen. Statt aktiv zu gestalten, dominieren häufig abwartende Haltungen – teils bedingt durch eine historisch gewachsene Veränderungsmüdigkeit oder fehlende Ressourcen, teils durch Unsicherheit darüber, was digitale Transformation konkret bedeutet und welche Chancen sie tatsächlich eröffnet. Ein zentraler Befund dabei ist: Vielen Führungskräften und Entscheidungsträger:innen ist nicht klar, was sich hinter dem Begriff digitale Transformation genau verbirgt, welche konkreten Veränderungen er mit sich bringt und welche Handlungsfelder im Rahmen einer aktiven Umsetzung tatsächlich zu berücksichtigen sind. Gerade dieser Mangel an Klarheit erschwert oft den Einstieg in die praktische Gestaltung. Vor diesem Hintergrund soll im folgenden Abschnitt eine grundlegende Einordnung vorgenommen werden: Es wird skizziert, wie sich digitale Transformation charakterisieren lässt, welche Ebenen und Dynamiken sie umfasst und welche konkreten Handlungsfelder sich daraus für Organisationen ableiten lassen. Ziel ist es, ein geschärftes Verständnis für die Aufgabe zu ermöglichen – und damit eine konkrete Grundlage für ein aktives, reflektiertes Mitgestalten zu schaffen.

2 Digitale Transformation – Allgemeine Grundlagen

Die digitale Transformation bezeichnet den fortlaufenden, tiefgreifenden Wandel von Unternehmen, Organisationen und Gesellschaften, der durch den Einsatz digitaler Technologien initiiert und unterstützt wird. Dabei umfasst sie mehr als nur technologische Anpassungen. Die Umsetzung erfordert nämlich strukturelle und kulturelle Veränderungen sowie die Entwicklung neuer Kompetenzen und die Bereitschaft zur Veränderung bei den Mitarbeitenden (Crummenerl & Seebode, 2016, S. 152 ff.). Zudem müssen zentrale Handlungsfelder identifiziert und gestaltet werden, wie beispielsweise die Digitalisierung von Prozessen, die Einbindung digitaler Daten und die Vernetzung interner und externer Akteur:innen (Schönbohm, 2016, S. 293 ff.). Enabler wie IT-Systeme und digitale Vernetzung ermöglichen es, Daten effizient zu erfassen und zu verarbeiten, wodurch Entscheidungsprozesse verbessert werden und eine Grundlage für datengetriebene Geschäftsmodelle entsteht. Gleichzeitig treten Mitarbeitende, Kund:innen und andere Akteur:innen als Nutzer:innen und Gestalter:innen dieser digitalen Möglichkeiten auf, was die interne wie externe Interaktion nachhaltig verändert (Appelfeller & Feldmann, 2023, S. 9 ff.). Diese Elemente ermöglichen eine tiefgreifende Neuausrichtung von Organisationsstrukturen, Wertschöpfungsketten und Interaktionen mit Kund:innen und Partner:innen, sodass neue Prozesse und Geschäftsmodelle entstehen können, die auf digitale Effizienz und Kund:innenzentrierung ausgerichtet sind. 8

Auch in der Managementliteratur stellt digitale Transformation eines der beherrschenden Themen dar, wobei folgende vier Eigenschaften hervorgehoben werden: „Unausweichlichkeit, Unumkehrbarkeit, ungeheure Schnelligkeit und Unsicherheit in der Ausführung. Für Unternehmen sollte nicht die Frage im Vordergrund 9 stehen, wie sie sich von den auf sie zukommenden Veränderungen entkoppeln können, sondern, wie sie den Transformationsprozess aktiv mitgestalten können" (Oswald & Krcmar, 2018, S. 5). Dieses Zitat beschreibt prägnant die Bedeutung und Herausforderungen der digitalen Transformation. Die Frage des „Ob" wird durch die Unausweichlichkeit der Digitalisierung obsolet; entscheidend ist das „Wie": Wie können Organisationen die digitale Transformation so gestalten, dass sie die Chancen maximieren und Risiken minimieren?

Charakteristika und Ebenen der digitalen Transformationsprozesse

10 Die digitale Transformation wird – wie bereits dargestellt – von vier zentralen Charakteristika geprägt, die ihre Dynamik und den Anpassungsdruck auf Organisationen bestimmen. Diese Eigenschaften beschreiben zunächst die Makroebene, auf der die Transformation als umfassender Wandel ganzer Branchen und Märkte stattfindet und die damit grundlegende Rahmenbedingungen für Organisationen schafft (Oswald & Krcmar, 2018, S. 6 ff.):

11 **Unausweichlichkeit:** Die digitale Transformation betrifft alle gesellschaftlichen und wirtschaftlichen Bereiche und ist eine Reaktion auf globale Entwicklungen wie den demografischen Wandel und die Urbanisierung. Der Bedarf an innovativen digitalen Lösungen wächst kontinuierlich, da sie oft die einzige Möglichkeit bieten, neue Herausforderungen effizient zu bewältigen. So zeigt sich etwa im Pflegesektor, dass angesichts des Fachkräftemangels digitale Assistenzsysteme vielfach als alternativlos gelten, um Betreuung und Versorgung aufrechtzuerhalten.

12 **Unumkehrbarkeit:** Digitale Technologien prägen langfristig die Erwartungen und Verhaltensweisen der Nutzer:innen. Die gewonnene Effizienz und Bequemlichkeit digitaler Angebote schaffen eine Abhängigkeit, die eine Rückkehr zu analogen Alternativen unwahrscheinlich macht. Smartphones, soziale Medien und digitale Plattformen sind fest in den Alltag integriert und unverzichtbar geworden. Beispielsweise erwarten Patient:innen nach Einführung einer Online-Terminvergabe oder Videosprechstunde diese Annehmlichkeiten und würden ungern zu rein analogen Verfahren zurückkehren.

13 **Geschwindigkeit:** Die digitale Transformation verläuft mit rasanter Geschwindigkeit, getrieben durch exponentielle Fortschritte in der Rechenleistung und Vernetzung. Dieser schnelle Wandel fordert von Unternehmen kontinuierliche Innovations- und Anpassungsfähigkeit, um in einem sich schnell verändernden Marktumfeld wettbewerbsfähig zu bleiben.

14 **Unsicherheit:** Die langfristigen Auswirkungen der Digitalisierung sind oft schwer absehbar, was die Transformation mit erheblicher Unsicherheit behaftet. Technologische Entwicklungen und deren Einflüsse auf Marktstrukturen und Geschäftsmodelle sind kaum vollständig vorhersagbar. Organisationen stehen daher

vor der Aufgabe, agile Strategien zu entwickeln, die diese Unsicherheiten berücksichtigen und gleichzeitig neue Chancen erschließen (Burkhalter, 2024, S. 2 f.).

15 Diese vier Charakteristika der Makroebene verdeutlichen die umfassende Umwälzung, die die Digitalisierung im wirtschaftlichen und gesellschaftlichen Umfeld verursacht und die Spielregeln ganzer Branchen und Märkte neu definiert. Die konkrete Umsetzung der digitalen Transformation findet jedoch auf der Mikroebene, innerhalb der einzelner Organisationen statt. Auf dieser Ebene wirken die Transformationsprozesse unmittelbar auf die internen Abläufe, Wertschöpfungsketten und Entscheidungsprozesse ein. Digitale Technologien ermöglichen hier die Automatisierung von Prozessen, datenbasierte Entscheidungsfindung und die gezielte Anpassung von Produkten und Dienstleistungen an Kundenbedürfnisse. Diese Veränderungen führen nicht nur zu einer Effizienzsteigerung und Flexibilisierung der internen Abläufe, sondern versetzen Organisationen auch in die Lage, schneller und präziser auf Kund:innenanforderungen zu reagieren. Diese Dynamik wird momentan durch rasante Entwicklungen im Bereich der KI verstärkt, deren Einführung in unterschiedlichste Bereiche bereits im vollen Gange ist und deren zukünftige Auswirkungen nur schwer abzuschätzen sind (Suleyman, 2024, S. 74 ff.). Dabei wird KI hier als technologische Innovation und somit als ein Teilbereich der digitalen Transformation verstanden (Kreidenweis, 2018, S. 13).

3 Chancen und Risiken der digitalen Transformation – Grundlage für eine reflektierte Gestaltung

16 Ein grundlegendes Verständnis der digitalen Transformation und ihrer Dynamiken ist eine zentrale Voraussetzung für zukunftsgerichtetes Handeln. Doch für eine zielgerichtete Gestaltung ist es ebenso wichtig, sich auch mit den damit verbundenen Chancen und Risiken differenziert auseinanderzusetzen. Die Chancen und Risiken der digitalen Transformation können dabei im klassischen Dreieck der Kinder- und Jugendhilfe (öffentlicher Träger – freier Träger – Familie/Klient:in) natürlich aus jeder Perspektive unterschiedlich erlebt und bewertet werden. Während beispielsweise öffentliche Träger (als Kostenträger) in digitalen Innovationen vor allem Effizienzgewinne, erweiterte Steuerungsmöglichkeiten und erhöhte Transparenz wahrnehmen, erkennen freie Träger (Dienstleister) hierin zusätzliche Potenziale zur Erweiterung und Flexibilisierung ihres Leistungsangebots. Familien und Klient:innen erhoffen sich einen erleichterten Zugang zu Unterstützung und eine stärkere Beteiligung durch digitale Kanäle, begegnen den neuen Technologien mitunter jedoch auch mit Bedenken hinsichtlich des Datenschutzes oder der Wahrung zwischenmenschlicher Aspekte. Diese differenzierten Wahrnehmungen gilt es bei der Gestaltung der Transformationsprozesse mitzudenken, um passgenaue Lösungen für alle Beteiligten zu entwickeln. Nur wer die Chancen und Risiken angemessen berücksichtigt und

reflektiert einbezieht, kann tragfähige Entscheidungen treffen und geeignete Handlungsstrategien entwickeln. Im folgenden Abschnitt werden daher die zentralen Chancen und Risiken der digitalen Transformation insbesondere in der Kinder- und Jugendhilfe dargestellt. Die hier aufgeführten Chancen und Risiken wurden in Interviews mit Führungskräften von Organisationen der Kinder- und Jugendhilfe erhoben und bewusst auf einer übergeordneten Ebene formuliert. Sie können daher sehr gut auf andere professionelle Handlungsfelder der sozialen Arbeit und des Gesundheitswesens übertragen werden.

Chancen der digitalen Transformation

17 **1. Neue Angebotsformen und innovative Dienstleistungen:** Digitalisierung eröffnet Möglichkeiten für innovative und niederschwellige Angebote, die auf die Lebensrealitäten junger Menschen abgestimmt sind. Online-Beratungen, virtuelle Gruppenangebote oder digitale Jugendzentren bieten Zugang zu Hilfsangeboten und schaffen flexible Plattformen für präventive und sozialintegrative Maßnahmen. Solche digitalen Angebote können vulnerable Zielgruppen ansprechen, die herkömmliche Hilfsformate weniger erreichen (Diakonie Württemberg, 2024, S. 8). Analog lassen sich digitale Innovationen auch in anderen Bereichen beobachten. So werden in der Pflege vermehrt virtuelle Betreuungsangebote erprobt (beispielsweise Video-Besuchsdienste für Senior:innen, um Isolation entgegenzuwirken), und im Gesundheitswesen ergänzen Online-Sprechstunden oder teletherapeutische Angebote die konventionellen Leistungen. Diese neuen Formate erleichtern den Zugang zu Unterstützung auch für Personengruppen, die durch traditionelle Angebote schwer erreichbar sind – etwa mobilitätseingeschränkte Ältere oder in ländlichen Regionen lebende Patient:innen.

18 **2. Effizienzsteigerung und Prozessoptimierung:** Durch Einführung digitaler Verwaltungsprozesse und Fallmanagementsysteme lassen sich Arbeitsabläufe optimieren. Die Automatisierung repetitiver Aufgaben entlastet Fachkräfte und ermöglicht es ihnen, sich auf die pädagogische Arbeit zu konzentrieren. Prozessoptimierung ist somit ein Mittel zur Effizienzsteigerung und ein Beitrag zur langfristigen Qualitätssicherung (Appelfeller & Feldmann, 2023, S. 41 f.).

19 **3. Strategische Wettbewerbsvorteile durch technologische Innovation:** In einem wettbewerbsorientierten Umfeld kann die konsequente Umsetzung einer Digitalstrategie Organisationen der Kinder- und Jugendhilfe dabei helfen, ihre Position zu stärken. Der Aufbau eines modernen, technologiegestützten Dienstleistungsportfolios macht Jugendämter und freie Träger nicht nur attraktiver für Adressat:innen, sondern auch für qualifizierte Fachkräfte. Dies unterstützt Organisationen dabei, sich als kompetente, zukunftsorientierte Dienstleister zu positionieren und ihre gesellschaftliche Relevanz zu sichern (Kreidenweis, 2020, S. 390 ff.). Solche strategischen Vorteile durch digitale Innovation zeigen sich auch jenseits der Jugendhilfe: Pflegeeinrichtungen, die etwa Telepflege-Services oder smarte Assistenztechnologien einsetzen, heben sich von Wettbewerbern ab

und werden von Pflegebedürftigen wie Angehörigen als modern und verlässlich wahrgenommen. Im Gesundheitswesen profilieren sich Kliniken mit ausgeprägter digitaler Infrastruktur – etwa mit patientenfreundlichen Apps für Terminmanagement oder KI-gestützter Diagnostik – als attraktive Arbeitgeber und fortschrittliche Versorger. Dies stärkt nicht nur das Vertrauen der Patient:innen, sondern hilft auch dabei, qualifiziertes Personal zu gewinnen und zu binden.

4. Anschlussfähigkeit an die digitale Lebenswelt der Adressat:innen: Die Nut- 20
zung digitaler Kanäle ermöglicht es, sich an den medial geprägten Alltag der Jugendlichen anzupassen (Wunder, 2021, S. 9). Digitale Kommunikation und Hilfsangebote senken die Hürden für eine Kontaktaufnahme und erleichtern es jungen Menschen, Jugendhilfeangebote zu nutzen (Beckmann et al., 2023, S. 12 ff.). Auch in anderen Bereichen ist die Anschlussfähigkeit an die digitale Lebenswelt der Nutzer:innen zentral. So profitieren beispielsweise Menschen mit Behinderungen von barrierefreien digitalen Kommunikationsmöglichkeiten wie Sprachausgabe-Apps oder Inhalten in einfacher Sprache, wodurch ihre Teilhabe an Beratungs- und Hilfsangeboten erleichtert wird.

5. Entlastungspotenziale und Beitrag zur Bewältigung des Fachkräftemangels: 21
Ein zentraler Beitrag der digitalen Transformation liegt in ihrer potenziellen Rolle bei der Bewältigung des zunehmenden Fachkräftemangels. Durch den gezielten Einsatz digitaler Werkzeuge – etwa zur Automatisierung von Verwaltungs- und Dokumentationsaufgaben, zur digitalen Fallführung oder zur effizienteren internen Kommunikation – lassen sich erhebliche Zeitgewinne erzielen. Diese ermöglichen es, Fachkräfte spürbar von repetitiven Routinetätigkeiten zu entlasten. Im Idealfall führt dies dazu, dass Fachkräfte mehr Zeit für die direkte pädagogische Arbeit mit Kindern, Jugendlichen und Familien aufbringen können – also für genau jene Aufgaben, die dem eigentlichen Selbstverständnis der Profession entsprechen und in denen ihr fachlicher Mehrwert besonders zum Tragen kommt.

Risiken und Herausforderungen der digitalen Transformation

1. Kontinuierlicher Bedarf an digitaler Kompetenzentwicklung: Die Einfüh- 22
rung digitaler Technologien erfordert es, digitale Kompetenzen bei den Fachkräften kontinuierlich zu entwickeln (Crummenerl & Seebode, 2016, S. 174 ff.). Die fehlende Erfahrung und Unsicherheit im Umgang mit digitalen Systemen und technischen Tools können Widerstände hervorrufen und die Akzeptanz der Digitalisierung mindern. Ohne strukturiertes Qualifizierungsangebot und Förderung digitaler Medienkompetenz können Fachkräfte die digitalen Werkzeuge oft nicht effektiv nutzen.

2. Datenschutz und Informationssicherheit: Digitalisierung sensibler personen- 23
bezogener Daten birgt erhebliche Risiken, insbesondere da Kinder und Jugendliche einer besonders schutzbedürftigen Gruppe angehören. Datenschutzrechtliche Anforderungen und die Notwendigkeit spezifischer Schutzmaßnahmen für digitale Datenströme sind entscheidend, um das Vertrauen der Adressaten und

ihrer Familien zu sichern. Ein Verstoß gegen diese Standards könnte das Ansehen der Kinder- und Jugendhilfe erheblich gefährden (Pudelko & Richter, 2020, S. 415 ff.). Ähnliche Datenschutzanforderungen gelten im Gesundheits- und Pflegebereich, wo Patient:innendaten unter strengen gesetzlichen Vorgaben verarbeitet werden müssen (z. B. Schweigepflicht, Gesundheitsdatenschutz nach DSGVO). Ein Vertrauensverlust wäre auch dort fatal: Werden persönliche Gesundheits- oder Pflegedaten unzureichend geschützt, kann dies das Vertrauensverhältnis zwischen Patient:in und Fachkraft massiv beeinträchtigen. Daher sind in allen sozialen Handlungsfeldern höchste Standards in IT-Sicherheit und Datenschutz einzuhalten, um das Ansehen und die Glaubwürdigkeit der Organisationen zu wahren.

24 **3. Ethische Herausforderungen im Einsatz von KI und Algorithmen:** Der Einsatz von KI und algorithmischen Systemen zur Risikoabschätzung oder Entscheidungsunterstützung im Kinderschutz wirft ethische Fragen auf, die besondere Bedeutung in der Kinder- und Jugendhilfe haben. Das Risiko algorithmischer Verzerrungen und die Gefahr einer automatisierten Entscheidungsfindung stehen in Konflikt mit den Grundsätzen der Sozialarbeit, die auf Empathie, Wertschätzung und situativer Betrachtung basieren. Eine unreflektierte Automatisierung könnte die professionelle Handlungskompetenz der Fachkräfte einschränken und zu Fehlinterpretationen führen (Bertsche & Como-Zipfel, 2023, S. 117 ff.).

25 **4. Gefahr der Dehumanisierung und der Verschlechterung fachlicher Arbeit:** Ein zentraler Kritikpunkt an der digitalen Transformation ist die Gefahr einer „Dehumanisierung" der sozialen Arbeit (Paulus & Grubenmann, 2020, S. 131 sowie Bäcker et al., 2021, S. 169). Die zunehmende Technologisierung könnte dazu führen, dass ökonomische Logiken wie Effizienz und Kontrolle das wertgeleitete, individuelle Arbeiten in der Kinder- und Jugendhilfe verdrängen. Dies weckt Ängste unter den Fachkräften, dass durch eine zu starke Standardisierung und Technologisierung die zwischenmenschliche, Empathie geleitete Arbeit zugunsten von Effizienzgewinnen eingeschränkt und die Qualität der sozialen Arbeit beeinträchtigt wird (Wunder, 2021, S. 10 f.). Diese Sorge vor einer Entmenschlichung teilt auch die Pflege und es gibt kontroverse Diskussionen darüber, ob der verstärkte Einsatz von Robotik und digitalen Kontrollsystemen die menschliche Zuwendung in der Betreuung verdrängen könnte. Deutlich wird: Die Qualität sozialer Dienstleistungen hängt wesentlich von persönlicher Nähe und Empathie ab – eine Dimension, die durch digitale Rationalisierung keinesfalls verloren gehen darf.

26 **5. Organisatorischer Wandel und Change-Management-Bedarf:** Die Einführung digitaler Prozesse verlangt weitreichende strukturelle und kulturelle Veränderungen. Diese Veränderungen können in den Organisationen der sozialen Arbeit und des Gesundheitswesens Unsicherheiten und Widerstände hervorrufen. Ein strukturiertes Change-Management ist erforderlich, um den digitalen Wandel

als Lernprozess zu gestalten, die Mitarbeitenden einzubinden und die Akzeptanz des digitalen Wandels zu fördern.

Um die digitale Transformation wirksam gestalten zu können, reicht ein allgemeines Verständnis zu ihrer Dynamik sowie den Chancen und Risiken allein nicht aus. Vielmehr ist es erforderlich, die daraus resultierenden Anforderungen für die Praxis der Kinder- und Jugendhilfe konkret zu durchdenken und zentrale Handlungsfelder systematisch herauszuarbeiten. Die im folgenden Abschnitt dargestellten Handlungsfelder basieren auf einer empirischen Untersuchung und beziehen sich exemplarisch auf die Kinder- und Jugendhilfe. Sie können jedoch auch Führungskräften in anderen Arbeitsfeldern wie etwa im Gesundheitswesen, in der Eingliederungshilfe oder in der Altenhilfe als Orientierung dafür dienen, die digitale Transformation in ihrem jeweiligen Verantwortungsbereich gezielt und strategisch anzugehen. 27

4 Ableitung der zentralen Handlungsfelder

Die Charakteristika der Kinder- und Jugendhilfe – geprägt von einem hohen ethischen Anspruch, einer wertorientierten Ausrichtung und der Relevanz zwischenmenschlicher Beziehungen – verlangen nach einem ganzheitlichen Ansatz, der technologischen Wandel mit pädagogischer Qualität und sozialem Verantwortungsbewusstsein vereint. Diese ganzheitliche Perspektive ist ebenso für andere Felder der sozialen Versorgung geboten. Auch im Gesundheitswesen, in der Eingliederungs- und Behindertenhilfe sowie in der Pflege müssen technologische Innovationen mit fachlicher Qualität und ethischer Verantwortung in Einklang gebracht werden. Vor diesem Hintergrund ist es eine zentrale Aufgabe der Führungskräfte in diesen Bereichen, die wichtigsten Handlungsfelder für solche Veränderungsprozesse frühzeitig zu erkennen und zu konkretisieren. Das ist grundsätzlich zwar nichts Neues, handelt es sich doch um eine klassische Managementaufgabe (Vogelbusch, 2018). Allerdings verfügen zahlreiche Träger der Sozialwirtschaft bis heute oft nicht über eine derart ausgeprägte Managementkultur (Faiß, 2018, S. 103 ff. sowie Stoll, 2013, S. 40 ff.). 28

Daher bietet es sich an, auf Ideen bewährter Managementmodelle wie das Konzept Integriertes Management der St. Gallener Schule (Bleicher & Abegglen, 2017) sowie das 7-S-Modell von McKinsey (Peters & Waterman,1982) oder auch anderer Standardwerke (Schreyögg & Koch, 2016 sowie Staehle, 1999) zurückzugreifen. Beide Modelle und die ergänzenden Werke fokussieren implizit oder explizit auf vier wesentliche Elemente einer Organisation – wie Strategie, Struktur/Prozesse, Kultur und Menschen/Führung – und betonen, dass diese miteinander verknüpft sind und sich gegenseitig bedingen. Diese vier Bereiche bieten eine erste Orientierung bei der Suche oder Herleitung relevanter Handlungsfelder für das Management der digitalen Transformation. 29

30 Auch in der Literatur zur digitalen Transformation im Bereich der sozialen Arbeit wird vielfach hervorgehoben, wie wichtig ein strategischer Ansatz zur Bewältigung der komplexen Herausforderungen durch den digitalen Wandel ist, was in folgendem Zitat deutlich wird: „Dabei ist zunächst im Rahmen der Entwicklung oder Fortschreibung einer Unternehmensstrategie zu klären, wohin sich die Organisation fachlich, organisatorisch und wirtschaftlich in den kommenden vier bis fünf Jahren entwickeln möchte und welche konkreten Ziele dabei verfolgt werden sollen. Erst auf dieser Basis kann eine sinnvolle Digitalisierungsstrategie entwickelt werden" (Kreidenweis, 2020, S. 398). Auch weitere Veröffentlichungen wie die Handreichung der Diakonie Württemberg zur Digitalisierung in der Kinder- und Jugendhilfe (Diakonie Württemberg, 2024, S. 14) und der Bericht des Deutschen Instituts für Jugendhilfe und Familienrecht e. V. zur Digitalisierung in der Kinder- und Jugendhilfe (Beckmann et al., 2023, S. 42 ff.) heben die Wichtigkeit einer Digitalisierungsstrategie hervor. In einem weiteren Bericht von JAdigital wird noch einmal unterstrichen, dass die Führungskräfte für die strategische Gestaltung verantwortlich sind: „Die digitale Transformation anzustoßen liegt in der Verantwortung der Führungskräfte einer Organisation. Es gilt zunächst die grundlegenden Rahmenbedingungen herzustellen, damit die Umsetzung vollzogen werden kann" (Enssen et al., 2023, S. 43 f.). Zusätzlich lässt sich aus dem SGB VIII ableiten, dass die Träger der Kinder- und Jugendhilfe zu einer strategischen Überarbeitung ihres Dienstleistungsportfolios angehalten sind. Die gesetzlichen Bestimmungen, wie etwa das Recht auf Teilhabe (§ 1 Abs. 3 Nr. 2 SGB VIII) oder die Anforderung, Angebote an den Interessen junger Menschen auszurichten (§ 11 SGB VIII), machen deutlich, dass Träger der Kinder- und Jugendhilfe verpflichtet sind, ihre Dienstleistungen an die Lebensrealitäten der jungen Menschen anzupassen. In einer zunehmend digitalen Gesellschaft bedeutet dies, innovative und digitale Lösungen zu entwickeln, die sowohl die Teilhabe als auch die Selbstbestimmung und den Schutz junger Menschen fördern. Die Notwendigkeit einer innovativen Portfolioentwicklung betont das folgende Zitat (Kopf & Schmolze-Krahn, 2018, S. 99): „Können wir unsere bestehenden Dienstleistungen durch digitale Prozess-Elemente verbessern – zur Vereinfachung für Mitarbeitende und zum Nutzen der Kunden? Und können wir gegebenenfalls daraus abgeleitete, ganz neue digitale Dienstleistungen anbieten?" Die Wichtigkeit eines strategischen Handlungsfeldes wird zudem auch in der McKinsey-Veröffentlichung „Rewired" betont, die eine klar definierte Transformationsroadmap als unverzichtbares Element für den Erfolg digitaler Transformationen beschreibt. McKinsey stellt fest: „When evaluating stalled digital and AI transformations, we find that many of the issues can be traced back to insufficient planning and alignment. Misunderstanding among leadership at the strategic planning stage will invariably lead to muddled execution in your digital and AI transformation" (Lamarre et al., 2023, S. 15). Somit erscheint eine klare strategische Planung als unerlässlich, um die digitale Transformation erfolgreich und nachhaltig umzusetzen. Daher wird **„Strategische**

Ausrichtung und innovative Portfolioentwicklung“ als eines der zentralen Handlungsfelder der digitalen Transformation verstanden.

31 Die Bedeutung effizienter Prozesse für den Erfolg von Organisationen ist unbestritten und die Notwendigkeit von Prozessoptimierung in der Kinder- und Jugendhilfe wird oft hervorgehoben (Diakonie Württemberg, 2024, S. 15). Allerdings bestehen nach wie vor erhebliche Herausforderungen, da sozialwirtschaftliche Organisationen stark von Traditionsbindung, Kontinuität und Verlässlichkeit geprägt sind und Innovationen auf der Prozessebene oft vernachlässigt wurden (Kopf & Schmolze-Krahn, 2018, S. 81). Während auf fachlicher Ebene Verbesserungen erreicht werden, scheint der Einsatz moderner technologischer Werkzeuge zur Optimierung organisationaler Strukturen und Prozesse weniger erfolgreich zu sein. Längsschnittanalysen des IT-Reports für die Sozialwirtschaft verdeutlichen diese Problematik eindrücklich. Obwohl Führungskräfte vielfach das Ziel formulieren, Arbeitsabläufe durch IT effizienter zu gestalten und die fachliche Qualität zu verbessern, zeigt sich eine Diskrepanz zwischen diesen Zielsetzungen und der tatsächlichen Umsetzung (Kreidenweis & Wolff, 2018, S. 20). Besonders drastisch ist die Diskrepanz bei der Nutzung klassischer IT-Systeme in zentralen Bereichen der Sozialen Arbeit, wie der Klient:innenverwaltung, der Leistungsabrechnung und dem Controlling oder der Planung und Dokumentation von Hilfen. Trotz eines um 50 % gestiegenen Mitteleinsatzes für IT konnten viele Organisationen die Potenziale in diesen Bereichen nicht ausreichend nutzen (Kreidenweis & Wolff, 2016, S. 19). Diese Umsetzungsschwäche in Hinblick auf die Modernisierung von Prozessen findet sich genauso in anderen Bereichen: Viele Krankenhäuser und Pflegeeinrichtungen arbeiten trotz verfügbarer Technik noch mit papierbasierten Verfahren. So ist etwa die digitale Patientenakte mancherorts lange geplant, aber aufgrund der Vorliebe für gewohnte Abläufe bislang zögerlich umgesetzt worden. Die Integration digitaler Tools in zentrale Prozesse bietet also enormes Potenzial, um Effizienz zu steigern und Ressourcen für die pädagogische Arbeit freizusetzen. Hierzu müssen die bestehenden Prozesse zunächst analysiert und optimiert werden, bevor digitale Anwendungen gezielt eingeführt werden können. Nur so lässt sich sicherstellen, dass Technologie als Werkzeug zur Unterstützung der Organisation und ihrer Fachkräfte und nicht als isoliertes Artefakt ohne strategische Einbindung wirkt. Das Thema **„Prozessoptimierung und Einbindung digitaler Anwendungen/ Tools“** stellt somit ein zentrales Handlungsfeld der digitalen Transformation dar.

32 Ein weiteres großes Handlungsfeld liegt im Bereich der Personal- und Organisationsentwicklung. So wird im Kontext der Digitalisierung in der Kinder- und Jugendhilfe auf einen notwendigen kulturellen Wandel verwiesen (Enssen et al., 2023, S. 43 ff.) und die Bedeutung einer förderlichen Kultur zur Umsetzung, einer Lernkultur und des Aufbaus zukunftsrelevanter Kompetenzen betont (Diakonie Württemberg, 2024, S. 11 ff.). Besonders im Bereich der Kompetenzentwicklung zeigt sich ein dringender Handlungsbedarf. Eine Untersuchung von Kopf.consulting (2016) ergab, dass mehr als die Hälfte (53 %) der Leitungskräfte glaubt, ihre Leistungsangebote könnten

durch digitale Elemente ergänzt oder optimiert werden. Gleichzeitig schätzen jedoch nur 11 % der Befragten, dass ihre Organisation über die dafür notwendigen Kompetenzen verfügt (Kopf.consulting, 2016, S. 5). Diese Diskrepanz verdeutlicht, wie dringend es ist, gezielte Strategien zur Entwicklung digitaler Fähigkeiten zu etablieren. Im Kontext digitaler Transformationen ist der Aufbau von Kompetenzen und Talenten entscheidend, um die Umsetzung der Digitalisierungsstrategie zu ermöglichen. McKinsey beschreibt in ihrer Veröffentlichung „Rewired“ digitale Transformationen als „[...] first and foremost people and talent transformations“ (Lamarre et al., 2023, S. 69). Es ist daher wichtig, frühzeitig ein strategisches Talentmanagement zu entwickeln, das den aktuellen und zukünftigen Kompetenzbedarf der Organisation identifiziert, die vorhandenen Fähigkeiten bewertet und Maßnahmen zur Schließung von Kompetenzlücken erarbeitet. Darüber hinaus wird der Aufbau einer lernenden Organisationskultur immer wichtiger. Diese umfasst nicht nur die Förderung von individuellen Weiterbildungsmaßnahmen, sondern auch die Etablierung von Strukturen für Wissensmanagement und abteilungsübergreifenden Austausch. Eine solche Lernkultur ermöglicht es Organisationen, flexibel auf Veränderungen zu reagieren und innovative Lösungen zu entwickeln (Diakonie Württemberg, 2024, S. 11 ff.). Um den Herausforderungen der digitalen Transformation gerecht zu werden, müssen Träger der Kinder- und Jugendhilfe gezielt auf den Ausbau digitaler Kompetenzen, die Einführung eines effektiven Wissensmanagements und die Entwicklung einer innovationsfördernden und dem Wandel positiv gestimmten Organisationskultur setzen. Daraus wird deutlich, dass das Handlungsfeld **„Kompetenzen, Wissensmanagement und Organisationskultur“** ein weiteres zentrales Element in der digitalen Transformation darstellt.

33 Die digitale Transformation ist weit mehr als die Einführung neuer Technologien – sie stellt einen umfassenden Change-Management-Prozess dar, der tiefgreifende Veränderungen auf allen Ebenen der Organisation erfordert (Diakonie Württemberg, 2024, S. 13 ff.). Change-Management bildet als Querschnittsthema die methodische Basis für die erfolgreiche Umsetzung aller anderen Handlungsfelder, indem es dabei hilft, die Mitarbeitenden einzubinden und Ängste sowie Widerstände proaktiv adressiert. Die digitale Transformation verlangt nicht nur die Einführung neuer Prozesse und Tools, sondern insbesondere auch die Akzeptanz und aktive Mitgestaltung der Mitarbeitenden. Dabei gilt es, nicht nur bestehende Arbeitsweisen zu verändern, sondern auch das kreative Potenzial der Mitarbeitenden zu fördern und ihre aktive Mitwirkung zu stärken. „Sinnvolle Partizipation ist nicht einfach eine Frage des Führungsstils, sondern sehr wesentlich eine Frage der Organisation“ (Doppler & Lauterburg, 2002, S. 155). Durch gezielte Change-Management-Maßnahmen kann ein Kulturwandel gefördert werden, der eine transformative und lernbereite Organisation schafft. Eine solche Kultur zeichnet sich dadurch aus, dass Mitarbeitende auf allen Ebenen ermutigt werden, proaktiv schrittweise Verbesserungen einzubringen. Dieses iterative Vorgehen fördert nicht nur die Agilität der Organisation, sondern stellt auch sicher, dass die Transformation nicht ausschließlich top-down gesteuert wird, sondern von den Mitarbeitenden aktiv mitgetragen

wird (Scheller, 2017, S. 45 ff.). Dieser partizipative Ansatz erhöht die Wahrscheinlichkeit, dass Veränderungen langfristig in der Organisation verankert werden (Nerdinger et al. 2019, S. 199). Ein solches Vorgehen kann als eine „Top-down-getriebene Bottom-up-Transformation" bezeichnet werden, da die Leitungsebene eine klare Zielrichtung definiert und grundlegende Handlungsfelder identifiziert, für die konkrete Umsetzung der Transformation aber auch stark auf das Potenzial der Mitarbeitenden setzt und versucht, dieses durch einen begleitenden Change-Management-Prozess optimal zu fördern (Kreidenweis, 2020, S. 398 f.). Für die Kinder- und Jugendhilfe ist ein solcher integrativer Ansatz besonders geeignet, da er nicht nur strategische und strukturelle, sondern vor allem auch kulturelle und menschliche Dimensionen der Organisation berücksichtigt. Daraus wird deutlich, dass **„Change-Management und Führung als Treiber der Transformation"** ein übergreifendes Handlungsfeld darstellen, das nicht nur eigenständig neben den anderen besteht, sondern auch als Querschnittsthema die Grundlage für den Erfolg aller anderen Handlungsfelder der digitalen Transformation bildet.

Aus der Herleitung ergeben sich somit **vier zentrale Handlungsfelder** als Grund- 34
lage für eine nachhaltige und erfolgreiche Transformation:

1. Strategische Ausrichtung und innovative Portfolioentwicklung
2. Prozessoptimierung und Einbindung digitaler Anwendungen/Tools
3. Kompetenzen, Wissensmanagement und Organisationskultur
4. Change-Management und Führung als Treiber der Transformation

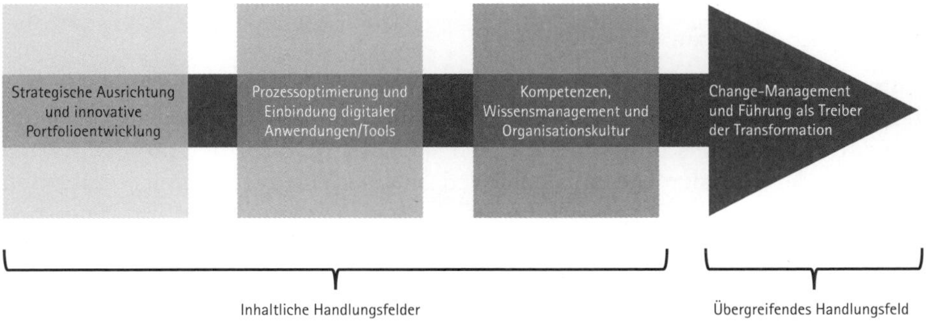

Abb. 1: Handlungsfelder

Quelle: Eigene Darstellung.

5 Vom Verstehen zum Gestalten – ein Appell für entschlossenes Handeln in der digitalen Transformation

In den vorangegangenen Ausführungen wurde deutlich, dass eine zentrale Ur- 35
sache für die bislang zögerliche Auseinandersetzung mit digitaler Transformation in den Organisationen der sozialen Arbeit und des Gesundheitswesens in einer

verbreiteten Unsicherheit darüber liegt, was genau sich hinter dem Begriff verbirgt, welche Chancen damit verbunden sind und vor allem, welche Handlungsfelder es konkret zu gestalten gilt. Die hier dargestellten Ausführungen zur digitalen Transformation und den konkreten Handlungsfeldern sollen dazu beitragen, genau diese Lücke zu schließen und eine klarere Orientierung zu ermöglichen.

36 Doch nur das Wissen allein darüber genügt nicht. Die eigentliche Herausforderung besteht darin, das gewonnene Verständnis in konkretes Handeln zu überführen. Gerade unter den Bedingungen digitaler Transformation – mit ihrer Unausweichlichkeit, Geschwindigkeit und inhärenten Unsicherheit – ist es wenig zielführend, alles perfekt planen zu wollen, denn dies kann leicht dazu verleiten, alles zu sehr zu durchdenken und letzlich nicht ins Tun zu kommen. Es braucht hier vielmehr ein agiles, pragmatisches und reflektiertes Vorgehen, das von der Bereitschaft zum Ausprobieren und Lernen getragen wird. Anstatt lange auf den vermeintlich idealen Moment zu warten, gilt es, iterativ mit konkreten Use Cases zu starten: kleine, überschaubare Projekte, die unmittelbar Mehrwert in der Praxis stiften, aus denen gelernt werden kann – und die sich Schritt für Schritt weiterentwickeln lassen. Ein anschauliches Beispiel wäre, in einem Seniorenzentrum zunächst auf einer einzelnen Station eine digitale Pflegedokumentation pilotartig einzuführen und daraus zu lernen, bevor der Roll-out in der gesamten Einrichtung erfolgt. Genauso könnten Jugendhilfeträger mit einer Online-Beratungsplattform in einem Teilbereich starten, um praktische Erkenntnisse zu gewinnen. Solche Use Cases liefern unmittelbar greifbare Verbesserungen und Lerngelegenheiten, die schrittweise ausgebaut werden können.

37 Eine solche Herangehensweise, die auf vorhandene Stärken und kreative Potenziale der Mitarbeitenden setzt, entspricht nicht nur den Prinzipien agiler Organisationsentwicklung – sie ist auch tief verankert in der professionellen Haltung der Sozialen Arbeit. Gerade das Case Management, das in vielen Arbeitsfeldern als strukturgebendes Modell etabliert ist, basiert auf einer ressourcenorientierten Grundhaltung: Statt Defizite in den Vordergrund zu stellen, wird auf Stärken, Fähigkeiten und Gestaltungsmöglichkeiten geschaut. Diese Haltung lässt sich unmittelbar auf den organisatorischen Umgang mit digitalen Veränderungen übertragen. Es ist daher entscheidend, die digitale Transformation ressourcenorientiert anzugehen – mit Vertrauen in die Lernfähigkeit der Organisation, in die Kompetenzen der Mitarbeitenden und in das gemeinsame Potenzial zur Veränderung. Ein solches Vorgehen erhöht die Wahrscheinlichkeit, dass Veränderungen tatsächlich praxisnah und nachhaltig umgesetzt werden und im besten Fall sogar mit Gestaltungsfreude vorangetrieben werden. Denn wer sich als aktiver Mitgestalter seines Arbeitsumfelds erlebt, kann Veränderungen deutlich einfacher akzeptieren und ist motivierter, sie mitzugestalten und voranzutreiben.

Ganz im Sinne einer lernenden Organisation sollte daher das handlungsleitende 38
Motto lauten:
Mutig loslegen, Neues ausprobieren, aus jedem Schritt lernen – und sich dadurch kontinuierlich zu verbessern.

Literatur

Appelfeller, W. & Feldmann, C. (2023). *Die digitale Transformation des Unternehmens: Systematischer Leitfaden mit zehn Elementen zur Strukturierung und Reifegradmessung.* Springer Gabler.

Bäcker, E. M., Grottke, M. & König, A. (2021). Chancen digitaler Technologien für die Sozialen Arbeit? Überlegungen zu Social Entrepreneurship unter Einsatz von digitalen Lerntechnologien, virtuellem Kontext, New Work und Selbstkontrollmechanismen. In M. Wunder (Hrsg.), *Digitalisierung und Soziale Arbeit: Transformation und Herausforderungen* (S. 157–171). Verlag Julius Klinkhard.

Beckmann, J., Binder, H. & Lohse, K. (2023). *Digitalisierung in der Kinder- und Jugendhilfe Grundprinzipien, Leistungen, Schutzauftrag und strukturelle Bedingungen vor dem Hintergrund zunehmend digitaler Lebenswelten von Kindern und Jugendlichen.* Deutsches Institut für Jugendhilfe und Familienrecht e. V. Forum für Fachfragen. https://dijuf.de/fileadmin/user_upload/JAdigital_Rechtsgutachten.pdf (Zugriff 27.03.2025).

Bertsche, O. & Como-Zipfel, F. (2023). *Digitalisierung: Herausforderungen und Handlungsansätze für die Soziale Arbeit.* Kohlhammer.

Bleicher, K. & Abegglen, M. (2017). *Das Konzept Integriertes Management: Visionen – Missionen – Programme* (10. Aufl.). Campus Verlag.

Burkhalter, M. (2024). *Agilität in Organisationen der Sozialen Arbeit. Eine qualitative Untersuchung.* Springer.

Crummenerl, C. & Seebode, R. O. (2016). Das Geheimnis erfolgreicher digitaler Transformationen – Warum Führung, Befähigung und Kultur den Unterschied machen. In Petry, T. (Hrsg.), *Digital Leadership: Erfolgreiches Führen in Zeiten der Digital Economy* (S. 151–186). Haufe.

Diakonie Württemberg (2024). *Digitalisierung in der Kinder- und Jugendhilfe: Herausforderungen und Chancen für Organisationsentwicklung und Pädagogik.* https://www.diakonie-wuerttemberg.de/fileadmin/Diakonie_Website/Abteilungen/Kinder_Jugend_Familie/DABe_I/handreichung-diakonie-druck_251122.pdf (Zugriff 28.03.2025).

Doppler, K. & Lauterburg, C. (2002). *Change Management – Den Unternehmenswandel gestalten.* Campus Verlag.

Enssen, S., Nieding, I. & Stöbe-Blossey, S. (2023). *Digitalisierung und Teilhabe: Chancen und Risiken in der Kinder- und Jugendhilfe.* JAdigital Digitalisierung in der Kinder- und Jugendhilfe konzeptionell gestalten. Institut für Sozialpädagogische Forschung Mainz gGmbH. https://www.digitalejugendhilfe.de/fileadmin/uploads/user_upload/Publikationen/Webseite_Digitalisierung_Teilhabe_Enssen_Nieding_Stoebe-Blossey.pdf (Zugriff 03.04.2025).

Faiß, P. (2018). Digitalisierungsstrategien für Verbände und Komplexträger entwickeln. In H. Kreidenweis (Hrsg.), *Digitaler Wandel in der Sozialwirtschaft: Grundlagen – Strategien – Praxis* (S. 103–118). Nomos.

Kopf.consulting (2016). *Digitale Transformation von Non-Profits - wie „digital fit" ist der Dritte Sektor? Eine Blitzlicht-Umfrage der kopf.consulting unter Non-Profit Entscheidern.* https://www.kopf.consulting/ (Zugriff 13.03.2025).

Kopf, H. & Schmolze-Krahn, R. (2018). Zwischen Tradition und Digitalisierung - Unternehmenskulturen sozialer Organisationen im Wandel. In H. Kreidenweis (Hrsg.), *Digitaler Wandel in der Sozialwirtschaft: Grundlagen – Strategien – Praxis* (S. 81–102). Nomos.

Kreidenweis, H. & Wolff, D. (2016). *IT-Report für die Sozialwirtschaft 2016.* Katholische Universität Eichstätt-Ingolstadt.

Kreidenweis, H. & Wolff, D. (2018). *IT-Report für die Sozialwirtschaft 2018.* Katholische Universität Eichstätt-Ingolstadt.

Kreidenweis, H. (2018). Sozialwirtschaft im digitalen Wandel. In H. Kreidenweis (Hrsg.), *Digitaler Wandel in der Sozialwirtschaft: Grundlagen - Strategien - Praxis* (S. 11–26). Nomos.

Kreidenweis, H. (Hrsg.) (2018). *Digitaler Wandel in der Sozialwirtschaft: Grundlagen - Strategien - Praxis.* Nomos.

Kreidenweis, H. (2020). Digitalisierung der Sozialwirtschaft – Herausforderungen für das Management sozialer Organisationen. In N. Kutscher, T. Ley, U. Seelmeyer, F. Siller, A. Tillmann & I. Zorn (Hrsg.), *Handbuch Soziale Arbeit und Digitalisierung* (S. 390–401). Beltz Juventa.

Lamarre, E., Smaje, K. & Zemmel, R. (2023). *Rewired: The McKinsey Guide to Outcompeting in the Age of Digital and AI.* Wiley.

Macsenaere, M. (2025). Grundlagen Künstlicher Intelligenz (KI) in der Kinder- und Jugendhilfe. In M. Macsenaere (Hrsg.), *Künstliche Intelligenz in der Kinder- und Jugendhilfe* (S. 11–48). Ernst Reinhardt Verlag.

Macsenaere, M. (Hrsg.) (2025). *Künstliche Intelligenz in der Kinder- und Jugendhilfe.* Ernst Reinhardt Verlag.

Nerdinger, F. W., Blickle, G. & Schaper, N. (2019). *Arbeits- und Organisationspsychologie.* Springer.

Oswald, G. & Krcmar, H. (2018). *Digitale Transformation: Fallbeispiele und Branchenanalysen.* Springer Gabler.

Paulus, S. & Grubenmann, B. (2020): *Soziale Frage 4.0.* Verlag Barbara Budrich.

Peters, T. J. & Waterman, R. H. (1982). *In Search of Excellence: Lessons from America's Best-Run Companies.* Harper & Row.

Petry, T. (2016). Digital Leadership – Unternehmens- und Personalführung in der Digital Economy. In T. Petry (Hrsg.), *Digital Leadership: Erfolgreiches Führen in Zeiten der Digital Economy* (S. 21–82). Haufe.

Petry, T. (Hrsg.) (2016). *Digital Leadership: Erfolgreiches Führen in Zeiten der Digital Economy.* Haufe.

Pudelko, T. & Richter, C. (2020). Informationelle Selbstbestimmung, Datenschutz und der institutionelle Auftrag der sozialen Arbeit in Zeiten der Digitalisierung. In N. Kutscher, T. Ley, U. Seelmeyer, F. Siller, A. Tillmann & I. Zorn (Hrsg.), *Handbuch Soziale Arbeit und Digitalisierung* (S. 414–426). Beltz Juventa.

Scheller, T. (2017). *Auf dem Weg zur agilen Organisation. Wie Sie Ihr Unternehmen dynamischer, flexibler und leistungsfähiger gestalten.* Verlag Franz Vahlen.

Schönbohm, R. (2016). Enterprise 2.0 als Baustein der Digitalen Transformation – Aufgaben, Barrieren und Erfolgsfaktoren in großen Unternehmen. In Petry, T. (Hrsg.), *Digital Leadership: Erfolgreiches Führen in Zeiten der Digital Economy* (S. 293–324). Haufe.

Schreyögg, G. & Koch, J. (2016). *Grundlagen der Organisation: Basiswissen für Studium und Praxis* (2. Aufl.). Springer Gabler.

Staehle, W. H. (1999). *Management: Eine verhaltenswissenschaftliche Perspektive* (8. Aufl.). Verlag Vahlen.

Stoll, B. (2013). *Balanced Score Card für Soziale Organisationen. Qualität und Management durch strategische Steuerung.* Walhalla Fachverlag.

Suleyman, M. (2024). *The Coming Wave. Künstliche Intelligenz, Macht und das größte Dilemma des 21. Jahrhunderts.* Beck.

Timm, G. (2017). *smart welfare – Chancen und Herausforderungen für die Wohlfahrtspflege.* https://www.bagfw.de/fileadmin/user_upload/2017_SozialraumDigital/Doku/Timm_Vortrag.pdf (Zugriff 19.03.2025).

Vogelbusch, F. (2018). *Management von Sozialunternehmen: Eine Einführung in die Allgemeine Betriebswirtschaftslehre mit Abbildungen und Praxisbeispielen.* Vahlen.

Wunder, M. (2021). Einleitung in den Band. In M. Wunder (Hrsg.), *Digitalisierung und Soziale Arbeit: Transformation und Herausforderungen* (S. 9–13). Verlag Julius Klinkhard.

Beitrag 5

Strategische Positionierung und Portfolioentwicklung im digitalen Wandel

Mats Lehnhoff

Abstract: Der Beitrag zeigt auf, wie die strategische Ausrichtung und digitale Weiterentwicklung des Dienstleistungsportfolios in Organisationen der Sozialen Arbeit und des Gesundheitswesens konkret gestaltet werden können. Er verdeutlicht, wie eine Digitalisierungsstrategie unter Berücksichtigung der Gesamtstrategie, der digitalen Ausgangslage (Reifegrad der Organisation) und branchenspezifischer Besonderheiten systematisch entwickelt werden kann. Zudem werden konkrete Ansätze zur Weiterentwicklung des Portfolios sowie zur Operationalisierung strategischer Ziele dargestellt. Ziel ist es, Führungskräften durch die Darstellung eines methodischen Orientierungsrahmens Impulse für eine zielgerichtete, praxisnahe und nachhaltige Umsetzung digitaler Transformation zu bieten.

1 Strategisches Handeln als Schlüssel für eine wirksame digitale Transformation

1 Im Rahmen der digitalen Transformation der sozialen Arbeit und des Gesundheitswesens wird die strategische Ausrichtung des gesamten Handelns von Organisationen wichtiger denn je: „Träger und Einrichtungen der Sozialwirtschaft, die sich aktiv mit ihrem Leistungsportfolio, dem Wettbewerb, ihrer Produktionskette, den Geschäftsprozessen und dem IT-Einsatz auseinandersetzen, haben bessere Handlungsoptionen zur Reaktion auf externe Entwicklungen und bei der Nutzung ihrer internen Potenziale“ (Faiß, 2018, S. 103).

2 Um Chancen der digitalen Transformation zu nutzen und langfristige Erfolgspotenziale zu schaffen, sollte die Strategieformulierung und -umsetzung auf einer systematischen Planung basieren. Zwar können intuitive Ansätze, die auf den impliziten Erfahrungen der Entscheidungsträger beruhen, durchaus erfolgreich sein, dennoch wird eine unterstützende Anwendung systematischer Kriterien und Techniken im Rahmen einer rationalen Gestaltungsperspektive als besonders zielführend angesehen (Johnson et al., 2018, S. 484). In der Sozialwirtschaft und im Gesundheitswesen zeigt sich ein sehr heterogenes Bild hinsichtlich eines systematischen strategischen Vorgehens und der Nutzung klassischer Strategieentwicklungsansätze: „Einerseits sind Träger mit formulierten Entwicklungszielen zu Leistungsangeboten […] und effizienter unternehmerischer Steuerung zu finden. Dem stehen Träger mit eher zufällig wirkenden Unternehmensübernahmen, heterogenen Leistungsangeboten, Defiziten in Personaleinsatz und -führung, intransparenter wirtschaftlicher Lage und weiteren Herausforderungen gegenüber“ (Faiß, 2018, S. 104). Fehlt es an einer expliziten Unternehmensstrategie, so ist ein systematisches Erkennen von Verbesserungspotenzialen und Marktchancen im Rahmen der digitalen Transformation häufig nicht möglich, da es an einem klaren Verständnis für Marktanforderungen, interne Ressourcen und strategische Prioritäten mangelt.

3 Vor diesem Hintergrund liegt der Fokus in diesem Kapitel auf der strategischen Dimension der digitalen Transformation in der Kinder- und Jugendhilfe. Die hier skizzierte Vorgehensweise basiert auf einem praxisbezogenen Ansatz für Strategie-

entwicklungsprozesse und wurde u. a. für die Weiterentwicklung der Strategie eines freien Trägers im Kontext der digitalen Transformation entwickelt und erprobt. Auch wenn die konzeptionellen Grundlagen und Ideen zunächst in diesem Feld zur Anwendung kamen, lassen sie sich gut auf angrenzende Bereiche des Gesundheits- und Sozialwesens übertragen. Gleichwohl werden im Folgenden auch die spezifischen Strukturen und Herausforderungen der Kinder- und Jugendhilfe explizit berücksichtigt, da sie als exemplarisches Praxisbeispiel wertvolle Einblicke in die systemische Komplexität sozialer Versorgung bieten – ganz im Sinne eines Care und Case Management-Verständnisses, das immer auch eine systemische Ebene mit in den Blick nimmt (weshalb im Bereich der Kinder- und Jugendhilfe eben auch freie und öffentliche Träger gleichermaßen berücksichtigt werden müssen). Viele der hier aufgegriffenen Modelle und methodischen Zugänge entstammen dem klassischen strategischen Management und der Betriebswirtschaftslehre, können jedoch unter Berücksichtigung gemeinwohlorientierter Zielsetzungen, professioneller Haltungen und sozialethischer Verantwortung sehr gut auf Organisationen des Gesundheits- und Sozialwesens übertragen werden und zu einer weiteren Professionalisierung beitragen.

Im Folgenden wird zunächst die Notwendigkeit dargestellt, die Gesamtstrategie 4
der Organisationen und ihre digitale Ausgangssituation zu analysieren, um die Entwicklung einer fundierten Transformationsstrategie zu ermöglichen. Darauf aufbauend erfolgt eine systematische Auseinandersetzung mit den digitalen Weiterentwicklungsmöglichkeiten des sozialen Dienstleistungsportfolios, um die Angebote der Träger an die Bedürfnisse der Zielgruppen und die Anforderungen digitaler Lebenswelten anzupassen. Abschließend wird die methodische Umsetzungsplanung und strategische Steuerung betrachtet, um die Transformation sowohl zielgerichtet als auch nachhaltig in die Praxis zu überführen.

2 Analyse der Gesamtstrategie und der digitalen Ausgangssituation als Voraussetzung einer Transformationsstrategie

Neben der zentralen Bedeutung eines strategischen und systematischen Vor- 5
gehens wird betont, dass die Gestaltung des digitalen Wandels im Kontext der **Gesamtstrategie** stattfinden muss, um nachhaltig erfolgreich zu sein. Eine isolierte Digitalisierungsstrategie greift daher zu kurz (Faiß, 2018, S. 104). Vielmehr sollte eine Strategieentwicklung und -fortschreibung das Gesamtunternehmen einbeziehen und sich nicht auf rein technische oder IT-bezogene Themen fokussieren. Die Einbettung der digitalen Transformation in die Gesamtstrategie ist essenziell, da die klassischen Träger der Sozialwirtschaft vor der Herausforderung stehen, ihr etabliertes Geschäft zu sichern und gleichzeitig auf neue Marktanforderungen zu reagieren (Faiß, 2018, S. 104). Nur durch eine ganzheitliche strategische Betrachtung können sie sowohl ihr bestehendes Kern-

geschäft zukunftsfähig gestalten als auch innovative Leistungsangebote und Marktzugänge entwickeln und dadurch ihre Wettbewerbsposition nachhaltig absichern und ausbauen.

6 Eine ganzheitliche strategische Betrachtung lässt sich durch Verknüpfung einer Outside-in-Perspektive, die externe Marktanforderungen systematisch identifiziert, mit einer Inside-out-Perspektive, welche die internen Ressourcen, Stärken und Kernkompetenzen der Organisation analysiert, wirkungsvoll sicherstellen (Reisinger et al., 2017, S. 24 f.). Dabei liegt der Fokus in dieser Arbeit nicht auf der detaillierten Anwendung einzelner Modelle dieser Ansätze, sondern darauf, ihre Bedeutung für die erfolgreiche Gestaltung einer Gesamtstrategie zu verdeutlichen. Das im Folgenden skizzierte Vorgehen kann dabei eine wesentliche Unterstützung bieten und entscheidend zur erfolgreichen Gestaltung einer Gesamtstrategie beitragen – insbesondere, wenn stets Digitalisierungspotenziale und der strategische Einsatz von Künstlicher Intelligenz mitgedacht wird.

7 Ein zentraler Ausgangspunkt für die strategische Ausrichtung eines Unternehmens im Rahmen der digitalen Transformation ist die umfassende Analyse des Umfelds, in dem es agiert. Hierbei wird zwischen dem **Makroumfeld**, das durch politische, ökonomische, soziale, technologische, rechtliche und ökologische Faktoren (**PESTLE-Analyse**) geprägt ist (Hungenberg, 2014, S. 90 ff.; Reisinger et al., 2017, S. 58 f. oder Johnson et al. 2018, S. 64 ff.), und dem **Mikroumfeld**, das den unmittelbaren Wettbewerb sowie branchenspezifische Akteure umfasst, unterschieden. **Porters Five-Forces-Modell** bietet einen bewährten Rahmen, um zu verstehen, welche Kräfte die Wettbewerbsintensität in einer Branche beeinflussen (Reisinger et al., 2017, S. 60 f. oder Nagel & Wimmer, 2009, S. 136 ff.). Aus der Perspektive freier Träger sollten anstelle der typischen „Abnehmer" explizit die Klient:innen sowie die Jugendämter/öffentlichen Träger in den Fokus rücken, da diese die Hauptakteur:innen auf der Nachfrageseite darstellen. Zudem erscheint es geboten, statt der klassischen „Lieferanten" die Mitarbeitenden zu analysieren, da diese als zentrale Ressource für die Qualität und Nachhaltigkeit der Leistungen in der Kinder- und Jugendhilfe gelten. Für öffentliche Träger ergibt sich eine vergleichbare Anpassung: Auch hier sollten die Klient:innen und Mitarbeitenden als zentrale Einflussfaktoren betrachtet werden. Zusätzlich sollten die freien Träger ähnlich wie aus einer klassischen Lieferantenperspektive heraus analysiert werden, da diese Organisationen als operative Partner und Dienstleistungserbringer agieren. Gleichzeitig ist eine detaillierte interne Analyse unverzichtbar. Eine erfolgreiche strategische Ausrichtung erfordert ein tiefes Verständnis für die Stärken und Schwächen der eigenen Organisation. Im Fokus stehen die vorhandenen Ressourcen und Kompetenzen, besonders die sogenannten **Kernkompetenzen** – jene einzigartigen Fähigkeiten, die es der Organisation ermöglichen, sich von Mitbewerbern abzuheben und langfristig Wettbewerbsvorteile zu sichern (Müller-Stewens & Lechner, 2011, S. 637 oder Reisinger et al., 2017, S. 100 f.). Eine systematische **Stärken-Schwächen-Analyse** schafft die Grundlage, um zu verste-

hen, wo ein Unternehmen bereits gut aufgestellt ist und in welchen Bereichen es noch Verbesserungspotenzial gibt (Kortendieck, 2017, S. 87).

Eine weitere Perspektive liefert die **Stakeholder-Analyse**. Dieses Instrument hilft dabei, relevante Akteur:innen – sowohl innerhalb der Organisation als auch im externen Umfeld – zu identifizieren und ihre Interessen sowie möglichen Einfluss auf die digitale Transformation zu berücksichtigen (Kerth et al., 2015, S. 153). Gerade in der Kinder- und Jugendhilfe, wo verschiedene Interessengruppen wie Klient:innen, Mitarbeitende und politische Entscheidungsträger:innen eine Rolle spielen, ist ein sorgfältiges Stakeholder-Management entscheidend, um die Transformation erfolgreich zu gestalten und Akzeptanz zu sichern. Ein besonderer Fokus sollte dabei auf der transparenten Kommunikation digitaler Transformationsziele und deren Vorteile für die verschiedenen Stakeholder liegen, um Widerstände zu minimieren und Vertrauen aufzubauen. 8

Die Ergebnisse dieser Analysen können schließlich durch die **SWOT-Analyse** zusammengeführt werden. Dieses Instrument ermöglicht eine systematische Verknüpfung von Stärken und Schwächen mit Chancen und Risiken (Kerth et al., 2015, S. 174 ff.). Es bietet damit eine Grundlage, um strategische Handlungsfelder zu priorisieren. Ergänzend bietet die **TOWS-Matrix** die Möglichkeit, konkrete strategische Maßnahmen abzuleiten. Hierbei geht es darum, interne Stärken gezielt einzusetzen, um externe Chancen zu nutzen, Schwächen zu überwinden und potenzielle Risiken zu minimieren. So lassen sich unter Anwendung der TOWS-Matrix zum Beispiel Offensivstrategien entwickeln, bei denen interne Stärken genutzt werden, um externe Chancen gezielt zu ergreifen (S-O-Kombinationen). Umgekehrt können Defensivstrategien abgeleitet werden, um identifizierte Schwächen abzubauen und sich gegen Risiken zu wappnen (W-T-Kombinationen). In der Praxis bedeutet dies etwa, eine besondere interne Stärke – wie ein hochqualifiziertes, eingespieltes pädagogisches Team – mit einer externen Chance wie neuen staatlichen Förderprogrammen für digitale Projekte zu kombinieren, um innovative Angebote zu entwickeln. Gleichzeitig können erkannte Schwächen, beispielsweise Lücken in der IT-Infrastruktur, durch gezielte Investitionen behoben werden, um Risiken wie den Verlust von Anschlussfähigkeiten an aktuelle digitale Standards zu minimieren. Eine solche Auseinandersetzung mit Stärken und Schwächen sowie Chancen und Risiken schafft eine fundierte Basis für die anschließende Strategieentwicklung bzw. Weiterentwicklung des Dienstleistungsportfolios, auf die im zweiten Abschnitt dieses Kapitels genauer eingegangen wird. 9

Ein wesentlicher Schritt bei der Entwicklung einer Transformationsstrategie ist die präzise Einschätzung der **digitalen Ausgangssituation** einer Organisation. Hierbei können **Reifegradmodelle** eine zentrale Rolle spielen, da sie systematische Orientierungshilfen bieten, um den Stand der Digitalisierung in verschiedenen Bereichen einer Organisation zu analysieren und Entwicklungspotenziale zu identifizieren. Reifegradmodelle helfen dabei einzuschätzen, was die digitale 10

Transformation von Unternehmen konkret meint und beinhaltet (Appelfeller & Feldmann, 2023, S. 4). Sie ermöglichen eine strukturierte Bewertung des Entwicklungsstands eines Unternehmens in bestimmten Bereichen anhand vorab definierter Reifegradstufen. Durch die Erfassung des Ist-Reifegrads wird ein klarer Überblick über die bestehenden digitalen Ausgangsbedingungen geschaffen, auf dessen Basis ein Soll-Reifegrad definiert werden kann. Daraus ergeben sich konkrete Verbesserungspotenziale und Maßnahmen für organisationale Weiterentwicklung (Weber et al., 2018, S. 33 f.). Hierbei gilt jedoch nicht „je digitaler, desto besser“. „Digitalisierung ist kein Selbstzweck, sondern verfolgt vielmehr den Zweck, die Strategie des Unternehmens zu unterstützen und es effizienter zu gestalten“ (Appelfeller & Feldmann, 2023, S. 12 f.). Reifegradmodelle bieten einen Rahmen dafür, systematisch zu überprüfen, welche Potenziale eine Organisation im Rahmen der digitalen Transformation realisieren kann. Um die digitale Ausgangssituation von Organisationen in der Kinder- und Jugendhilfe präzise bewerten zu können, sind Bereiche und Kriterien zu betrachten, die die Besonderheiten dieser Branche berücksichtigen. Dabei sollten die folgenden Dimensionen einbezogen werden, die sich an dem Modell von Appelfeller & Feldmann (2023, S. 16) orientieren, aber auf die konkreten Besonderheiten der Kinder- und Jugendhilfe adaptiert wurden:

11 **1. Digitalisierte Dienstleistungen:** Hierbei wird analysiert, inwieweit die angebotenen Leistungen bereits durch digitale Formate ergänzt wurden oder vollständig digitalisiert sind. Beispiele hierfür sind digitale Leistungsbewilligungen, bei denen Jugendämter digitale Plattformen nutzen, um Anträge zu prüfen und zu bewilligen, oder KI-gestützte Tools, die die bedarfsorientierte Gestaltung von Angeboten unterstützen. Organisationen bewerten, inwiefern sie digitale Ansätze integriert haben, um ihre Dienstleistungen innovativ und zukunftsfähig zu gestalten.

12 **2. Digitalisierte Prozesse:** Die interne Prozessorganisation wird auf ihren Digitalisierungsgrad und ihre Effizienz hin überprüft (Appelfeller & Feldmann, 2023, S. 4). Dazu zählen beispielsweise digitale Dokumentationssysteme, automatisierte Workflows oder die Nutzung digitaler Tools im administrativen Bereich.

13 **3. Mitarbeitende und ihre digitalen Kompetenzen:** Die Qualifikationen und digitalen Kompetenzen der Mitarbeitenden stellen einen entscheidenden Erfolgsfaktor dar. Hier wird bewertet, inwieweit Mitarbeitende über die notwendigen Fähigkeiten verfügen, digitale Technologien effektiv einzusetzen, und welche Fortbildungsbedarfe bestehen.

14 **4. Ausrichtung auf Klient:innen und ihre digitalen Lebenswelten:** Die digitalen Lebenswelten von Kindern, Jugendlichen und Familien bieten sowohl Chancen für Teilhabe als auch Risiken der Exklusion. Für die Bemessung des Reifegrades einer Organisation ist entscheidend, zu bewerten, inwiefern digitale Angebote und Kommunikationsformen Teilhabechancen ermöglichen und niedrigschwellig gestaltet sind oder potenziell Exklusionsmechanismen bedienen (Ley & Seelmeyer, 2021, S. 4). Dies umfasst die Zugänglichkeit, Barrierefreiheit und Passgenauigkeit

der Angebote sowie die Förderung von Medienkompetenzen (bei den Klient:innen), um eine selbstbestimmte und sichere Nutzung digitaler Ressourcen zu gewährleisten.

5. Digitale Daten: Die Erfassung, Nutzung und Verarbeitung digitaler Daten 15
spielt eine zentrale Rolle für Transparenz und evidenzbasierte Entscheidungsfindung. Hier wird geprüft, inwiefern Daten zur Verfügung stehen, ausgewertet werden und in die strategische Steuerung integriert werden. „Die Intention der Digitalisierung von Daten besteht darin, die Verarbeitung mit IT-Systemen zu ermöglichen und hierdurch die Effizienz zu steigern" (Appelfeller & Feldmann, 2023, S. 6). Auf Grundlage dessen können dann Dienstleistungen evidenzbasiert weiterentwickelt werden und z. B. Sozialraumanalysen nachvollziehbarer durchgeführt werden.

6. IT-Systeme und Infrastruktur: Die IT-Systeme einer Organisation wie ERP- 16
oder CRM-Systeme sowie Data Warehouse- und Dokumentenmanagementsysteme oder auch verschiedene Cloud-Lösungen bilden die Grundlage für die digitale Transformation (Appelfeller & Feldmann, 2023, S. 8). Hier wird analysiert, ob die bestehenden IT-Systeme und die Infrastruktur den Anforderungen der digitalen Transformation genügen und wie sie weiterentwickelt werden können.

7. Einbindung von Kooperationspartner:innen: Die Integration und Zusam- 17
menarbeit mit externen Partner:innen wird daraufhin bewertet, inwiefern digitale Tools und Plattformen genutzt werden, um Kooperationen effizienter zu gestalten und neue Formen der Zusammenarbeit zu ermöglichen. Gerade aus Sicht des Care und Case Managements ist die koordinierte Zusammenarbeit über Organisationsgrenzen hinweg ein zentraler Qualitätsfaktor. Die Nutzung digitaler Plattformen zur Unterstützung dieser Kooperationen entspricht dem Grundprinzip eines integrierten Versorgungshandelns, bei dem unterschiedliche Systeme und Akteure im Sinne der Adressat:innen miteinander vernetzt werden.

Die Analyse dieser Kriterien ermöglicht eine systematische Einschätzung der 18
Ausgangsbedingungen und schafft eine fundierte Grundlage, um gezielte Maßnahmen für die digitale Transformation zu entwickeln. Die hier formulierten Kriterien lassen sich mit entsprechenden Anpassungen auch auf andere Arbeitsfelder übertragen. Beispielsweise stünden im Gesundheitswesen Aspekte wie die Integration elektronischer Gesundheitsakten oder IT-Sicherheit und Datenschutz stärker im Vordergrund, während in der Behindertenhilfe die Verfügbarkeit barrierefreier Technologien zentral wäre. Dies unterstreicht, dass die Analyse der digitalen Ausgangssituation eine zentrale Grundlage für die weitere Strategieentwicklung bildet. Das zuvor dargestellte Reifegradmodell kann dabei als hilfreicher Orientierungsrahmen dienen, sollte jedoch in den jeweiligen Care und Case Management-Kontexten gezielt inhaltlich angepasst werden, um den spezifischen Anforderungen des jeweiligen Arbeitsfeldes gerecht zu werden. Auf dieser Basis lässt sich eine digitale Transformations-

strategie entwickeln, die ein langfristiges Zielbild darstellt und die strategische Leitlinie für die digitale Transformation setzt.

19 Die vorangegangenen Analysen - also die Betrachtung der Gesamtstrategie unter Berücksichtigung von Outside-in- und Inside-out-Perspektiven sowie der Bewertung der digitalen Ausgangssituation anhand von Reifegradmodellen – dienen dazu, die Transformationsstrategie präzise auf die spezifischen Anforderungen und Potenziale der Organisation auszurichten und ihre digitale Transformation strukturiert zu gestalten.

3 Digitale Weiterentwicklung des sozialen Dienstleistungsportfolios

20 Die im vorangegangenen Abschnitt dargestellte Analyse der Gesamtstrategie sowie der digitalen Ausgangssituation als Voraussetzung für die Entwicklung einer Transformationsstrategie bildet die Grundlage für die digitale Weiterentwicklung des sozialen Dienstleistungsportfolios. In diesem Kontext ist eine differenzierte Betrachtung sowohl der öffentlichen als auch der freien Träger der Kinder- und Jugendhilfe entscheidend. Die unterschiedlichen Trägerarten sind als ein interdependentes, sich wechselseitig beeinflussendes Gesamtsystem zu verstehen. Dennoch ist es aufgrund ihrer unterschiedlichen Aufgaben in der Kinder- und Jugendhilfe sinnvoll, ihre jeweiligen Rollen in der Dienstleistungsgestaltung und -entwicklung im Rahmen der digitalen Transformation zunächst getrennt zu analysieren, um unterschiedliche, jedoch systemisch aufeinander abgestimmte Handlungsempfehlungen ableiten zu können.

21 **Öffentliche Träger** übernehmen per Gesetz die Gesamtverantwortung für die Jugendhilfeleistungen in ihrem Zuständigkeitsbereich. Sie müssen sicherstellen, dass eine adäquate Infrastruktur bereitsteht, um die in § 2 SGB VIII definierten Leistungen erbringen zu können, und sie tragen die Letztverantwortung gegenüber den Leistungsberechtigten (Hansbauer et al., 2020, S. 78 f.). Dementsprechend kommt ihnen qua ihrer gesetzlichen Funktion eine übergeordnete, strategische Steuerungsfunktion zu, die es ihnen ermöglicht, gezielt Impulse zur Gestaltung der Angebotslandschaft innerhalb ihrer Kommune zu setzen. Ergebnisse der Expert:inneninterviews verdeutlichen jedoch, dass öffentliche Träger dieser Aufgabe aus Sicht der befragten Expert:innen nur unzureichend nachkommen. Es mangelt an einer strategischen Gesamtbetrachtung der kommunalen Versorgungsstrukturen sowie an proaktiver Steuerung und gezielten Initiativen zu einer (digitalen) Überarbeitung des Dienstleistungsportfolios innerhalb der freien Trägerschaft.

22 Um den Herausforderungen der digitalen Transformation adäquat zu begegnen und ihrer Verantwortung als gestaltende Akteure gerecht zu werden, ist es dringend erforderlich, dass öffentliche Träger eine wesentlich aktivere strategische

Steuerung des Gesamtportfolios sozialer Dienstleistungen in ihrer Kommune übernehmen. Gerade die Möglichkeiten der digitalen Transformation bieten in diesem Zusammenhang erhebliche Potenziale. Insbesondere der Einsatz datenbasierter Analysemethoden, etwa durch KI-gestützte Tools, trägt dazu bei, Sozialraum- und Bedarfsanalysen deutlich präziser und effektiver durchzuführen. Dadurch können Jugendämter nicht nur Versorgungslücken besser erkennen, sondern auch fundierte strategische Leitlinien entwickeln, um Angebote gezielt anzupassen und weiterzuentwickeln. Darüber hinaus fördert eine solche Herangehensweise eine evidenzbasierte Legitimation von Maßnahmen, indem sie eine transparente und nachvollziehbare Darstellung der Wirksamkeit sozialer Dienstleistungen für politische Entscheidungsträger sowie die öffentliche Wahrnehmung ermöglicht, was in einem Interview zu diesem Thema von einer Führungskraft treffend auf den Punkt gebracht wurde: „Eine konsequent datengestützte Steuerung könnte hier nicht nur dazu beitragen, Bedarfe präziser zu erkennen, sondern auch die Nachvollziehbarkeit der Maßnahmen und die Transparenz gegenüber Steuerzahlern und der Politik erheblich verbessern“. Ähnliche datenbasierte Steuerungsansätze gewinnen auch im Gesundheitswesen und in der Pflege an Bedeutung. Hier ermöglicht die systematische Analyse von Versorgungsdaten – etwa durch Auswertung elektronischer Patientenakten oder Abrechnungsdaten – eine präzisere Bedarfsplanung und die frühzeitige Identifikation von Versorgungslücken. So können beispielsweise regionale Unterschiede in der Gesundheitsversorgung besser erkannt und gezielte Interventionen (etwa Förderprogramme oder Versorgungsnetze) darauf ausgerichtet werden. Gleichzeitig schaffen solche evidenzbasierten Planungsinstrumente auch im Gesundheits- und Pflegebereich eine transparentere Grundlage, um gegenüber der Öffentlichkeit und politischen Gremien den Ressourceneinsatz und die Wirkung neuer Maßnahmen nachvollziehbar zu begründen.

Ergänzend zur datenbasierten Steuerung bietet die Digitalisierung erhebliche 23
Potenziale zur Verbesserung der Zusammenarbeit und Koordination zwischen öffentlichen und freien Trägern. Insbesondere digitale Plattformen bieten Potenzial, um den Austausch zwischen öffentlichen und freien Trägern effizienter zu gestalten, Doppelstrukturen zu vermeiden und eine zielgerichtete Steuerung von Dienstleistungen zu gewährleisten. Solche digitalen Kooperationsplattformen werden auch in der Gesundheitsversorgung immer wichtiger: Beispielsweise können Krankenhäuser über telemedizinische Netzwerke und gemeinsame Datenplattformen zusammenarbeiten, um spezialisierte Leistungen standortübergreifend anzubieten und Doppelstrukturen zu vermeiden. Dies zeigt, dass digitale Vernetzung ein zentraler Faktor ist, um in allen Arbeitsfeldern der sozialen Arbeit und des Gesundheitswesens Synergien zu heben und Ressourcen besser einzusetzen.

Ergänzend zur verbesserten Zusammenarbeit zwischen öffentlichen und freien 24
Trägern ist es für öffentliche Träger entscheidend, ihren digitalen Auftritt strategisch weiterzuentwickeln. Eine stärkere Berücksichtigung der digitalen Lebens-

welten der Zielgruppen, etwa durch benutzerfreundliche Online-Angebote für die Beantragung und Bewilligung von Leistungen, kann den Zugang zu Unterstützungsangeboten erheblich erleichtern. Gerade bei niedrigschwelligen Leistungen bietet die Digitalisierung die Chance, Zugänglichkeit und Nähe zur Lebensrealität der Klient:innen zu fördern und Verwaltungsprozesse effizienter zu gestalten.

25 **Freie Träger** stehen im Rahmen der digitalen Transformation vor der Herausforderung, ihr eigenes Leistungsportfolio kritisch zu reflektieren und an sich verändernde digitale Bedarfe ihrer Zielgruppen anzupassen (Hemmerich et. al., 2024, S. 17). Während die öffentlichen Träger primär eine strategisch-koordinierende Funktion innehaben, obliegt den freien Trägern in erster Linie die operative Gestaltung und Umsetzung sozialer Dienstleistungen. Ihnen kommt die Aufgabe zu, ihr Dienstleistungsportfolio vor dem Hintergrund der digitalen Transformation kritisch zu evaluieren und strategisch weiterzuentwickeln. Dies umfasst sowohl die Optimierung bestehender Angebote als auch die Entwicklung innovativer, digitaler Formate, die den aktuellen und zukünftigen Bedarfen der Klient:innen gerecht werden. Oder wie in einem Interview mit der Führungskraft eines freien Trägers deutlich wurde: „Die digitale Transformation kann dabei helfen, das Dienstleistungsportfolio dynamisch anzupassen und dabei sowohl auf kurzfristige Bedarfe als auch auf langfristige Entwicklungen einzugehen“. Diese kontinuierliche Portfolioanpassung ist keineswegs auf die Kinder- und Jugendhilfe beschränkt: Auch Einrichtungen im Gesundheits- und Pflegewesen oder in der Eingliederungshilfe müssen ihre Angebote im Zuge der Digitalisierung regelmäßig auf den Prüfstand stellen. All dies erfolgt vor dem Hintergrund, sich verändernde Nutzerbedürfnisse zu erfüllen und zukünftigen Entwicklungen proaktiv zu begegnen.

26 Im Zuge der digitalen Transformation ergeben sich zahlreiche Möglichkeiten, das Dienstleistungsportfolio in der Kinder- und Jugendhilfe – insbesondere den zentralen Bereich der direkten, personenbezogenen Arbeit – strategisch neu auszurichten und nachhaltig zu optimieren. Sowohl bei öffentlichen als auch bei freien Trägern bestehen erhebliche Potenziale für eine digitale Weiterentwicklung der Dienstleistungen. Im Folgenden werden zentrale Aspekte dieser Potenziale beleuchtet, wobei anzumerken ist, dass viele der nachfolgend skizzierten digitalen Potenziale nicht auf die Kinder- und Jugendhilfe beschränkt sind, sondern in ähnlicher Form auch in anderen Bereichen des Care und Case Managements auftreten und genutzt werden können.

27 Bereits in einem der Kernbereiche des sozialpädagogischen Arbeitens, in der Diagnostik, eröffnet der Einsatz digitaler Technologien neue Perspektiven. Während diagnostische Verfahren in der Kinder- und Jugendhilfe traditionell häufig auf subjektiven, erfahrungsbasierten Einschätzungen beruhen, ermöglichen KI-gestützte Analysemethoden und prädiktive Algorithmen die systematische Identifikation von Mustern in Klient:innendaten und eine differenzierte Beurteilung individueller Bedarfe (Macsenaere, 2025, S. 25 f.). Eine solche daten-

basierte Diagnostik schafft die Grundlage für noch passgenauere Hilfsangebote. Entsprechende Entwicklungen zeigen sich auch im Gesundheitswesen: In der Medizin beispielsweise unterstützen KI-Systeme die Diagnose, indem sie Muster in Bilddaten (z. B. Röntgen- oder MRT-Aufnahmen) oder in großen Patientendatensätzen erkennen und so Ärzt:innen bei der Beurteilung klinischer Befunde entlasten. So gilt die Radiologie mit über 700 zugelassenen KI-basierten Diagnoseanwendungen als Vorreiter der KI-Nutzung (Deutsche Röntgengesellschaft, 2024). Solche Beispiele verdeutlichen, dass datenbasierte Diagnostik das Potenzial hat, die Präzision und Treffsicherheit in unterschiedlichsten Fachbereichen zu erhöhen. Gerade bei der Mustererkennung in umfangreichen und komplexen Datenbeständen wie etwa bei Bildern oder auch Verhaltens- oder Verlaufsdaten kann die KI ihre analytische Stärke besonders effektiv ausspielen. In der Kombination mit der kontextsensitiven Einschätzungsfähigkeit menschlicher Expert: innen entsteht dabei ein hybrides Diagnosesystem, das die jeweiligen Stärken von algorithmischer Verarbeitung und professioneller Deutung und Erfahrung vereint und damit besonders valide, nachvollziehbare und passgenaue Einschätzungen ermöglicht.

Weiteres bedeutendes Potenzial liegt in der Verbesserung der Indikationsgüte. 28
Öffentliche Träger sind dafür verantwortlich, geeignete Hilfen zu identifizieren und bereitzustellen (Arnold, 2014, S. 224 ff.). Empirische Studien haben aufgezeigt, dass in etwa 60 % der Fälle optimale Hilfen gewählt werden, während in rund 25 % der Fälle kontraindizierte Maßnahmen ergriffen werden (Macsenaere, 2025, S. 26 oder Macsenaere & Esser, 2015). Der Einsatz von KI-gestützten Auswertungstools, die große Datenmengen aus abgeschlossenen Hilfeverläufen analysieren, könnte hier zu noch besseren Prognosen beitragen und die Indikationsgüte signifikant verbessern.

Für öffentliche Träger, die per Gesetz die Gesamtverantwortung für die Jugend- 29
hilfe in ihrer Kommune tragen, ergeben sich darüber hinaus konkrete digitale Potenziale in der Steuerung und Organisation der Leistungen. Durch zentrale Datenplattformen und digitale Dashboard-Lösungen (wie z. B. Power BI) können Sozialraum- und Bedarfsanalysen in Echtzeit durchgeführt werden, was eine präzise Überwachung von Versorgungsstrukturen, die frühzeitige Identifikation von Versorgungslücken und die Ableitung strategischer Anpassungen ermöglicht.

Ein weiteres bedeutendes Einsatzfeld digitaler Technologien liegt in der Risiko- 30
erkennung. KI-gestützte Systeme könnten dabei unterstützen, Risikofaktoren für Kindeswohlgefährdungen frühzeitig zu identifizieren, indem sie historische Fallverläufe analysieren und prädiktive Indikatoren ableiten (Hemmerich et. al., 2024, S. 25). Eine solche datenbasierte Risikoeinschätzung schafft eine verlässlichere Grundlage für präventive Interventionen und könnte dazu beitragen, potenzielle Gefährdungen bereits vor ihrem Eintreten zu erkennen (Macsenaere, 2025, S. 27). Diese vorausschauenden Analysemöglichkeiten lassen sich auch auf andere Gebiete übertragen: So arbeitet man im Gesundheitswesen an KI-Modellen, die

anhand von Patient:innendaten Komplikationsrisiken (wie etwa das Auftreten von Sepsis oder Herzproblemen) frühzeitig prognostizieren (Martínez-Sellés & Marina-Breysse, 2023). In der Altenpflege könnten Sensorsysteme und Algorithmen helfen, Sturz- oder Dekubitusrisiken bei Pflegebedürftigen zu erkennen, noch bevor akute Vorfälle eintreten (Fraunhofer, 2020). Solche prädiktiven Ansätze ermöglichen in allen Bereichen ein proaktiveres Eingreifen, wodurch Risiken gemindert und Sicherheit sowie Wohlbefinden der betreuten Personen erhöht werden können.

31 Darüber hinaus können öffentliche Träger ihr Dienstleistungsangebot durch die Digitalisierung von Antrags- und Bewilligungsverfahren deutlich verbessern. Eine solche Gestaltung des Dienstleistungsangebots ergibt sich im Grunde schon aus der Pflicht zur einfachen Gestaltung des Zugangs zu SGB-Leistungen nach § 17 SGB I. Zentrale Online-Portale und standardisierte Antragsverfahren ermöglichen es, die Bereitstellung von Hilfsleistungen besser an die Lebenswelten der Klient:innen anzupassen (Beckmann et al., 2023, S. 31 ff.). Zur weiteren Optimierung dieser digitalen Angebote kann der Einsatz von KI gestützten Chatbots einen bedeutenden Beitrag leisten. Diese Systeme beruhen auf regel- und textbasierter Kommunikation, wobei Algorithmen die Eingaben analysieren und passende Antworten generieren (Hussain, 2018 oder Waag et al., 2020, S. 181). Chatbots bieten die Möglichkeit, rund um die Uhr bedarfsgerechte Informationen bereitzustellen und automatisierte Terminvergaben zu realisieren (Seelmeyer & Waag, 2020, S. 184). Besonders in Fällen, in denen Klient:innen Hemmschwellen gegenüber einem persönlichen Erstkontakt haben, können solche KI-Lösungen den Zugang zu Hilfsangeboten niedrigschwellig ermöglichen und gleichzeitig die Fachkräfte entlasten (Bertsche & Como-Zipfel, 2023, S. 160).

32 Auch den freien Trägern bietet sich durch die digitale Transformation die Möglichkeit, ihr gesamtes Angebotsportfolio besser zu analysieren und an neue Anforderungen anzupassen. Sie können ebenfalls erheblich von dem Einsatz von Datenplattformen und digitalen Dashboard-Lösungen profitieren. Dies ermöglicht ihnen, neue Angebote gezielt zu entwickeln und bestehende Leistungen passgenau an die sich verändernden Bedürfnisse und Lebenswelten ihrer Klientel anzupassen.

33 Ein großes Potenzial für Verbesserungen bietet auch die KI-gestützte Textanalyse von Fallakten. Diese ermöglicht es, umfangreiche Klient:innendaten effizient zu strukturieren und auszuwerten, wodurch Entscheidungen schneller und fundierter getroffen werden können (Macsenaere, 2025, S. 27). Dabei wurde in den Interviews durch die Expert:innen auch angeführt, dass solche Systeme beispielsweise auch bei der Fallvorbereitung unterstützen könnten, indem sie automatisiert Reflexionsfragen oder Handlungsempfehlungen generieren oder auch den Zugriff auf zusätzliche Datenquellen – wie Akten, Gerichtsurteile und fachliches Know-how – ermöglichen. Dies kann den Vorbereitungsprozess, etwa für Beratungsgespräche, erheblich erleichtern und zugleich die Qualität der Arbeit potenziell

steigern. Die finale Entscheidung und Steuerung bleibt dabei jedoch unverändert in der Verantwortung der Fachkräfte („human in the loop“). In der Medizin gibt es vergleichbare Ansätze: Dort können solche Tools dabei helfen, unstrukturierte Informationen aus Patientenakten oder wissenschaftlichen Publikationen zu extrahieren und übersichtlich aufzubereiten. So kann ein KI-System beispielsweise aus hunderten Seiten Arztberichten die für eine aktuelle Behandlung relevanten Vorerkrankungen, Laborbefunde und Medikation eines oder einer Patient:in herausfiltern und dem behandelnden Team gezielt bereitstellen (Ahmidi, 2023). Dies beschleunigt Entscheidungsprozesse und sorgt dafür, dass im Klinikalltag keine wesentlichen Informationen übersehen werden – auch hier verbleibt die letztendliche Entscheidungshoheit selbstverständlich bei den medizinischen Fachkräften.

Großes Potenzial liegt auch in der systematischen Dokumentation von Gesprä- 34
chen durch den Einsatz moderner Sprach- und Transkriptionstechnologien. Diese Technologien ermöglichen es, Dialoge, Fallbesprechungen oder Teambesprechungen automatisiert und in strukturierter Form zu protokollieren. Dadurch werden Fachkräfte von zeitaufwändigen manuellen Verschriftlichungsprozessen entlastet, während gleichzeitig die Transparenz und Nachvollziehbarkeit der erfassten Informationen verbessert wird. Für alle Beteiligten wird so auf einen Blick ersichtlich, welche wesentlichen Inhalte und Entscheidungen aus den Gesprächen resultieren – was zu einer objektiveren und präziseren Darstellung des Fallverlaufs beiträgt. In Expert:inneninterviews wurde wiederholt betont, dass die herkömmliche Praxis, handschriftliche Notizen erst nachträglich zu digitalisieren, nicht nur ineffizient ist, sondern häufig dazu führt, dass wichtige Details verloren gehen oder unvollständig dokumentiert werden. Die hier als Handlungsempfehlung dargestellte direkte digitale Dokumentation kann diesem Problem wirksam entgegenwirken und zugleich eine standardisierte, qualitativ hochwertige Falldokumentation gewährleisten.

Ein weiterer relevanter Einsatzbereich von KI liegt in der multimodalen Doku- 35
mentation. Im Alltag von Jugendämtern und freien Trägern fließt eine Vielzahl von Informationen aus unterschiedlichen Quellen zusammen – sei es per E-Mail, Messenger, Telefon, in Meetings oder postalisch. Diese heterogenen Inputs erschweren häufig eine konsistente Dokumentation. KI-gestützte Systeme für multimodale Dokumentation können diese Informationen effizient integrieren und systematisch analysieren, was eine präzise Fallbearbeitung und einen einfacheren Zugang zu den benötigten Informationen ermöglicht und die Arbeit der Fachkräfte erleichtert (Macsenaere, 2025, S. 27 f.). Ganz ähnlich sind Krankenhäuser gefordert, mit einer Flut heterogener Daten umzugehen – von digitalen Laborbefunden über handschriftliche Konsiliarberichte bis hin zu mündlichen Übergaben zwischen Schichten. Auch hier können KI-Systeme eine zentrale Schnittstellenfunktion übernehmen, indem sie unterschiedliche Datenquellen konsolidieren. So entsteht ein vollständigeres Bild eines Patient:innenfalls, auf das alle Berechtigten zugreifen können. Dadurch werden sowohl die Behandlungsabläufe als auch das

Informationsmanagement effizienter, da Ärzt:innen und Pflegekräfte nicht mehr zeitaufwändig verschiedene Systeme oder Akten durchsuchen müssen.

36 Die strategische Weiterentwicklung des Dienstleistungsportfolios im Rahmen der digitalen Transformation stellt für die Träger der Kinder- und Jugendhilfe eine anspruchsvolle und herausfordernde Aufgabe dar. Dennoch bietet sie auch die Chance, dass öffentliche und freie Träger wieder verstärkt partnerschaftlich zusammenarbeiten, wie es in § 4 SGB VIII als zentrales Prinzip der Kinder- und Jugendhilfe auch verankert ist. Die strategische Weiterentwicklung des digitalen Dienstleistungsportfolios bietet die Chance, von einer engeren strategischen Zusammenarbeit gegenseitig zu profitieren. Dabei ist die Gesamtsteuerung keineswegs als exklusive Aufgabe der öffentlichen Träger zu verstehen. Vielmehr können freie Träger durch innovative digitale Dienstleistungen sowie proaktive Weiterentwicklung ihres Dienstleistungsportfolios eine tragende Rolle innerhalb von Planungs- und Entscheidungsgremien wie den Jugendhilfeausschüssen und Arbeitsgemeinschaften einnehmen und damit die besondere Struktur der Kinder- und Jugendhilfe als eine Stärke ausspielen.

4 Methodische Umsetzung/Operationalisierung und strategische Steuerung

37 Die methodische Umsetzungsplanung und Steuerung der digitalen Transformationsstrategie in der Kinder- und Jugendhilfe stellt die zentrale Schnittstelle zwischen der konzeptionellen Strategieentwicklung und der operativen Realisierung dar. Während die zuvor dargelegte strategische Gesamtausrichtung den theoretischen Rahmen für den digitalen Wandel bildet, ist es von wesentlicher Bedeutung, diesen abstrakten Rahmen in konkrete, messbare Maßnahmen zu überführen, die den spezifischen Anforderungen der Träger der Kinder- und Jugendhilfe gerecht werden und die Möglichkeiten der digitalen Dienstleistungsentwicklung konkret umsetzt. Diese „Brücke“ zwischen strategischer Planung und praktischer Umsetzung muss selbstverständlich auch in anderen Arbeitsfeldern der sozialen Arbeit und des Gesundheitswesens geschlagen werden. Die in diesem Kapitel skizzierten Ansätze, die exemplarisch am Beispiel der Kinder- und Jugendhilfe entwickelt wurden, können dabei als strukturierender Bezugsrahmen dienen, der sich unter Berücksichtigung kontextueller Besonderheiten auch gut auf andere Bereiche übertragen und adaptieren lässt.

38 Eine Herausforderung, die im Rahmen der Strategieentwicklung auftritt, ist, dass Führungskräfte unter Strategieentwicklung häufig primär die konzeptionelle Erarbeitung der Strategie verstehen. Auch dies ist, wie oben ausgeführt, ein äußerst wichtiger Punkt und selbst dieser kommt bei einigen Trägern der Kinder- und Jugendhilfe deutlich zu kurz. Aber gerade der darauffolgende wesentliche Schritt der detaillierten Operationalisierung wird häufig noch stärker vernachlässigt. In der Euphorie über die erarbeitete Gesamtstrategie – das „Big Picture“ – entsteht

häufig der Eindruck, dass die Umsetzung nahezu unmittelbar und ohne weitere Vorbereitungen erfolgen könne. Dabei erweist sich gerade die Konkretisierung und Operationalisierung der Gesamtstrategie als ein hochkomplexer Prozess. In diesem Kontext erweist sich insbesondere die Balanced Scorecard (BSC) als ein geeignetes Instrument, um die vielfach qualitativen Zielsetzungen der Kinder- und Jugendhilfe in ein integriertes und zugleich nachvollziehbares Steuerungssystem zu überführen.

Die BSC, ursprünglich von Kaplan und Norton (1997) konzipiert, erweitert die 39
traditionelle, rein finanzorientierte Perspektive um zusätzliche Dimensionen, welche gerade in der sozialen Dienstleistungslandschaft von zentraler Bedeutung sind. „Die Balanced Scorecard übersetzt Mission und Strategie in Ziele und Kennzahlen und ist dabei in vier verschiedene Perspektiven unterteilt […]" (Kaplan & Norton 1997, S. 23). Neben der Finanzperspektive rückt der Blick auf die Bedürfnisse der Zielgruppen – Kinder, Jugendliche und Familien – als kundenorientierte Dimension in den Vordergrund. „Die Kundenperspektive ist an die oberste Stelle der BSC zu setzen, denn der Zweck und das Oberziel einer sozialen Organisation ist die Veränderung von Menschen, von menschlichen Verhältnissen und Bedingungen bzw. das Erbringen spezifischer Leistungen an/für Dritte" (Stoll, 2013, S. 102). Ergänzt wird dieses Bild durch die interne Prozessperspektive, welche die Effizienz und Qualität der internen Abläufe abbildet, sowie durch die Lern- und Entwicklungsperspektive, die die kontinuierliche Weiterentwicklung der digitalen Kompetenzen der Mitarbeitenden und die Innovationsfähigkeit der Organisation thematisiert (Stoll, 2013, S. 102 ff.) Auf beide diese Aspekte wird im weiteren Verlauf der Arbeit noch detailliert eingegangen. Durch diese mehrdimensionale Betrachtung wird es möglich, strategische Zielsetzungen in unterschiedliche Indikatoren zu überführen, die auch den sozialen Mehrwert und die Nachhaltigkeit der digitalen Transformation abbilden.

Die Operationalisierung der digitalen Transformationsstrategie erfolgt durch die 40
konsequente Ableitung von Maßnahmen, Aktivitäten und Ressourcenzuweisungen aus den übergeordneten strategischen Zielsetzungen. Hierbei ist es entscheidend, den Übergang vom gegenwärtigen IST-Zustand zum angestrebten SOLL-Zustand realistisch abzubilden und passende Meilensteine festzulegen. Außerdem sollten sogenannte Key Performance Indicators (KPIs) definiert werden, die dann als klare Steuerungsinstrumente fungieren und durch regelmäßige Soll-Ist-Vergleiche kontrolliert werden können. Die BSC ermöglicht die Überführung strategischer Ziele in konkrete operative Vorgaben, indem sie systematisch die kausalen Zusammenhänge zwischen den Perspektiven – Finanzen, Kund:innen, internen Prozessen sowie Lernen und Entwicklung – abbildet (Reisinger et al., 2017, S. 228 f.). So kann die Optimierung interner Prozesse durch den verstärkten Einsatz digitaler Kommunikations- und Dokumentationssysteme unmittelbar zu einer Steigerung der Kund:innenzufriedenheit beitragen und die Qualität der sozialpädagogischen Dienstleistungen nachhaltig verbessern. Durch klare Ressourcenzuweisungen, kontinuierliche Koordination und striktes Monitoring

kann die BSC dazu beitragen, den häufig beobachteten Bruch zwischen strategischer Vision und operativer Umsetzung zu schließen (Reisinger et al., 2017, S. 230).

41 Eine derart detaillierte Operationalisierung trägt entscheidend dazu bei, dass strategische Überlegungen und notwendige Veränderungen im Dienstleistungsangebot der Kinder- und Jugendhilfe nicht nur theoretisch formuliert, sondern auch praktisch umgesetzt werden können. Dies bildet eine Grundlage dafür, dass Führungskräfte weitere zentrale Aufgaben – wie die strukturierte Gestaltung des Veränderungsprozesses, ein überzeugendes Storytelling sowie eine zielgerichtete Kommunikation und ein wirksames Führungsverhalten – deutlich einfacher und erfolgreicher umsetzen können. Würden die „Hardfacts" und die detaillierte Operationalisierung nicht überzeugen und die Ziele für die Mitarbeitenden nicht klar definiert sein, könnte selbst ein exzellent konzipiertes Change-Management kaum eine erfolgreiche digitale Transformation bewirken.

42 Zusätzlich unterliegt die Umsetzung der digitalen Transformationsstrategie einem dynamischen Anpassungsprozess, der als integraler Bestandteil des Steuerungsmodells betrachtet werden muss. Die kontinuierliche Überprüfung der definierten Kennzahlen und Zielvorgaben – etwa durch iterative Soll-Ist-Vergleiche – ermöglicht es, flexibel auf veränderte externe Rahmenbedingungen und interne Entwicklungen zu reagieren. Die Einbindung agiler Methoden als Ergänzung zu klassischen, top down orientierten Steuerungsansätzen stellt sicher, dass die Strategie nicht als starres Konstrukt, sondern als adaptiver, lernender Prozess umgesetzt wird (Scheller, 2017, S. 252).

43 Durch ein solches ganzheitliches und gleichzeitig adaptives Vorgehen kann sichergestellt werden, dass die strategischen Potenziale der digitalen Transformation nachhaltig in die operative Praxis überführt und langfristig verankert werden.

Literatur

Ahmidi, N. (2023). *Künstliche Intelligenz im Gesundheitswesen.* https://safe-intelligence.fraunhofer.de/artikel/medizin-kuenstliche-intelligenz-im-gesundheitswesen (Zugriff 16.05.2025).

Appelfeller, W. & Feldmann, C. (2023). *Die digitale Transformation des Unternehmens: Systematischer Leitfaden mit zehn Elementen zur Strukturierung und Reifegradmessung.* Springer Gabler.

Arnold, J. (2014). Passgenaue Hilfen und ihre Indikation. In M. Macsenaere, K. Esser, E. Knab & S. Hiller (Hrsg.), *Handbuch der Hilfen zur Erziehung* (S. 224–230). Lambertus.

Beckmann, J., Binder, H. & Lohse, K. (2023). *Digitalisierung in der Kinder- und Jugendhilfe Grundprinzipien, Leistungen, Schutzauftrag und strukturelle Bedingungen vor dem Hintergrund zunehmend digitaler Lebenswelten von Kindern und Jugendlichen.* Deutsches Institut für Jugendhilfe und Familienrecht e. V. Forum für Fachfragen. https://dijuf.de/fileadmin/user_upload/JAdigital_Rechtsgutachten.pdf (Zugriff 27.03.2025).

Bertsche, O. & Como-Zipfel, F. (2023). *Digitalisierung: Herausforderungen und Handlungsansätze für die Soziale Arbeit.* Kohlhammer.

Deutsche Röntgengesellschaft (2024). *KI in der Radiologie - eine Standortbestimmung.* https://www.drg.de/de-DE/11024/ki-in-der-radiologie/#:~:text=Berlin (Zugriff 16.05.2025).

Faiß, P. (2018). Digitalisierungsstrategien für Verbände und Komplexträger entwickeln. In H. Kreidenweis (Hrsg.), *Digitaler Wandel in der Sozialwirtschaft: Grundlagen – Strategien – Praxis* (S. 103–118). Nomos.

Fraunhofer (2020). *Projekt FRADE verbessert die Sturzprävention für ältere Menschen.* https://www.fraunhofer.de/de/presse/presseinformationen/2020/dezember/aicos-projekt-frade-verbessert-die-Sturzpraevention-fuer-aeltere-menschen.html# (Zugriff 16.05.2025).

Hansbauer, P., Merchel, J., Schone, R. & Bieker, R. (2020). *Kinder- und Jugendhilfe: Grundlagen, Handlungsfelder, professionelle Anforderungen.* Kohlhammer.

Hemmerich, F., Zischke, F. E., Schmutz, E., Müller, H., Röder, M., Schröer, W., Thomas, S. & Volk, S. (2024). *12 Thesen zur Digitalisierung in der Kinder- und Jugendhilfe auf Basis des Projekts „JAdigital. Digitalisierung in der Kinder- und Jugendhilfe konzeptionell gestalten".* https://doi.org/10.61045/2025-06-946455 (Zugriff 2.4.2025).

Hungenberg, H. (2014). *Strategisches Management in Unternehmen. Ziele - Prozesse – Verfahren.* Springer Gabler.

Hussain, S., Sianaki, O. A. & Ababneh, N. (2018): *A Survey on Conversational Agents/Chatbots Classification and Design Techniques.* https://www.researchgate.net/publication/331746678_A_Survey_on_Conversational_AgentsChatbots_Classification_and_Design_Techniques (Zugriff 02.03.2025).

Johnson, G., Whittington, R., Scholes, K., Angwin, D. & Regner, P. (2018). *Strategisches Management. Eine Einführung.* Pearson.

Kaplan, R. S. & Norton, D. P. (1997). *Balanced Score Card. Strategien erfolgreich umsetzen.* Schäfer Pöschel.

Kerth, K., Asum, H. & Stich, V. (2015). *Die besten Strategietools in der Praxis.* Hanser.

Kortendieck, G. 2017. *Strategisches Management im Sozialen Bereich. Analyseinstrumente, Strategien, Planungshilfen.* Walhalla.

Ley, T. & Seelmeyer, U. (2021). Informationstechnologien in der vorbeugenden Sozialpolitik – Bestandsaufnahme, Funktionen und Perspektiven. In U. Klammer & A. Brettschneider (Hrsg.), *Vorbeugende Sozialpolitik. Ergebnisse und Impulse* (S. 212–219). Wochenschau Verlag.

Macsenaere, M. (2025). Grundlagen Künstlicher Intelligenz (KI) in der Kinder- und Jugendhilfe. In M. Macsenaere (Hrsg.), *Künstliche Intelligenz in der Kinder- und Jugendhilfe* (S. 11–48). Ernst Reinhardt Verlag.

Macsenaere, M. (2025). (Hrsg.). *Künstliche Intelligenz in der Kinder- und Jugendhilfe.* Ernst Reinhardt Verlag.

Macsenaere, M. & Esser, K. (2015). *Was wirkt in der Erziehungshilfe? Wirkfaktoren in Heimerziehung und anderen Hilfearten.* Ernst Reinhardt Verlag.

Martínez-Sellés, M. & Marina-Breysse, M. (2023). *Current and Future Use of Artificial Intelligence in Electrocardiography.* https://www.mdpi.com/2308-3425/10/4/175 (Zugriff 16.05.2025).

Müller-Stewens, G. & Lechner, C. (2011). *Strategisches Management. Wie strategische Initiativen zum Wandel führen.* Schäffer Poeschel.

Nagel, R. & Wimmer, R. (2009). *Systemische Strategieentwicklung: Modelle und Instrumente für Berater und Entscheider.* Schäffer Poeschel.

Reisinger, S., Gattringer, R. & Strehl, F. (2017). *Strategisches Management: Grundlagen für Studium und Praxis.* Pearson.

Scheller, T. (2017). *Auf dem Weg zur agilen Organisation. Wie Sie Ihr Unternehmen dynamischer, flexibler und leistungsfähiger gestalten.* Verlag Franz Vahlen.

Seelmeyer, U. & Waag, P. (2020). Hybridisierung personenbezogener sozialer Dienstleistungen. In N. Kutscher, T. Ley, U. Seelmeyer, F. Siller, A. Tillmann & I. Zorn (Hrsg.), *Handbuch Soziale Arbeit und Digitalisierung* (S. 180–189). Beltz Juventa.

Stoll, B. (2013). *Balanced Score Card für Soziale Organisationen. Qualität und Management durch strategische Steuerung.* Walhalla.

Waag, P., Schiffhauer, B. & Seelmeyer, U. (2020). Chatbots in der Beratung. In Ernst, G. et. al. (Hrsg.), *Digitale Transformation: Arbeit in Dienstleistungssystemen* (S. 181–191). Nomos.

Weber, I., Fischer, S. & Eireiner, C. (2018). Wissenschaftliche Grundlagen für ein agiles Reifegradmodell. In A. Häusling (Hrsg.), *Agile Organisationen: Transformationen erfolgreich gestalten – Beispiele agiler Pioniere* (S. 27–46). Haufe.

Beitrag 6

Prozesse neu denken: Digitalisierung als Treiber von Prozessoptimierung und innovativen Tools

Mats Lehnhoff

Abstract: Der Beitrag zeigt auf, wie digitale Transformation als Anlass für eine systematische Prozessoptimierung und den gezielten Einsatz digitaler Tools in Organisationen der Sozialen Arbeit und des Gesundheitswesens genutzt werden kann. Neben methodischen Ansätzen zur Neugestaltung von Arbeitsabläufen werden konkrete Anwendungsmöglichkeiten und mögliche Use Cases dargestellt. Zudem werden ethische Rahmenbedingungen im Umgang mit Automatisierung und KI-gestützten Systemen beleuchtet. Ziel ist es, Organisationen einen praxisnahen Orientierungsrahmen für die effiziente, verantwortungsvolle und qualitätsfördernde Gestaltung ihrer Prozesse zu bieten.

1 Digitalisierung als Impuls für Prozessneugestaltung

1 In vielen Organisationen wird digitale Transformation in erster Linie als Anlass für die Implementierung innovativer Technologien in bestehende Prozesse betrachtet. Dabei sollte sie jedoch als Katalysator für eine umfassende Prozessüberarbeitung und Optimierung genutzt werden. Digitale Werkzeuge und Automatisierungslösungen bieten nicht nur die Möglichkeit, bestehende Abläufe effizienter zu gestalten, sondern eröffnen auch die Chance, diese Prozesse grundlegend zu analysieren, zu hinterfragen und neu zu gestalten. Die Prozessdigitalisierung sollte daher stets in Verbindung mit einer Reorganisation und Optimierung der betroffenen Abläufe erfolgen. Dabei sollte die digitale Transformation nicht zu einem Verlust fachlicher Qualität führen, sondern idealerweise eine spürbare Entlastung der Fachkräfte mit sich bringen (Hemmerich et. al., 2024, S. 36 f.). Dieser Ansatz fördert nicht nur die Effizienz und Fehlerreduktion, sondern stärkt auch die Innovationsfähigkeit der Organisation, indem Arbeitsabläufe iterativ verbessert werden.

2 Insbesondere die Steigerung der Effizienz von Arbeitsprozessen, die durch die Integration digitaler Tools und vor allem durch gezielte Prozessoptimierung erreicht werden kann, ist angesichts des akuten Fachkräftemangels von zentraler Bedeutung. Bereits heute werden digitale Technologien in Jugendämtern und sonstigen Institutionen der Kinder- und Jugendhilfe eingesetzt, beispielsweise zur Generierung von Steuerungsinformationen, zur Vereinfachung von Abläufen und zur Erleichterung der Dokumentation. Allerdings gibt es in vielen Bereichen noch erhebliche Defizite und ungenutzte Potenziale, die es dringend zu erschließen gilt (Hemmerich et. al., 2024, S. 36). Dieser Handlungsdruck gilt ebenso auch für andere Arbeitsfelder der sozialen Arbeit und des Gesundheitswesens.

3 In den folgenden Abschnitten werden zunächst methodische Ansätze zur Neugestaltung von Prozessen erarbeitet, dann inhaltliche Möglichkeiten der Prozessoptimierung durch Digitalisierung aufgezeigt, um anschließend auf ethische Aspekte für den Einsatz digitaler Systeme einzugehen.

2 Digitale Transformation als Treiber methodischer Prozessoptimierung

Eine erfolgreiche Prozessoptimierung im Rahmen der digitalen Transformation erfordert eine systematische Herangehensweise, die nicht bei der bloßen Digitalisierung bestehender Strukturen stehen bleibt, sondern diese Transformation als Anlass für eine fundierte Neugestaltung nutzt. Gerade Prozesse, die einen hohen „Leidensdruck" erzeugen oder in denen bisher nur wenig Digitalisierung stattgefunden hat, eignen sich als Ausgangspunkt für solche Optimierungen (Appelfeller & Feldmann, 2023, S. 39). Hierbei kann eine Prozesslandkarte als zentrale Orientierungshilfe dienen, um Kernprozesse auch über verschiedene Unternehmensbereiche und IT-Anwendungssysteme hinaus zu identifizieren (Hess, 2022, S. 81). Gerade in bereichsübergreifenden Hilfesettings, wie sie für das Care und Case Management typisch sind, ist eine solche ganzheitliche Betrachtung der Kernprozesse unerlässlich, um Schnittstellen zwischen unterschiedlichen Arbeitsfeldern nahtlos zu gestalten. 4

Ein wesentlicher Schritt ist die Ist-Analyse bestehender Prozesse (Diakonie Württemberg, 2024, S. 15). Diese ermöglicht es, Schwachstellen und potenzielle Medienbrüche – insbesondere an Schnittstellen zwischen Abteilungen oder IT-Systemen – zu erkennen. Methoden wie die ABC-Analyse oder Geschäftsprozess-Gewichtungsportfolios können dabei unterstützen, Prozesse nach ihrer Priorität zu gewichten und gezielt zu optimieren (Appelfeller & Feldmann, 2023, S. 39). Auch regulatorische Anforderungen müssen bei der Neugestaltung zwingend berücksichtigt werden, um die Einhaltung rechtlicher Vorgaben sicherzustellen (Hess, 2022, S. 88). Bei der Digitalisierung von Arbeitsprozessen in der Kinder- und Jugendhilfe muss die Einhaltung fachlicher, rechtlicher und ethischer Standards stets oberste Prämisse bleiben (Hemmerich et. al., 2024, S. 36). Dabei gilt jedoch: Ein schlecht gestalteter analoger Prozess wird durch eine Digitalisierung nicht automatisch zu einem besseren Prozess. Es besteht die Gefahr, ineffiziente oder suboptimale Abläufe in digitaler Form zu konservieren. „Wird ein schlecht konzipierter Prozess digitalisiert, so erhält das Unternehmen einen schlecht konzipierten, digitalen Prozess" (Appelfeller & Feldmann, 2023, S. 40). 5

Im weiteren Verlauf werden methodische Ansätze und iterative Vorgehensweisen zur Neugestaltung von Prozessen dargestellt, die Organisationen dabei unterstützen, langfristig anpassungsfähige und effiziente Strukturen zu etablieren. Die vorgestellten methodischen Ansätze bzw. Handlungsempfehlungen bieten dabei nicht nur eine Grundlage zur Optimierung unterstützender Verwaltungs- und administrativer Prozesse, sondern können ebenso effektiv für die Weiterentwicklung fachlich geprägter Arbeitsabläufe eingesetzt werden. Sie bieten damit eine klare Systematik und einen eindeutigen Leitfaden, um sowohl operative als auch strategische Prozesse gezielt weiterzuentwickeln und dadurch die Qualität sowie die Effizienz in allen Bereichen der Organisation nachhaltig zu steigern. 6

7 Dabei stellt die Prozessoptimierung in der Kinder- und Jugendhilfe spezifische Anforderungen, die ein iteratives, schrittweises Vorgehen besonders sinnvoll machen. Gerade in diesem sensiblen Arbeitsfeld, in dem die Qualität der Prozesse unmittelbar die Wirksamkeit der Hilfeleistungen beeinflusst, erweist sich ein Ansatz als zielführend, der kleine, überschaubare Veränderungen ermöglicht und dabei die handelnden Mitarbeitenden aktiv einbezieht. Ein solches Vorgehen gewährleistet nicht nur die praktische Umsetzbarkeit von Optimierungen, sondern fördert auch die Akzeptanz und Motivation innerhalb der Organisation, indem spürbare Verbesserungen im Arbeitsalltag schnell sichtbar werden und die Mitarbeitenden in die Gestaltung der Optimierung aktiv einbezogen werden. Dies verhindert Überforderung und schafft Raum für eine gezielte Reflexion und Anpassung, ohne die Stabilität und Leistungsfähigkeit der bestehenden Strukturen zu gefährden. Ein solches vorsichtiges, partizipatives Vorgehen bewährt sich auch in anderen sensiblen Arbeitsfeldern, wie etwa in der Eingliederungshilfe oder in der psychiatrischen Versorgung, in denen Veränderungen die Lebenslagen der Adressaten unmittelbar beeinflussen. Auch in diesen Arbeitsfeldern schafft das schrittweise Vorgehen Akzeptanz bei den Fachkräften und verhindert, dass komplexe Hilfesysteme durch übereilte Eingriffe destabilisiert werden.

8 Ein zentraler methodischer Baustein für die empfohlene Herangehensweise ist das Konzept des PDCA-Zyklus (Plan, Do, Check, Act), der als kontinuierlicher Verbesserungsprozess (KVP) eine strukturierte und kontrollierte Weiterentwicklung von Prozessen erlaubt. Dieser Ansatz unterstützt eine systematische Analyse bestehender Arbeitsabläufe, gefolgt von der schrittweisen Umsetzung konkreter Maßnahmen (Appelfeller & Feldmann, 2023, S. 17 f.). Durch die zyklische Wiederholung der einzelnen Phasen können nicht nur kurzfristige Effizienzgewinne erzielt, sondern auch langfristig robuste und anpassungsfähige Prozesse etabliert werden, die den steigenden Anforderungen an Flexibilität und Qualität gerecht werden. Ein solches iteratives Vorgehen steht im Einklang mit dem Kaizen-Prinzip, das auf kleine, kontinuierliche Verbesserungen abzielt und sich als wirkungsvolles Instrument der Prozessoptimierung etabliert hat. Statt große, radikale Veränderungen anzustreben, fördert Kaizen die fortlaufende Anpassung und Optimierung bestehender Prozesse, Strukturen und Abläufe in überschaubaren Schritten, die kumulativ zu erheblichen Fortschritten führen (Appelfeller & Feldmann, 2023, S. 17 sowie Scheller, 2017, S. 425). Dabei liegt ein besonderer Schwerpunkt auf der Einbindung aller Mitarbeitenden, die zu einer Kultur der ständigen Weiterentwicklung und Optimierung beiträgt (Hofmann, 2020, S. 42 f.).

9 Allerdings sollte neben solchen inkrementellen Verbesserungen auch Raum für grundlegende Innovationen bleiben: In bestimmten Situationen – etwa bei einem Paradigmenwechsel durch neue Technologien oder bei veränderten gesetzlichen Rahmenbedingungen – kann eine radikalere Neugestaltung von Prozessen erforderlich sein. Iterative Optimierung und disruptive Veränderungen schließen einander nicht aus, sondern ergänzen sich in einer umfassenden Transformations-

strategie, damit Organisationen sich sowohl kontinuierlich weiterentwickeln als auch bei Bedarf sprunghafte Anpassungen vornehmen können.

Ein praxisnaher Zugang, um die zuvor beschriebenen Prozessanalysen mit kon- 10
kreter Beobachtung zu verbinden, ist der sogenannte „Gemba Walk". Dieser Ansatz empfiehlt, dass Führungskräfte und Mitarbeitende direkt am Ort des Geschehens die Arbeitsabläufe beobachten, um den tatsächlichen Zustand der Prozesse zu erfassen – im Gegensatz zu einem idealisierten Bild, welches oft in Workshops oder Planungsmeetings dargestellt wird. Dieses Vorgehen ermöglicht es, ein fundiertes Verständnis für die realen Abläufe zu gewinnen und darauf aufbauend realitätsbezogene Verbesserungsvorschläge zu entwickeln, die unmittelbar auf die Bedürfnisse und Herausforderungen der Praxis abgestimmt sind. Dabei liegt der Fokus nicht auf Bewertung oder dem Finden von vermeintlich Schuldigen, sondern darauf, hilfreiche Einsichten zu gewinnen (Vigenschow, 2021, S. 497).

Ergänzend zu diesen etablierten Konzepten erweist sich die systematische Analyse 11
der Prozesse als unabdingbar, um ineffiziente Abläufe und Schnittstellen präzise zu identifizieren. Instrumente wie das Prozessmapping, insbesondere die Swimlane-Methode, ermöglichen eine detaillierte Visualisierung der einzelnen Arbeitsschritte sowie der beteiligten Rollen und Verantwortlichkeiten (Hofmann, 2020, S. 90). Diese Visualisierung schafft nicht nur Transparenz, sondern liefert auch die Grundlage für datenbasierte Analysen, durch die sowohl Engpässe als auch medienbruchbehaftete Übergänge zwischen Systemen und Abteilungen identifiziert werden können. Ein praktisches Beispiel in der Kinder- und Jugendhilfe ist die Anwendung des Prozessmappings auf den Ablauf der Gefährdungseinschätzung bei Kindeswohlgefährdungen. Mit der Swimlane-Methode können die Schritte von der Gefährdungsmeldung über die Fallprüfung bis hin zur Interventionsplanung detailliert abgebildet werden, wodurch potenzielle Schwachstellen – etwa Verzögerungen an Schnittstellen oder mangelnde Verantwortungszuweisungen – klar erkennbar werden. Solche Analysen ermöglichen es, den Prozess nicht nur effizienter zu gestalten, sondern auch die Qualität der Entscheidungsfindung zu erhöhen. In diesem Zusammenhang gewinnen auch Methoden wie das Ishikawa-Diagramm an Bedeutung, das systematisch Ursachen für aufgetretene Probleme analysiert und damit zielgerichtete Maßnahmen zur Prozessverbesserung ermöglicht (Hofmann, 2020, S. 93 f.).

Gerade wenn es darum geht, Prozesse grundlegend neu zu gestalten und an 12
moderne Anforderungen anzupassen, bieten sich agile Methoden wie z. B. Design Thinking an. Im Rahmen einer nachhaltigen Prozessoptimierung bietet Design Thinking eine wirkungsvolle methodische Grundlage, um komplexe Abläufe kritisch zu hinterfragen und kreative, nutzer:innenzentrierte Lösungen zu entwickeln (Kreidenweis, 2018, S. 25). Die Stärke des Design Thinking liegt darin, interdisziplinäre Teams einzubinden und iterative Entwicklungszyklen zu fördern, die auf kontinuierlichem Testen und Anpassen basieren (Hartmann, 2018,

S. 136 ff.). So können innovative Konzepte entstehen, die praxistauglich sind und sich flexibel in den spezifischen Kontext einer Organisation einfügen.

13 Während iterative Ansätze, wie sie etwa in agilen Methoden verankert sind, häufig dazu beitragen, bestehende Abläufe schrittweise zu verbessern, gibt es jedoch auch Szenarien, in denen sprunghafte Veränderungen unvermeidlich sind, um substanzielle Fortschritte zu erzielen. Die Einführung eines neuen IT-Systems, beispielsweise einer cloudbasierten Plattform für die Verwaltung von Fallakten, stellt ein solches Szenario dar. Solche Projekte erfordern eine umfassende Projektplanung, die über rein iterative Ansätze hinausgeht und im Stile eines klassischen Einführungsprojektes klare Ziele, Meilensteine sowie eine fundierte Zeitplanung voraussetzt. Dennoch können auch in solchen Veränderungsprozessen agile Prinzipien wie das iterative Testen von Teilmodulen oder die schrittweise Implementierung von Funktionalitäten in Form von Sprints integriert werden, um Risiken zu minimieren und frühzeitig wertvolles Feedback zu generieren.

14 Entscheidend ist dabei, dass technische Neuerungen nicht isoliert betrachtet, sondern in einen ganzheitlichen Veränderungsrahmen eingebettet werden, der sowohl organisatorische Strukturen und fachliche Anforderungen berücksichtigt als auch die Mitarbeitenden durch gezielte Schulungen auf die neuen Systeme vorbereitet und ihre aktive Einbindung fördert.

15 Zusammenfassend lässt sich feststellen, dass die erfolgreiche Prozessoptimierung in Organisationen – und insbesondere in Bereichen mit hohen Herausforderungen wie der Kinder- und Jugendhilfe – nur durch einen integrativen Ansatz realisierbar ist, der iterative Verbesserungsschleifen, systematische Analyseverfahren und agile, nutzerzentrierte Methoden miteinander verknüpft (Häusling & Kahl, 2018, S. 55). Dieser methodische Mix ermöglicht es, Prozesse kontinuierlich zu verbessern und unmittelbar messbare Effekte zu erzielen, während gleichzeitig eine nachhaltige Basis für eine zukunftsorientierte Organisationskultur geschaffen wird. Solche Ansätze erhöhen die Effizienz und Qualität der Arbeitsprozesse, tragen zur Entlastung der Fachkräfte bei und stärken die Innovationsfähigkeit der Organisation. Dies schafft den notwendigen Freiraum, um sich auf die pädagogischen Kernaufgaben zu konzentrieren und die erbrachten Leistungen langfristig zu sichern.

3 Inhaltliche Möglichkeiten der Prozessoptimierung durch den gezielten Einsatz digitaler Tools

16 Die digitale Transformation in der Kinder- und Jugendhilfe bietet neben der Weiterentwicklung der sozialpädagogischen Dienstleistungen (wie in Beitrag 5 empfohlen und erläutert) auch großes Potenzial für die umfassende Optimierung administrativer und organisatorischer Prozesse. Während im vorangegangenen Abschnitt die methodische Herangehensweise im Vordergrund stand, wird hier konkret aufgezeigt, in welchen inhaltlichen Bereichen digitale Tools gezielt zur

Verbesserung der Prozesse eingesetzt werden sollten. Die in diesem Abschnitt herausgearbeiteten Erkenntnisse wurden ursprünglich im Rahmen einer empirischen Untersuchung unter Einbeziehung von Führungskräften aus Organisationen der Kinder- und Jugendhilfe ermittelt, lassen sich jedoch grundsätzlich auch auf weitere Handlungsfelder der sozialen Arbeit und des Gesundheitswesens übertragen.

Besonders in den Bereichen Verwaltung, Prozessorganisation und interne Kommunikation bieten digitale Werkzeuge die Möglichkeit, Fachkräfte zu entlasten, Arbeitsabläufe zu optimieren und administrative Hürden zu reduzieren. Ineffiziente, manuelle Prozesse binden Ressourcen, die für die fachliche Arbeit mit Klient:innen genutzt werden könnten. Der zielorientierte Einsatz digitaler Technologien trägt dazu bei, Routinetätigkeiten zu automatisieren, die Nutzung relevanter Daten zu verbessern und die Steuerung organisatorischer Abläufe zu optimieren. Hier werden zentrale Einsatzfelder für digitale Werkzeuge in der Verwaltung und Organisation der Kinder- und Jugendhilfe erläutert und ihr Nutzen für eine nachhaltige Prozessoptimierung dargestellt. 17

Die Verwaltung sozialer Organisationen in der Kinder- und Jugendhilfe ist geprägt von einer Vielzahl komplexer, stark regulierter und oft zeitintensiver Arbeitsabläufe. Aufgaben wie Stammdatenverwaltung, Leistungsabrechnung und Personalsteuerung sind fundamental für die Qualitätssicherung und den reibungslosen Betrieb von Jugendhilfeeinrichtungen. Trotz der zentralen Bedeutung dieser Prozesse werden sie vielerorts weiterhin unter Nutzung veralteter IT-Infrastrukturen oder mit hohem manuellem Aufwand durchgeführt. Dies führt zu ineffizienten Abläufen, die Fachkräfte zusätzlich belasten und wertvolle Ressourcen binden. Diese Problemlage lässt sich auch in vielen Einrichtungen im Gesundheitswesen oder in der Eingliederungshilfe feststellen. Auch dort erschweren oft veraltete Systeme und papierbasierte Prozesse eine effiziente Betriebsführung, wodurch Fachkräfte wertvolle Zeit für Verwaltung statt für die unmittelbare Klient:innenarbeit aufwenden müssen. 18

Ein wesentlicher Bestandteil der digitalen Transformation in der Kinder- und Jugendhilfe ist der Einsatz spezialisierter Branchensoftware, welche gezielt auf die Bedürfnisse sozialer Organisationen abgestimmt ist. Solche Softwarelösungen decken eine Vielzahl von Aufgaben ab, darunter die Abrechnung von Leistungen, die Verwaltung von Stammdaten sowie die Dokumentation pädagogischer Maßnahmen. Während die Nutzungsbreite und -tiefe dieser Systeme in der Praxis noch sehr unterschiedlich ausgeprägt sind, bieten sie erhebliche Potenziale zur Effizienzsteigerung. Moderne Branchensoftware integriert zunehmend Module für die elektronische Dokumentation und Dienstplanung, wodurch die zentralen Prozesse sozialer Organisationen durchgängig digital und medienbruchfrei abgebildet werden können. Diese medienbruchfreie Gestaltung ist wichtig, um administrative Abläufe zu optimieren, Fehlerquellen zu minimieren und die Qualität der Dienstleistungen zu sichern (Kreidenweis, 2018, S. 195 ff.). Zudem kann 19 durch sie auch ein Handlungsrahmen für Fachkräfte vorgegeben werden, der ebenfalls dazu beiträgt, Fehler zu vermeiden und außerdem zu einer höheren Handlungssicherheit führt (Gillingham, 2017, S. 192). In ähnlicher Weise entwickeln sich auch im Gesundheitsbereich und in der Eingliederungshilfe spezialisierte Softwarelösungen von elektronischen Fallakten bis zu sektorenübergreifenden Dokumentationssystemen, die die vielfältigen Abläufe dieser Felder auf gemeinsamen Plattformen abbilden. Dies erleichtert ein integriertes Case Management, weil alle Beteiligten auf konsistente Daten zugreifen und nahtlos zusammenarbeiten können.

20 Dokumentenmanagement- und elektronische Aktenführungssysteme ermöglichen eine strukturierte Verwaltung und Nachverfolgbarkeit administrativer Vorgänge. Die digitale Verwaltung von Fallakten, Klient:innendaten und Verwaltungsdokumenten führt zu einer deutlichen Reduktion des Zeitaufwands und einer Verbesserung der Transparenz interner Prozesse (Kutscher, 2019, S. 46 ff.). Beispielsweise erleichtert die standardisierte elektronische Dokumentation von Hilfeplanungen, Verlaufsdokumentationen und Fallhistorien die Nachvollziehbarkeit von Entscheidungen. Im Bereich der Finanzverwaltung und Leistungsabrechnung ermöglichen spezialisierte Softwarelösungen die automatisierte Erfassung, Verarbeitung und Analyse von Zahlungsströmen. Dadurch werden Fehler in der Abrechnung reduziert und finanzielle Ressourcen präziser verwaltet.

21 Ein entscheidender Erfolgsfaktor für die Digitalisierung administrativer Prozesse ist eine konsequent prozessorientierte Architektur der eingesetzten Software. In der Kinder- und Jugendhilfe wächst die Erkenntnis, dass echte Effizienz- und Qualitätseffekte nur dann erreicht werden können, wenn zentrale Arbeitsabläufe – wie die Aufnahme von Klient:innen, die Verwaltung von Abwesenheiten oder der Wechsel von Hilfestufen – durchgängig digital abgebildet werden. Softwarelösungen, die einer prozessorientierten Logik folgen, bieten die Möglichkeit, Prozessschritte systematisch zu steuern, zu überwachen und zu dokumentieren (Kreidenweis, 2018, S. 197). Darüber hinaus ist Flexibilität ein wesentliches Merkmal moderner Software. Systeme, die es Organisationen ermöglichen, Prozesse eigenständig zu modellieren und an veränderte Anforderungen anzupassen, sind besonders wertvoll. Schnittstellen zwischen verschiedenen Systemen gewährleisten zudem den nahtlosen Austausch von Daten und prozessbezogenen Informationen, wodurch eine medienbruchfreie und ganzheitliche Prozessabwicklung sichergestellt wird (Kreidenweis, 2018, S. 198). Auch in anderen Versorgungsbereichen sind prozessorientierte, anpassungsfähige IT-Systeme von entscheidender Bedeutung. Nur wenn Software die realen Arbeitsabläufe abbilden kann und unterschiedliche Fachsysteme miteinander kommunizieren, entsteht ein Gesamtprozess, der im Sinne des Case Managements bruchfrei und klientenzentriert verläuft.

22 Die Organisation von Personalressourcen ist ein weiterer Bereich, der durch digitale Lösungen optimiert werden kann. Tätigkeiten wie die Erfassung von

Arbeitszeiten, Koordination von Schichtplänen und Planung von Fort- und Weiterbildungen stellen eine besondere Herausforderung für soziale Einrichtungen dar. Digitale Systeme ermöglichen eine automatisierte Arbeitszeiterfassung und die dynamische Erstellung von Dienstplänen, die Verfügbarkeiten, gesetzliche Vorgaben und spezifische Bedarfe berücksichtigen. Insbesondere in stationären Einrichtungen erleichtern solche Lösungen die Planungssicherheit und flexible Reaktion auf unvorhergesehene Personalausfälle.

Auch im Bereich der Fort- und Weiterbildung bieten digitale Tools entscheidende Vorteile. Plattformen wie Microsoft SharePoint ermöglichen die zentrale Verwaltung von Qualifikationsprofilen, die Dokumentation von Weiterbildungsbedarfen sowie die Bereitstellung relevanter Materialien. Ergänzend dazu können E-Learning-Angebote, wie beispielsweise Microsoft Learning, genutzt werden, um die digitalen Kompetenzen der Fachkräfte gezielt zu stärken. Darüber hinaus sollten Fortbildungen stärker darauf eingehen, wie die digitale Arbeitswelt berufsspezifische Anforderungen verändert, und gleichzeitig konkrete Lösungen vorschlagen, wie Fachkräfte diesen Veränderungen effektiv begegnen können (Enssen et al., 2023, S. 39). 23

Im Bereich des Bewerbermanagements können automatisierte Workflows und standardisierte Prozesse für eine strukturierte Erfassung und Bearbeitung von Bewerbungen sorgen und zu einer vereinfachten Kommunikation mit Bewerber:innen sowie einer transparenten Gestaltung der Auswahlverfahren beitragen. Dies reduziert den administrativen Aufwand und trägt zu einer effizienteren Personalgewinnung bei. Gerade angesichts des Fachkräftemangels in Pflege und Sozialarbeit ist eine effiziente Personalgewinnung von strategischer Bedeutung. Digitale Bewerbermanagement-Systeme werden mittlerweile zum Beispiel in großen Wohlfahrtsverbänden und Krankenhausverbünden eingesetzt, um den Einstellungsprozess zu beschleunigen und die Candidate Experience zu verbessern – was letztlich die Attraktivität der Organisation als Arbeitgeber steigert. 24

Eine zentrale Herausforderung in der Kinder- und Jugendhilfe besteht in der internen Kommunikation und Zusammenarbeit, besonders in Organisationen mit dezentralen oder multiprofessionellen Teams. Der Einsatz digitaler Kommunikations- und Kollaborationstools kann eine erhebliche Verbesserung bewirken (Diakonie Württemberg, 2024, S. 18). Cloudbasierte Plattformen ermöglichen eine ortsunabhängige Zusammenarbeit, indem sie die gemeinsame Bearbeitung von Dokumenten erleichtern, redundante Ablagestrukturen vermeiden und eine effizientere Abstimmung zwischen Teams fördern. Microsoft 365 bietet mit seinen integrierten Anwendungen eine umfassende Lösung zur Optimierung kooperativer Arbeitsprozesse. Tools wie SharePoint ermöglichen eine zentrale, strukturierte Ablage und Verwaltung von Dokumenten, wodurch veraltete oder redundante Dateiversionen vermieden werden. Microsoft Teams fungiert als zentrale Kommunikationsplattform, die sowohl Chat-, Datei- als auch Videokonferenzfunktionen bündelt und so eine nahtlose Abstimmung innerhalb und zwischen 25

Teams unterstützt. Gerade in größeren Trägerstrukturen mit verteilten Standorten oder in ambulanten Arbeitskontexten bieten solche cloudbasierten Systeme eine zuverlässige Infrastruktur, um Abstimmungsprozesse effizienter und flexibler zu gestalten.

26 Ein wesentliches Potenzial digitaler Technologien liegt in der teilweisen Automatisierung und Unterstützung administrativer Schreibarbeiten und Routineaufgaben, die in der Kinder- und Jugendhilfe einen erheblichen Zeitaufwand darstellen. Neben der Falldokumentation fallen zahlreiche textbasierte Aufgaben in der Verwaltung an, die durch digitale Lösungen effizienter bearbeitet und teilweise automatisiert werden können. KI-gestützte Textanalyse- und Generierungssysteme erleichtern die strukturierte Auswertung umfangreicher Fallakten, die Erstellung standardisierter Berichte oder E-Mails und die Zusammenfassung längerer Dokumente (Macsenaere, 2025, S. 35). Auch bei Übersetzungen bieten digitale Anwendungen erhebliche Vorteile. Einrichtungen mit einer sprachlich vielfältigen Klientel profitieren von KI-gestützten Übersetzungsdiensten, die eine präzisere und schnellere mehrsprachige Dokumentation ermöglichen (Macsenaere, 2025, S. 37). Dies verbessert die Verständigung im Arbeitsalltag und erleichtert den Zugang zu wichtigen Informationen.

27 Neben klassischen Verwaltungs- und Kommunikationsprozessen eröffnen digitale Werkzeuge weitreichende Potenziale zur Unterstützung kreativer, konzeptioneller und strategischer Tätigkeiten in der Kinder- und Jugendhilfe. Die Erstellung von Konzepten, Förderanträgen und Angeboten erfordert von Fachkräften ein hohes Maß an interdisziplinärer Expertise – insbesondere in fachlichen, rechtlichen und strategischen Fragen. Der gezielte Einsatz generativer KI kann Fachkräfte entlasten, indem er bei der strukturierten Aufbereitung komplexer Inhalte unterstützt, inhaltliche Kohärenz fördert und zeitintensive Analyse- und Formulierungsprozesse effizienter gestaltet. KI-gestützte Textgenerierungstools (wie z. B. ChatGPT) bieten nicht nur die Möglichkeit, strukturierte Vorlagen zu erstellen, relevante Inhalte zusammenzufassen und sprachliche Korrekturen vorzunehmen, sondern fungieren zunehmend auch als konzeptionelle Sparringspartner. Durch interaktive Dialoge mit KI-Systemen lassen sich Ideen systematisch weiterentwickeln, Argumentationsstrukturen schärfen und neue Perspektiven auf inhaltliche Fragestellungen gewinnen. Gezieltes und strukturiertes Prompting kann dabei die Qualität des Outputs generativer KI erheblich verbessern (Macsenaere, 2025, S. 36), wodurch besonders Fachkräfte, die bereits über starke konzeptionelle und fachliche Fähigkeiten verfügen, ihre Arbeit auf ein noch höheres Niveau heben können (siehe Beitrag 7 Kapitel 2.4). Dies kann gerade kleineren Organisationen mit begrenzten Ressourcen eine effizientere und qualitativ hochwertige Ausarbeitung von Projektdokumentationen und strategischen Konzepten ermöglichen.

28 Darüber hinaus spielen KI-Tools in der gesamten Bandbreite medialer Kommunikation eine zunehmend zentrale Rolle. Neben der Optimierung textbasierter

Inhalte ermöglichen KI-gestützte Anwendungen eine umfassende Unterstützung in der Erstellung, Bearbeitung und Adaption von Bild-, Audio-, Sprach- und Videomaterialien (Macsenaere, 2025, S. 38). Dies reicht von der automatisierten Transkription und Übersetzung über die KI-gestützte Gestaltung von Grafiken und visuellen Präsentationen bis hin zur Erstellung von Schulungs- und Erklärvideos. Insbesondere für Fachkräfte, die mit unterschiedlichen Zielgruppen arbeiten, bieten diese Technologien die Möglichkeit, komplexe Inhalte niedrigschwellig aufzubereiten und adressatengerecht zu vermitteln. Trotz der vielfältigen und beeindruckenden Einsatzmöglichkeiten gilt auch hier das Prinzip von Human-in-the-Loop. KI generierte Inhalte sollten durch einen Menschen überprüft und weiterentwickelt werden (Macsenaere, 2025, S. 35).

4 Zwischen Effizienzsteigerung und professioneller Verantwortung: Ethische Leitlinien für den Einsatz digitaler Systeme

Wie in den vorherigen Abschnitten als Handlungsempfehlungen dargestellt, 29
eröffnen die unterschiedlichen Aspekte der digitalen Transformation in der Kinder- und Jugendhilfe weitreichende Potenziale zur Effizienzsteigerung und Optimierung. Die Automatisierung von Arbeitsabläufen und die Einbindung digitaler Assistenzsysteme versprechen eine Entlastung der Fachkräfte und eine deutlich verbesserte Nutzung von Daten für fachliche Entscheidungen. Gleichzeitig wirft der Einsatz neuer Tools und algorithmischer Systeme ethische Fragen auf, die sich auf die Entscheidungsautonomie der Fachkräfte, die Transparenz algorithmischer Prozesse und die Wahrung der individuellen Rechte der Klient:innen beziehen. Ganz besonders in sensiblen Bereichen wie der Gefährdungseinschätzung nach § 8a SGB VIII oder bei Inobhutnahmen, in denen Entscheidungen zu Eingriffen mit erheblichen sozialen und rechtlichen Konsequenzen führen, ist eine unkritische Übernahme von KI-gestützten Bewertungen aus fachlicher und ethischer Sicht höchst problematisch. Fachkräfte dürfen gerade in solchen komplexen Entscheidungssituationen nicht der Versuchung erliegen, ihre Verantwortung an KI-gestützte Assistenzsysteme zu übertragen (Feist-Ortmanns et al., 2025, S. 65). Diese Spannungslage zwischen Effizienzgewinnen und ethischer Verantwortung ergibt sich nicht nur in der Kinder- und Jugendhilfe, sondern beispielsweise auch in der Altenpflege oder in der Eingliederungshilfe. Überall dort, wo digitale Systeme bei Entscheidungen über Schutz- oder Unterstützungsmaßnahmen mitwirken, müssen Fachkräfte sorgfältig abwägen, wie viel Vertrauen sie technischen Empfehlungen schenken und an welcher Stelle die Grenzen der Automatisierung erreicht sind, um die Würde und Rechte der Betroffenen zu wahren.

Die zentrale Prämisse bei der Nutzung digitaler Werkzeuge in der Kinder- und 30
Jugendhilfe muss daher lauten, dass genutzte Tools lediglich eine unterstützende

Funktion übernehmen, jedoch niemals die finale Entscheidungsgewalt der Fachkräfte ersetzen (Hemmerich et. al., 2024, S. 25 f.). Automatisierte Systeme können zwar bei der Auswertung großer Datenmengen helfen, Muster erkennen und auch Prognosen erstellen (Beckmann, 2023, S. 90), allerdings können sie nicht die Fähigkeit zur umfassenden sozialpädagogischen Kontextualisierung ersetzen, insbesondere wenn es um Berücksichtigung individueller Lebenslagen und situativer Dynamiken geht. Gerade das sozialpädagogische Urteilsvermögen, das für individuelle Fallentscheidungen unabdingbar ist, bleibt eine rein menschliche Kompetenz. Es gilt dabei zu beachten, dass die Nutzung digitaler Werkzeuge durch Fachkräfte besonders dann fehleranfällig ist, wenn nur eine unzureichende Datenbasis in die Auswertung einfließt, die von automatisierten Systemen erstellt wird, und die Ergebnisse anschließend falsch interpretiert werden. Gerade in einem solchen Kontext besteht die Gefahr des „Automation Bias", also der unreflektierten Übernahme algorithmischer Ergebnisse aufgrund eines Vertrauens in die vermeintliche Objektivität technischer Systeme (Gutwald et al., 2021, S. 11). Werden die Ergebnisse von automatisierten Systemen oder von KI zu unkritisch übernommen, kann dies Fachkräfte in ihrer professionellen Beurteilung einschränken und zu folgenschweren Fehlentscheidungen führen (Zweig, 2018, S. 21).

31 Besondere Vorsicht ist bei der Nutzung von Algorithmen zur Gefährdungseinschätzung geboten. Erfahrungen mit prädiktiven Risikobewertungen im internationalen Kontext – etwa mit dem „Allegheny Family Screening Tool" oder „Rapid Safety Feedback" in den USA – zeigen, dass algorithmische Systeme im Kinderschutz zwar einerseits zu frühzeitigen Risikoeinschätzungen beitragen können, andererseits jedoch auch zu gravierenden Fehlbewertungen geführt haben, bei denen eigentliche Hochrisikofälle mit einem niedrigen Risikowert bewertet wurden, was sogar zu Todesfällen von Kindern führte (Beckmann, 2023, S. 91). Dieses Beispiel verdeutlicht noch einmal, dass derartige Systeme nur als Ergänzung zur fachlichen Einschätzung betrachtet werden dürfen, nicht jedoch als eigenständige Entscheidungsinstanzen. Eine sinnvolle Gestaltung solcher Systeme sollte dahin gehen, dass sie Fachkräften Anregungen geben, ihre eigenen Bewertungen kritisch zu reflektieren. Dies kann etwa durch transparente Darstellungen der zugrunde liegenden Daten (Senkung der Gefahr des „Automation Bias"), gezielte Reflexionsfragen oder alternative Interpretationsansätze geschehen, die Fachkräfte aktiv in die Entscheidungsfindung einbinden können, wodurch eine unreflektierte Übernahme von Ergebnissen verhindert wird.

32 Darüber hinaus stellt sich die Frage nach den gesellschaftlichen und demokratischen Implikationen einer zunehmenden Algorithmierung von Entscheidungsprozessen in der Kinder- und Jugendhilfe. Insbesondere im Kontext des staatlichen Wächteramts sind Ermessensentscheidungen, die beispielsweise im Jugendamt getroffen werden, nicht nur fachliche, sondern auch grundrechtlich relevante Akte. Eine vollständige Delegation dieser Entscheidungen an technische Systeme würde bedeuten, dass hoheitliche Befugnisse nicht mehr in menschlicher Hand lägen –

eine Entwicklung, die im weiteren gesellschaftlichen Kontext tiefgreifende ethische Fragen aufwirft. Eine zu starke Abhängigkeit von algorithmischen Bewertungen könnte dazu führen, dass Entscheidungsprozesse zunehmend technokratisch geprägt werden. Ähnliche Warnungen werden etwa in der forensischen Psychiatrie geäußert, wo Risikobewertungstools für Rückfallprognosen genutzt werden. Auch dort betonen Expert:innen, dass solche Scores lediglich als ein Faktor unter vielen gelten dürfen und niemals die klinisch-sozialpädagogische Einschätzung des Behandlungsteams ersetzen können (Hogan et al., 2021, S. 8). Branchenübergreifend gilt demnach: Prädiktive Algorithmen können nützlich sein, doch sie müssen so gestaltet und eingesetzt werden, dass sie die Urteilsfähigkeit der Fachkräfte schärfen und nicht abstumpfen.

Die ethischen Implikationen berühren in einigen Punkten datenschutzrechtliche 33
Fragestellungen. Die dargestellten Tools bieten zwar die Möglichkeit einer effizienteren Datennutzung, erhöhen jedoch auch die Risiken unkontrollierter Datenverknüpfungen und potenziell diskriminierender Algorithmen (Seelmeyer & Schneider, 2018, S. 21 ff.). Gerade in der Kinder- und Jugendhilfe, in der mit hochsensiblen personenbezogenen Informationen gearbeitet wird, müssen höchste Datenschutzstandards gewährleistet sein. Zugleich wird in der Praxis häufig beobachtet, dass Datenschutzbedenken als Argument gegen digitale Innovationen genutzt werden, während analoge Verfahren mit vergleichbaren Sicherheitsrisiken unkritisch fortgeführt werden. Daher wird hier folgende differenzierte Betrachtung empfohlen: Datenschutz sollte nicht als Grund vorgeschoben werden, Potenziale der digitalen Transformation nicht zu nutzen. Gleichzeitig müssen digitale Systeme so gestaltet sein, dass sie mindestens denselben Vertrauensschutz bieten wie papierbasierte Verfahren.

Zusammenfassend lassen sich in diesem Zusammenhang vier praxisrelevante 34
Perspektiven bzw. Fragestellungen bezüglich ethischer Herausforderungen der Digitalisierung in der Kinder- und Jugendhilfe festhalten, mit der sich Führungskräfte auseinandersetzen müssen (Bertsche & Como-Zipfel, 2023, S. 123 sowie Kaminsky, 2021, S. 8 ff.):

- Eine sozialethische Perspektive, die bei der Gestaltung der Institutionen der Frage nachgeht, wie eine Veränderung aussehen soll, um Personengruppen nicht zu benachteiligen, sondern eine gesellschaftliche Gleichstellung zu fördern.
- Eine individualethische Perspektive, die sich mit der Frage auseinandersetzt, inwieweit Soziale Arbeit Digitalisierung nutzen darf bzw. muss, um Selbstständigkeit und Teilhabe ihrer Klient:innen zu fördern.
- Eine professionsethische Fragestellung, inwieweit digitale Tools genutzt werden sollen, um Qualität und Effektivität der eigenen Praxis sicherzustellen und zu fördern.
- Eine organisationsethische Perspektive, die reflektiert, inwieweit digitale Mittel eingesetzt werden müssen, um Funktionalität und den Bestand der Einrichtungen nicht zu gefährden.

35 Abschließend kann festgehalten werden, dass die Integration digitaler Technologien in die Kinder- und Jugendhilfe nur dann ethisch vertretbar und fachlich sinnvoll ist, wenn sie die Fachkräfte unterstützt, ohne ihre Entscheidungsautonomie zu untergraben. Praktische Beispiele zeigen, dass algorithmische Systeme Potenzial für Unterstützung bieten, jedoch immer nur als Ergänzung zur menschlichen Expertise genutzt werden sollten. Transparenz bezüglich der Datenverarbeitung, eine klare Begrenzung der Automatisierung auf unterstützende Funktionen sowie ein reflektierter und kritischer Umgang der Fachkräfte mit digitalen Werkzeugen werden hier als Voraussetzungen für einen ethisch vertretbaren Einsatz digitaler Tools und somit als Handlungsempfehlungen herausgestellt. Letztlich darf die digitale Transformation in der Kinder- und Jugendhilfe nicht nur dem Ziel dienen, Prozesse effizienter zu gestalten, sondern sollte auch die fachliche Qualität der Arbeit erhöhen.

Literatur

Appelfeller, W. & Feldmann, C. (2023). *Die digitale Transformation des Unternehmens: Systematischer Leitfaden mit zehn Elementen zur Strukturierung und Reifegradmessung.* Springer Gabler.

Beckmann, J., Binder, H. & Lohse, K. (2023). *Digitalisierung in der Kinder- und Jugendhilfe Grundprinzipien, Leistungen, Schutzauftrag und strukturelle Bedingungen vor dem Hintergrund zunehmend digitaler Lebenswelten von Kindern und Jugendlichen.* Deutsches Institut für Jugendhilfe und Familienrecht e. V. Forum für Fachfragen. https://dijuf.de/fileadmin/user_upload/JAdigital_Rechtsgutachten.pdf (Zugriff 27.03.2025).

Bertsche, O. & Como-Zipfel, F. (2023). *Digitalisierung: Herausforderungen und Handlungsansätze für die Soziale Arbeit.* Kohlhammer.

Diakonie Württemberg (2024). *Digitalisierung in der Kinder- und Jugendhilfe: Herausforderungen und Chancen für Organisationsentwicklung und Pädagogik.* https://www.diakonie-wuerttemberg.de/fileadmin/Diakonie_Website/Abteilungen/Kinder_Jugend_Familie/DABe_I/handreichung-diakonie-druck_251122.pdf (Zugriff 14.07.2025).

Enssen, S., Nieding, I. & Stöbe-Blossey, S. (2023). *Digitalisierung und Teilhabe: Chancen und Risiken in der Kinder- und Jugendhilfe.* JAdigital Digitalisierung in der Kinder- und Jugendhilfe konzeptionell gestalten. Institut für Sozialpädagogische Forschung Mainz gGmbH. https://www.digitalejugendhilfe.de/fileadmin/uploads/user_upload/Publikationen/Webseite_Digitalisierung_Teilhabe_Enssen_Nieding_Stoebe-Blossey.pdf (Zugriff 03.04.2025).

Feist-Ortmanns, M., Sauer, A. & Brinkmann, M. (2025). Erfahrungen mit KI in der Kinder- und Jugendhilfe. In M. Macsenaere (Hrsg.), *Künstliche Intelligenz in der Kinder- und Jugendhilfe* (S. 49–66). Ernst Reinhardt Verlag.

Gillingham, P. (2017). Evaluation of Practice Frameworks for Social Work with Children and Families: Exploring the Challenges. *Journal of Public Child Welfare 12*(2), 190–203. https://doi.org/10.1080/15548732.2017.1392391

Gutwald, R., Burghardt, J., Kraus, M., Reder, M., Lehmann, R. & Müller, N. (2021). Soziale Konflikte und Digitalisierung: Chancen und Risiken digitaler Technologien bei der Einschätzung von Kindeswohlgefährdungen. *EthikJournal, 7*(2). https://www.ethikjournal.de/fileadmin/user_upload/ethikjournal/Texte_Ausgabe_2021_2/Gutwald_u. a._Ethikjournal_2.2021.pdf (Zugriff 04.04.2025).

Häusling, A. & Kahl, M. (2018). Das TRAFO-Modell zur agilen Organisationsentwicklung. In A. Häusling (Hrsg.), *Agile Organisationen: Transformationen erfolgreich gestalten – Beispiele agiler Pioniere* (S. 47–94). Haufe.

Hartmann, C. (2018). Digitale Dienstleistungen entwickeln – Innovationskultur mit neuen Methoden fördern. In H. Kreidenweis (Hrsg.), *Digitaler Wandel in der Sozialwirtschaft: Grundlagen – Strategien – Praxis* (S. 133–144). Nomos.

Hemmerich, F., Zischke, F. E., Schmutz, E., Müller, H., Röder, M., Schröer, W., Thomas, S. & Volk, S. (2024). *12 Thesen zur Digitalisierung in der Kinder- und Jugendhilfe auf Basis des Projekts „JAdigital. Digitalisierung in der Kinder- und Jugendhilfe konzeptionell gestalten"*. https://doi.org/10.61045/2025-06-946455 (Zugriff 02.04.2025).

Hess, T. (2022). *Digitale Transformation strategisch steuern. Vom Zufallstreffer zum systemischen Vorgehen*. Springer Gabler.

Hofmann, M. (2020). *Prozessoptimierung als ganzheitlicher Ansatz. Mit konkreten Praxisbeispielen für effiziente Arbeitsabläufe*. Springer Gabler.

Hogan, N. & Dividge, E. & Corabian, G. (2021): On the Ethics and Practicalities of Artificial Intelligence, Risk Assessment, and Race. *The Journal of the American Academy of Psychiatry and the Law, 49*(3). https://jaapl.org/content/jaapl/early/2021/06/03/JAAPL.200116-20.full.pdf (Zugriff 17.05.2025).

Kaminsky, C. (2021). Digitale Transformation Sozialer Arbeit? – Ethische Orientierung auf neuem Terrain. *EthikJournal, 7*(2). https://www.ethikjournal.de/fileadmin/user_upload/ethikjournal/Texte_Ausgabe_2021_2/Kaminsky_Ethikjournal_2.2021.pdf (Zugriff 04.03.2025).

Kreidenweis, H. (2018). Sozialwirtschaft im digitalen Wandel. In H. Kreidenweis (Hrsg.), *Digitaler Wandel in der Sozialwirtschaft: Grundlagen – Strategien – Praxis* (S. 11–26). Nomos.

Kreidenweis, H. (2018). (Hrsg.). *Digitaler Wandel in der Sozialwirtschaft: Grundlagen – Strategien – Praxis*. Nomos.

Kreidenweis, H. & Wolff, D. (2018). *IT-Report für die Sozialwirtschaft 2018*. Katholische Universität Eichstätt-Ingolstadt.

Kutscher, N. (2019). Digitalisierung der Sozialen Arbeit. In S. Rietmann, M. Sawatzki & M. Berg (Hrsg.), *Beratung und Digitalisierung: Zwischen Euphorie und Skepsis* (S. 41–56). Springer.

Macsenaere, M. (2025). Grundlagen Künstlicher Intelligenz (KI) in der Kinder- und Jugendhilfe. In M. Macsenaere (Hrsg.), *Künstliche Intelligenz in der Kinder- und Jugendhilfe* (S. 11–48). Ernst Reinhardt Verlag.

Macsenaere, M. (2025). (Hrsg.). *Künstliche Intelligenz in der Kinder- und Jugendhilfe*. Ernst Reinhardt Verlag.

Scheller, T. (2017). *Auf dem Weg zur agilen Organisation. Wie Sie Ihr Unternehmen dynamischer, flexibler und leistungsfähiger gestalten*. Verlag Franz Vahlen.

Seelmeyer, U. & Schneider, D. (2018): Der Einfluss der Algorithmen. *Sozial Extra, 42*(3), 21–24.

Vigenschow, U. (2021). *Lernende Organisationen: Das Management komplexer Aufgaben und Strukturen zukunftssicher gestalten*. dpunkt.verlag.

Zweig, Katharina A. (2018): *Wo Maschinen irren können. Fehlerquellen und Verantwortlichkeiten in Prozessen algorithmischer Entscheidungsfindung*. Arbeitspapier. Bertelsmann Stiftung.

Beitrag 7

Kompetenzen, Wissensmanagement und Kultur: Grundlagen organisationaler Digitalisierungsfähigkeit

Mats Lehnhoff

Abstract: Der Beitrag beleuchtet Kompetenzen, Wissensmanagement und Organisationskultur als zentrale Gestaltungsbereiche der digitalen Transformation in Organisationen der Sozialen Arbeit und des Gesundheitswesens. Es wird aufgezeigt, wie digitale Kompetenzen systematisch aufgebaut, Wissen nachhaltig gesichert und eine innovationsfördernde Kultur etabliert werden können. Darüber hinaus wird dargelegt, welche neuen Schlüsselkompetenzen im Kontext generativer KI an Bedeutung gewinnen – und wie diese Technologien u. a. die Zusammenarbeit im Team sowie das Verständnis von fachlicher Expertise nachhaltig verändern. Ziel ist es, Organisationen einen praxisnahen Orientierungsrahmen für die strategische Weiterentwicklung ihrer personellen, strukturellen und kulturellen Voraussetzungen zu bieten.

1 Die Rolle von Kompetenzen, Wissensmanagement und Kultur im digitalen Wandel

1 Digitalisierungsstrategien, technologische Innovationen und entsprechende Prozessoptimierungen reichen allein nicht aus, um nachhaltige Transformationen zu ermöglichen. Vielmehr müssen die Mitarbeitenden sich sachgerecht und kompetent einbringen, um die angestrebten Veränderungen effektiv in ihre Arbeitsprozesse zu integrieren und konkret umzusetzen. Die folgenden Abschnitte beleuchten die Bedeutung digitaler Kompetenzen, die Rolle des Wissensmanagements und die Einflussfaktoren der Unternehmenskultur als Schlüsselbereiche für eine erfolgreiche digitale Transformation. Dabei wird dargestellt, wie Organisationen gezielt digitale Kompetenzen entwickeln, ein strukturiertes Wissensmanagement implementieren und eine Kultur etablieren können, die Offenheit für Innovationen und eine lösungsorientierte Herangehensweise fördert.

2 Digitale Kompetenzen als Schlüssel zur Transformation

2 Eine erfolgreiche digitale Transformation ist untrennbar mit der Qualifikation und digitalen Handlungsfähigkeit der Mitarbeitenden verbunden (Kopf & Schmolze-Krahn, 2018, S. 82). Zwar bilden strategische Überlegungen, die Neugestaltung von Prozessen und der Einsatz neuer digitaler Tools die Grundlage für eine erfolgreiche digitale Transformation, doch letztlich sind es die Kompetenzen und Fähigkeiten der Fach- und insbesondere auch der Führungskräfte, die maßgeblich darüber entscheiden, in welchem Umfang die Potenziale ausgeschöpft und nachhaltig in die Praxis überführt werden können. „Für den Prozess des Wandels in ihren Organisationen benötigen Führungskräfte dringend Digitalkompetenz“ (Kreidenweis, 2018, S. 25). Ohne eine gezielte Entwicklung digitaler Kompetenzen besteht die Gefahr, dass erhoffte Verbesserungen ausbleiben oder neue Tools nur punktuell angewandt werden.

2.1 Status Quo: Heterogenes digitales Kompetenzniveau als Herausforderung

Eine zentrale Herausforderung der digitalen Transformation in der Kinder- und Jugendhilfe und auch weiteren Arbeitsfeldern liegt in der ungleich verteilten digitalen Kompetenz der Fachkräfte innerhalb einer Organisation (Degenhardt, 2018, S. 259). Während einige Mitarbeitende digitale Technologien souverän anwenden und aktiv in ihre Arbeitsprozesse einbinden, fällt es anderen auch nach Jahren schwer, grundlegende digitale Anwendungen sicher zu nutzen. Diese heterogene Ausgangslage erschwert eine flächendeckende Implementierung digitaler Lösungen und führt dazu, dass Transformationsprozesse teilweise sehr behäbig voranschreiten. 3

Häufig ist die Haltung zu beobachten, dass digitale Fähigkeiten in der Praxis als delegierbare Aufgaben und als ein Thema für die IT-Abteilung betrachtet werden (Hartmann, 2018, S. 142). Einige Fachkräfte neigen dazu, zwischen fachlichen und IT-bezogenen Tätigkeiten eine strikte Trennung vorzunehmen und denken, dass alle Aspekte von Digitalisierung einfach an spezialisierte Stabstellen oder eine IT-Abteilung abgegeben werden können. Eine solche Haltung ist schädlich für eine erfolgreiche digitale Transformation und hat zur Folge, dass sich digitale Kompetenzentwicklung auf eine kleine Gruppe technikaffiner Mitarbeitender beschränkt, während ein Großteil der Fachkräfte die digitale Transformation nur als zusätzliche Belastung wahrnimmt. 4

Die Notwendigkeit der Entwicklung digitaler Kompetenzen wird durch eine zunehmend digitalisierte Gesellschaft verschärft. Die Digitalisierung betrifft zunehmend auch die Lebensrealität der Adressat:innen sozialer Arbeit. Junge Menschen wachsen heute in einem digitalen Umfeld auf, das von sozialen Medien, algorithmengesteuerten Informationssystemen und digitaler Kommunikation geprägt ist (Kreidenweis, 2018, S. 21). Fachkräfte, die in diesen Bereichen nicht kompetent agieren, riskieren, den Anschluss an die Erfahrungswelt ihrer Klient:innen zu verlieren und zentrale sozialpädagogische Interaktionsräume nicht mehr adäquat bespielen zu können. Die Förderung digitaler Kompetenz ist nicht nur ein betriebliches Erfordernis, sondern eine grundlegende Voraussetzung für eine zeitgemäße und wirksame Soziale Arbeit im digitalen Zeitalter. 5

2.2 Digitale Kompetenz als strategische Ressource: Notwendigkeit eines systematischen Kompetenzaufbaus

Digitale Kompetenz ist keine isolierte Fähigkeit, sondern eine strategische Ressource, die im Rahmen der Organisationsentwicklung bewusst gestaltet und gefördert werden muss. Gerade für die Sozialwirtschaft und im Gesundheitswesen beschränkt sich das Wissen nicht auf einzelne digitale Technologien, sondern umfasst neben Medienkompetenz und Methodenwissen auch Managementwissen 6 zur Gestaltung der Digitalisierungsprozesse (Degenhardt, 2018, S. 264 f.). Organisationen, die die digitalen Kompetenzen und Fähigkeiten ihrer Mitarbeitenden nicht als elementare Kernbestandteil ihrer Transformation begreifen, verlieren langfristig an Innovationskraft und Wettbewerbsfähigkeit (Lamarre et al., 2023). Bei der Entwicklung einer zukunftsfähigen digitalen Kompetenzstrategie ist dabei Folgendes zu beachten:

Definition und Standardisierung digitaler Kompetenzanforderungen

7 Eine gezielte digitale Kompetenzentwicklung erfordert eine präzise Definition der benötigten Fähigkeiten. Ohne eine klare Standardisierung der Anforderungen besteht die Gefahr, dass Weiterbildungsmaßnahmen unsystematisch verlaufen und nicht auf die tatsächlichen Bedarfe abgestimmt sind. Ein wesentlicher Aspekt in diesem Kontext ist die Unterscheidung zwischen Core- und Non-Core-Capabilities (Lamarre et al., 2023, S. 71). Digitale Grundkompetenzen – darunter die sichere Nutzung von Fachsoftware, Kommunikationswerkzeugen oder der reflektierte Einsatz von KI-gestützten Tools – müssen als Kernfähigkeiten in der Organisation verankert werden, da sie für eine effektive digitale Praxis unverzichtbar sind. Dagegen erfordert spezialisiertes Wissen, etwa in den Bereichen IT-Sicherheit, Softwareentwicklung oder komplexe Datenmodellierung, häufig eine externe Expertise. Hier gilt es, strategisch zu entscheiden, welche Kompetenzen gezielt aufgebaut und welche ressourcenschonend ausgelagert werden sollten. In diesem Zusammenhang ist eine strategische und zukunftsgewandte Personalplanung essenziell: „We have to go for what we think we're fully capable of, not limit ourselves by what we've been in the past“ (Lamarre et al., 2023, S. 71). Die Herausforderung besteht darin, Mitarbeitende gezielt und mit einer ambitionierten Qualifizierungsstrategie dazu zu befähigen, digitale Werkzeuge zu nutzen, ohne sie mit Aufgaben zu überfrachten, die besser durch spezialisierte Fachkräfte oder externe Dienstleister übernommen werden sollten.

Off-the-Job vs. On-the-Job Lernen: Effektive Lernformate für die Kompetenzentwicklung

8 In der Personalentwicklung haben sich zwei zentrale Formate für den Kompetenzaufbau etabliert: Off-the-Job-Maßnahmen, wie klassische Schulungen, Workshops und E-Learning-Module, sowie On-the-Job-Ansätze, bei denen Lernen direkt in die Praxis eingebettet wird – etwa durch Mentoring-Programme, Peer-to-Peer-Lernen oder agile Arbeitsmethoden (Eisele & Doye, 2010, S. 270 f.). Während Off-the-Job-Trainings eine strukturierte Einführung in neue Themen ermöglichen, zeigt sich, dass nachhaltiger Kompetenzaufbau besonders durch praxisnahes, kontinuierliches Lernen im Arbeitsalltag erfolgt. „In einer lernenden Organisation läuft der Lernprozess parallel zu den wertschöpfenden Prozessen und ist mit diesen Prozessen verwoben“ (Vigenschow, 2021, S. 258). Daher bietet sich als Handlungsempfehlung eine iterative Herangehensweise an: Neue Methoden sollten erprobt, reflektiert und schrittweise verbessert werden. Dies folgt dem Grund-

satz, einfach loszulegen, Neues auszuprobieren, aus jedem Schritt zu lernen und sich dadurch kontinuierlich zu verbessern (Kopf & Schmolze-Krahn, 2018, S. 98).

2.3 Zukünftige Schlüsselkompetenzen im digitalen Wandel – wie neue Technologien das professionelle Kompetenzprofil verändern

Die Nutzung von generativer Künstlicher Intelligenz hat in den vergangenen 9
Jahren in vielen Organisationen der sozialen Arbeit spürbare Veränderungen in der Art und Weise der Zusammenarbeit angestoßen. Nicht selten entstanden diese Veränderungen nicht durch zentrale Steuerung oder langfristige Strategieprozesse, sondern eher im Sinne eines experimentellen, trial-and-error-geprägten Herantastens. Fachkräfte begannen, neue Tools in ihrem Arbeitsalltag auszuprobieren wie beispielsweise für Berichterstellung, Recherche oder auch zur Erstellung komplexer fachlicher Inhalte und erlebten dabei teils unerwartete Produktivitäts- und Kreativitätsschübe. Gerade diese experimentellen Zugänge haben in vielen Kontexten neuartige Herangehensweisen und Innovation hervorgebracht, die zuvor in dieser Form nicht antizipierbar waren und mit ganz neuen Kompetenzen verbunden sind.

Diese Entwicklung reicht inzwischen so weit, dass die eigenständige Konzeption 10
fachlicher Inhalte nicht mehr ausschließlich klassischen Fachexpert:innen vorbehalten ist. Vielmehr zeigen sich vermehrt Fälle, in denen fachfremde Mitarbeitende, beispielsweise aus den Bereichen IT, Verwaltung oder Betriebswirtschaft, mithilfe generativer KI in der Lage sind, eigenständig substanzielle und fachlich überzeugende Inhalte zu erarbeiten, die bislang typischerweise dem sozialpädagogischen Professionswissen vorbehalten waren. Entscheidend war dabei, dass diese Personen die KI nicht lediglich als automatisiertes Schreibwerkzeug nutzten, sondern sie aktiv und reflektiert als strukturierenden Dialogpartner einsetzten, mit dem sie auf Basis eigener inhaltlicher Vorstellungen iterativ Inhalte entwickelten, verfeinerten und gezielt auf die Logik des sozialpädagogischen Feldes übertrugen. Bemerkenswert ist, dass solche Konzepte – trotz fachlicher Distanz der Verfassenden zum sozialpädagogischen Kernbereich – nach Prüfung durch erfahrene Fachkräfte nicht nur als fachlich tragfähig bewertet wurden, sondern zum Teil sogar als besonders überzeugend und anschlussfähig an aktuelle pädagogische Diskurse. In mehreren Fällen wurde zudem deutlich, dass diese KI-gestützte Konzeptentwicklung nicht nur qualitativ hochwertig, sondern auch signifikant schneller vonstattenging als bei herkömmlichen Verfahren, bei denen ein:e Fachspezialist:in ohne technische Assistenz über einen längeren Zeitraum hinweg eigenständig Inhalte aufbereitet hätte.

Diese Beobachtungen weisen auf eine grundlegende Verschiebung im professio- 11
nellen Kompetenzverständnis hin und verdeutlichen, dass sich im Zuge des digitalen Wandels neue Schlüsselkompetenzen herausbilden, die zukünftig eine

zentrale Rolle spielen werden. In einer zunehmend technologiegestützten Arbeitswelt gewinnen vor allem übergreifende und reflexive Kompetenzdimensionen an Bedeutung – etwa konzeptionelle Stärke, Prompting-Kompetenz, die kritisch-analytische Nutzung generativer KI-Systeme sowie die Fähigkeit zum Transfer zwischen unterschiedlichen Wissensfeldern.

12 Diese Beobachtungen aus der Praxis werden durch eine Harvard-Studie zum Einfluss von generativer KI auf Teamarbeit, Kompetenzen und Expertise untermauert (Harvard, 2025). In einem groß angelegten Feldexperiment mit 776 Fachkräften in einem echten Arbeitsumfeld zeigte sich, dass der Einsatz generativer KI die individuelle Leistungsfähigkeit erheblich steigern kann. Einzelpersonen, die mit KI-Unterstützung arbeiteten, erzielten nicht nur qualitativ hochwertigere Ergebnisse als traditionelle Teams ohne KI, sondern bearbeiteten ihre Aufgaben zudem in deutlich kürzerer Zeit (Harvard, 2025, S. 30 ff.).

13 Darüber hinaus zeigt die Harvard-Studie eindrücklich, dass der Einsatz generativer KI dazu beiträgt, fachliche Silos aufzubrechen und bestätigt damit die zuvor geschilderte Beobachtung aus dem pädagogischen Bereich. Während Fachkräfte ohne KI-Unterstützung innerhalb ihrer jeweiligen fachlichen Perspektive blieben, führte der Einsatz generativer KI dazu, dass die Ergebnisse signifikant ausgewogener und interdisziplinärer waren (Harvard, 2025, S. 34). Dies legt nahe, dass KI als „Vermittler zwischen professionellen Denksystemen" fungieren kann, der es ermöglicht, über disziplinäre Denkmuster hinauszudenken und fachbereichsübergreifende Lösungen zu entwickeln.

14 Bemerkenswert ist zudem ein klar nachweisbarer emotionaler und motivationaler Effekt, der mit dem Einsatz generativer KI einhergeht: Fachkräfte, die mit KI arbeiteten, berichteten von erhöhter Motivation, mehr positiver Aktivierung sowie deutlich reduzierter Frustration und Unsicherheit (vgl. Harvard, 2025, S. 35 f.). Dieser Effekt lässt sich insbesondere darauf zurückführen, dass der Einsatz generativer KI bei Aufgaben, die typischerweise als kognitiv fordernd und belastend erlebt werden – etwa die Konzeption komplexer fachlicher Inhalte oder die Erstellung von Berichten –, die Einstiegshürden erheblich senkt. Anstatt beim sprichwörtlich „weißen Blatt Papier" beginnen zu müssen, können Fachkräfte unmittelbar in einen interaktiven, dialogischen Arbeitsprozess mit der KI eintreten, in dem schnell erste inhaltliche Impulse und Gliederungsvorschläge entstehen. Diese strukturierende Unterstützung erleichtert den Einstieg in anspruchsvolle Aufgaben, ermöglicht ein schnelleres Loslegen und fördert dadurch frühzeitig das Erleben von Selbstwirksamkeit und Fortschritt, was wiederum zur Motivation beiträgt.

15 Dadurch wird eindrucksvoll verdeutlicht, dass generative KI tiefgreifende Auswirkungen auf das professionelle Kompetenzprofil von Fachkräften hat. Die beschriebenen Entwicklungen unterstreichen die Notwendigkeit, jene Kompetenzen gezielt zu identifizieren und weiterzuentwickeln, die im KI-gestützten Arbeitskontext an Bedeutung gewinnen. Im folgenden Abschnitt werden daher zentrale

Schlüsselkompetenzen vorgestellt, die zukünftig besonders relevant sein werden, um die Potenziale generativer KI fachlich reflektiert, kreativ und verantwortungsvoll in der Sozialen Arbeit zu nutzen.

2.4 Neue Schlüsselkompetenzen im KI-Zeitalter

Aus diesen Veränderungen lassen sich neue Schlüsselkompetenzen ableiten, die 16
Fachkräfte in der sozialen Arbeit und im Gesundheitswesen in der digitalen Transformation benötigen. Im Folgenden werden zentrale neue Kompetenzfelder – von Prompting über interdisziplinäres Denken bis hin zu ethischer Urteilskompetenz, kritischem Reflexionsvermögen sowie kontinuierlicher Weiterentwicklung und Lernagilität – beleuchtet und in ihrem Zusammenspiel logisch verknüpft.

Prompting-Kompetenz: Die Kunst effektiver KI-Anweisungen

In der Welt generativer KI-Modelle wie ChatGPT, Claude oder Gemini entwickelt 17
sich Prompting-Kompetenz zu einer unverzichtbaren Schlüsselkompetenz. Gemeint ist die Fähigkeit, solche Systeme durch sprachlich präzise, strukturierte und kontextgerechte Eingaben (Prompts) dazu zu bringen, brauchbare, kreative und verlässliche Ergebnisse zu erzeugen. Prompt Engineering stellt dabei den systematischen Prozess des Entwerfens und Optimierens von Eingaben dar, um KI-Modelle effizient und zielgerichtet für bestimmte Aufgaben zu steuern. Dabei werden Aufgaben, Kontexte und Rollen so formuliert, dass die KI möglichst relevante, nutzbare und hochwertige Antworten liefert. Prompting stellt dabei die zentrale Schnittstelle zwischen menschlicher Intention und der generativen Leistungsfähigkeit von KI-Systemen dar. Wie leistungsfähig ein KI-Modell arbeitet, hängt maßgeblich von der Qualität der Prompts ab – frei nach dem Prinzip: garbage in, garbage out. Selbst die beste KI liefert nur dann qualitativ hochwertige Ergebnisse, wenn sie präzise, kontextuell passende und gut strukturierte Anweisungen erhält. Die Fähigkeit zum zielführenden Prompting entwickelt sich damit zu einer essenziellen Zukunftskompetenz für Fachkräfte im Care und Case Management. Die folgenden sechs Bausteine werden für ein effektives Prompting als besonders zentral angesehen:

1. **Aufgabe (Task) – Was genau soll die KI tun?** Die Aufgabenstellung bildet das Zentrum jedes Prompts. Sie definiert, welches konkrete Ergebnis oder welche konkrete Leistung bzw. Information erwartet wird. Dabei gilt: je präziser, differenzierter und handlungsorientierter die Formulierung, desto zielführender das Ergebnis. Unklare Anweisungen wie „erkläre etwas“ oder „gib einen Überblick“ sollten durch klar definierte Tätigkeiten ersetzt werden (z. B. „erstelle einen Maßnahmenplan zu…“). Bei komplexen Aufgaben empfiehlt es sich, Teilaufgaben zu nummerieren oder zu gliedern oder sogar mehrere aufeinanderfolgende Prompts zu nutzen und die Aufgabe in mehrere Teilaufgaben herunterzubrechen.

2. **Kontext – In welchem Zusammenhang steht die Aufgabe?** Der Kontext liefert den inhaltlichen, situativen oder organisatorischen Rahmen der Aufgabe. Hier geht es um Informationen zum Hintergrund der Anfrage, zur Zielgruppe, zu den Umständen oder zu relevanten Einschränkungen oder Erwartungen. Kontext erhöht die Genauigkeit der Antwort, da die KI ihre Ergebnisse stärker an der realen Problemstellung orientieren kann. Fehlt der Kontext, entstehen häufig generische, wenig anschlussfähige Antworten. Ein einfaches Beispiel zur Veranschaulichung ist die Erstellung eines Trainingsplans. Die pauschale Anfrage „Erstelle mir einen Trainingsplan für Muskelaufbau“ führt meist zu einem grundsoliden, standardisierten Plan mit klassischen Übungen und allgemeinen Prinzipien der Trainingslehre. Dieser Plan kann eine gute Grundlage darstellen, ist aber wenig spezifisch. Wird der Kontext dagegen konkret und differenziert beschrieben, lassen sich die Ergebnisse wesentlich individueller und zielgerichteter gestalten, beispielsweise: „Ich bin 24 Jahre alt, trainiere seit fünf Jahren regelmäßig und habe in dieser Zeit gute Fortschritte erzielt. In letzter Zeit habe ich jedoch das Gefühl, ein Plateau erreicht zu haben. Mein Ziel ist es nun, gezielt meine Maximalkraft zu steigern. Ich habe die Möglichkeit, fünfmal pro Woche im Fitnessstudio zu trainieren und möchte meine Kraftwerte gerne nachhaltig verbessern.“ Ein solcher klar und spezifisch formulierter Kontext hilft dabei, dass die KI die Trainingsplanung deutlich gezielter, praxisnäher und effektiver gestalten kann. Diese Grundidee lässt sich ebenso auf fachliche Aufgaben im Care und Case Management übertragen – etwa bei der Erstellung von Hilfeplänen, fachlichen Berichten oder in der konzeptionellen Arbeit. Auch hier ist es entscheidend, den Kontext klar zu beschreiben, um qualitativ hochwertige und unmittelbar nutzbare Ergebnisse zu erzielen.
3. **Beispiel – Gibt es eine Vorlage oder Referenz?** Beispiele bieten der KI eine konkrete inhaltliche, formale oder stilistische Orientierung. Es kann sich dabei um selbst erstellte, bereits vorhandene Materialien handeln (z. B. ein bestehendes Konzept, das überarbeitet werden soll) oder allgemein bekannte Frameworks, die die KI aus den Trainingsdaten kennt (z. B. SMART-Ziele, Acht-Stufen-Modell nach Kotter). Beispiele helfen, Erwartungen an Struktur und Ausrichtung der Antwort präzise zu vermitteln. Sie reduzieren den Interpretationsspielraum und erhöhen zugleich die Passgenauigkeit, Anschlussfähigkeit und praktische Verwertbarkeit der Ergebnisse.
4. **Rolle – Aus welcher Perspektive soll die KI antworten?** Mit der Zuweisung einer Rolle wird die KI auf eine bestimmte Denk- oder Kommunikationsweise fokussiert. Rollen wie „nutze dein Wissen als Professor der sozialen Arbeit“ oder „sprich aus Sicht eines Ethikrats“ beeinflussen, welche Wissensbereiche die KI aktiviert und wie sie Ergebnisse priorisiert. Außerdem haben solche Rollenzuschreibungen einen gewissen Einfluss auf den Stil der Antworten und die antizipierte Zielgruppe.
5. **Format – Wie soll das Ergebnis dargestellt werden?** Das gewünschte Format bestimmt die äußere Struktur und Darstellungsweise des Ergebnisses und

sollte sich am jeweiligen Verwendungszweck orientieren. Ob eine Antwort als Fließtext, in Stichpunkten, als tabellarische Übersicht oder in Form einer Executive Summary aufbereitet wird, hängt davon ab, wie die Information weiterverarbeitet oder präsentiert werden soll. Ergänzend können auch Angaben zu bevorzugten Dateiformaten – wie etwa einer Excel-Tabelle oder einem Word-Dokument – gemacht werden, um eine effiziente Weiterverwendung der Ergebnisse zu ermöglichen.

6. **Sprachstil – In welcher Tonalität soll geantwortet werden?** Der Sprachstil bestimmt, wie Inhalte vermittelt werden, und kann flexibel an unterschiedliche Situationen angepasst werden. Dabei sind sämtliche Ausprägungen denkbar, von Formulierungen auf Promotionsniveau über motivierende Ansprachen bis hin zu klarer, einfacher Sprache für barrierearme Kommunikation. Die Wahl des passenden Stils orientiert sich an der Zielgruppe und dem jeweiligen Anwendungskontext und stellt sicher, dass die Ergebnisse anschlussfähig sind und in der Praxis direkt genutzt werden können.

Interdisziplinäres Denken und Arbeiten

Eine zentrale Schlüsselkompetenz im Zeitalter der digitalen Transformation stellt 18 die Fähigkeit zum interdisziplinären Denken und Arbeiten dar. Sie beschreibt die Bereitschaft und Befähigung, unterschiedliche Disziplinen zu berücksichtigen und neben den eigenen fachlichen Kompetenzen auch ein grundlegendes Verständnis für technologische Aspekte sowie für ethische und rechtswissenschaftliche Fragestellungen zu entwickeln, um diese Aspekte kompetent bewerten und angemessen einbeziehen zu können. Dies versetzt Fachkräfte in die Lage, über den eigenen Tellerrand hinauszublicken und mit Expert:innen anderer Bereiche effektiv zusammenzuarbeiten.

So ist es beispielsweise denkbar, dass Sozialarbeiter:innen bei der Entwicklung von 19 KI-Systemen mit Datenwissenschaftler:innen kooperieren, um die konkreten Use Cases zu erarbeiten und sicherzustellen, dass Algorithmen fair und inklusiv gestaltet werden, oder mit Jurist:innen, um Datenschutzfragen zu klären. Die Soziale Arbeit sollte also stärker interdisziplinäre Kollaborationen eingehen, um die Potenziale von KI-Technologien voll auszuschöpfen und die digitale Transformation aktiv zu gestalten. Nur im Schulterschluss verschiedener Fachrichtungen lassen sich komplexe KI-Systeme entwickeln und so anpassen, dass sie den Bedürfnissen der Adressat:innen gerecht werden.

Interdisziplinäres Denken bedeutet dabei nicht, dass Sozialarbeiter:innen selbst 20 Informatik oder Data Science bis ins letzte Detail beherrschen müssen. Vielmehr geht es um die Offenheit und Fähigkeit, fremdes Fachwissen zu integrieren und die eigene Expertise in einen größeren Kontext zu stellen. Ein:e Sozialarbeiter:in sollte die Grundprinzipien von KI (etwa Funktionsweise von Machine Learning oder mögliche Bias-Probleme) verstehen, um sinnvoll mit Technikexpert:innen kommunizieren zu können. Dieses übersetzende Denken an den Schnittstellen zwischen Fachdisziplinen wird zu einer Schlüsselkompetenz. Es trägt dazu bei, dass KI-gestützte Lösungen nicht am Menschen vorbeigehen, sondern passgenau den Anforderungen der sozialen Praxis gerecht werden.

Ethische Urteilskompetenz und kritisches Reflexionsvermögen

21 Ethische Urteilskompetenz und kritisches Reflexionsvermögen zählen zu den zentralen Schlüsselkompetenzen im digitalen Wandel. Gerade im Umgang mit KI-Systemen, die mit beeindruckender Geschwindigkeit Analyseergebnisse und Entscheidungsvorschläge liefern und das oft in einer Qualität, die auf den ersten Blick fachlich hoch plausibel und überzeugend erscheint, besteht die Gefahr, dass sie ungeprüft übernommen und zu selten hinterfragt werden. Doch gerade in dieser scheinbaren Perfektion liegt eine der größten Herausforderungen: Die Qualität der Ergebnisse darf nicht dazu verleiten, die eigene professionelle Verantwortung abzugeben. Fachkräfte müssen in der Lage sein, auch sehr gute KI-Ergebnisse kritisch zu prüfen, ethisch einzuordnen und sofern nötig zu korrigieren.

22 Ein wesentliches Risiko besteht darin, dass sich Fachkräfte zunehmend einem impliziten Bestätigungsdruck ausgesetzt sehen. Wenn eine KI eine gut begründete Empfehlung liefert, fällt es schwer, sich dagegenzustellen – besonders, wenn diese auf Daten basiert, denen oft ein vermeintlich objektiver Status zugeschrieben wird. Hier besteht die Gefahr, dass vermehrt defensive Entscheidungen getroffen werden, die ggf. eher der eigenen Absicherung dienen als der bestmöglichen Versorgung von Klient:innen oder Patient:innen. Gerade in sensiblen Bereichen wie dem Kinderschutz oder im Gesundheitswesen ist kritische Reflexionsfähigkeit von entscheidender Bedeutung. Automatisierte Bewertungen, die auf algorithmischen Systemen basieren, dürfen hier niemals einfach unreflektiert durchgewunken werden. Denn KI ist nicht neutral: Sie verfügt nicht über feststehendes oder objektives Wissen, sondern generiert ihre Ergebnisse auf Basis jener Daten, mit denen sie zuvor trainiert wurde. Dieses datenbasierte Wissen ist weder vollständig noch frei von Verzerrungen. Die Qualität und Angemessenheit der Resultate hängt daher unmittelbar von der Qualität der zugrunde liegenden Trainingsdaten ab. Fachkräfte müssen deshalb in der Lage sein, die Funktionsweise generativer KI-Systeme zu verstehen – ebenso wie deren systemische Schwächen. Dazu gehören unter anderem fehlerhafte Korrelationen, mögliche Verallgemeinerungen oder die begrenzte Möglichkeit der Nachvollziehbarkeit von Entscheidungswegen. Nur wer sich dieser möglichen Verzerrungen bewusst ist, kann KI-Ergebnisse realistisch einschätzen, kritisch reflektieren und verantwortungsvoll in die professionelle Entscheidungsfindung einbeziehen.

23 Gerade vor diesem Hintergrund ist es sinnvoll, KI-Systeme so zu gestalten, dass sie keine vermeintlich finalen Antworten liefern, sondern als strukturierende Reflexionshilfe fungieren. KI sollte keine fertigen Entscheidungen vorgeben, sondern vielmehr als professioneller Sparringspartner fungieren, der Denkprozesse anregt

und unterschiedliche Perspektiven sichtbar macht. Besonders wertvoll wird ihr Beitrag dann, wenn sie verschiedene Handlungsoptionen oder Argumentationslinien aufzeigt. Fachkräfte erhalten so nicht nur inhaltliche Impulse, sondern auch die Möglichkeit, ihre eigene Einschätzung gezielt zu hinterfragen und zu schärfen. Gerade in solchen dialogischen Anwendungsszenarien zeigt sich das eigentliche Potenzial von KI: nicht als Ersatz, sondern als Erweiterung professioneller Urteilskraft.

Kontinuierliche Weiterentwicklung und Lernagilität

Im digitalen Zeitalter wird die Fähigkeit zur kontinuierlichen Weiterentwicklung 24
zu einer unverzichtbaren Schlüsselkompetenz für Fach- und Führungskräfte in der Sozialen Arbeit. Die Halbwertszeit von Wissen sinkt rapide: KI-Anwendungen, digitale Tools und neue Arbeitsmethoden entwickeln sich in einem Tempo weiter, das traditionelle Weiterbildungszyklen zunehmend unterläuft. Was heute als Stand der Technik gilt, kann morgen bereits überholt sein. In dieser Dynamik reicht statisches Fachwissen nicht mehr aus – gefragt ist die Bereitschaft, sich beständig mit neuen Entwicklungen auseinanderzusetzen, digitale Werkzeuge zu erproben und die eigene professionelle Praxis fortlaufend anzupassen. Kontinuierliche Weiterentwicklung ist dabei weniger eine Frage einzelner Fortbildungen als vielmehr Ausdruck einer professionellen Haltung: Sie erfordert Neugier, Offenheit für Veränderung und die Fähigkeit, mit Unsicherheit konstruktiv umzugehen. Wer lernagil ist, begreift Wandel nicht als Störung, sondern als Anlass zum Nachdenken, Ausprobieren und Weiterentwickeln. Fachkräfte, die bereit sind, neue digitale Anwendungen zu testen, aus Fehlern zu lernen und ihre Arbeitsweise iterativ zu verbessern, sichern nicht nur ihre eigene Handlungsfähigkeit, sondern stärken auch die Innovationskraft ihrer Organisation.

Die vorangegangene Auseinandersetzung mit den neuen Schlüsselkompetenzen 25
macht deutlich, dass sich durch den digitalen Wandel die Anforderungen an professionelles Handeln in der Sozialen Arbeit und im Gesundheitswesen grundlegend verändern. Vor diesem Hintergrund erscheint es sinnvoll, bestehende Aus- und Weiterbildungskonzepte in diesen Bereichen kritisch zu prüfen und gezielt weiterzuentwickeln. Eine stärkere Integration von Kompetenzfeldern wie dem reflektierten Umgang mit KI, Prompting-Fähigkeit, ethischer Urteilskraft und kritischer Reflexionsfähigkeit könnte dazu beitragen, Fachkräfte noch gezielter auf die komplexen Anforderungen einer digitalisierten Praxis vorzubereiten.

In den Ausführungen wurde bereits deutlich, dass der Aufbau digitaler Kompe- 26
tenz nicht nur eine Frage der Wissensvermittlung ist, sondern eng mit einer lernbezogenen Haltung und organisationalen Rahmenbedingungen verknüpft ist. Ohne geeignete Strukturen zur Sicherung und Weitergabe von Wissen bleibt die individuelle Kompetenzentwicklung begrenzt und kann ihr Potenzial nicht vollständig entfalten. Erst wenn Wissen systematisch in der Organisation verankert und kollektiv zugänglich gemacht wird, trägt es nachhaltig zur organisationalen

Innovationsfähigkeit bei. Wie solche Strukturen gestaltet werden können, wird im folgenden Abschnitt zum Wissensmanagement näher betrachtet.

3 Wissensmanagement als Basis für eine lernende Organisation

27 Wissen bildet die Grundlage für fundierte Entscheidungen, sichert die Qualität professionellen Handelns und ermöglicht eine kontinuierliche Weiterentwicklung organisationaler Prozesse. In der Praxis zeigt sich jedoch, dass Wissen in Organisationen häufig implizit bleibt, da es unstrukturiert vorliegt und nicht systematisch dokumentiert oder weitergegeben wird. Dadurch geht wertvolles Erfahrungswissen verloren, insbesondere wenn Mitarbeitende die Organisation verlassen. Die digitale Transformation bietet hier erhebliche Potenziale, um Wissen systematisch zu erfassen, zu strukturieren und für eine breitere Nutzung innerhalb der Organisation verfügbar zu machen. Social Intranets, digitale Wissensdatenbanken und Dokumentenmanagementsysteme ermöglichen eine zentrale Ablage und Verknüpfung relevanter Informationen. Organisationen, die digitale Wissensplattformen einführen, sehen sich häufig mit der Herausforderung konfrontiert, dass sie Inhalte zwar initial bereitstellen, diese jedoch nicht kontinuierlich gepflegt werden. Gibt es keine klaren Zuständigkeiten bezüglich der Aktualisierung und Qualitätssicherung, besteht die Gefahr, dass Wissensmanagementsysteme an Relevanz verlieren und nicht zur erwarteten Effizienzsteigerung beitragen. Ein besonders wirkungsvolles Konzept im digitalen Wissensmanagement ist die aktive Mitgestaltung durch die Mitarbeitenden selbst. Anstatt Informationen ausschließlich zentral zu steuern, sollten dezentrale Strukturen geschaffen werden, in denen Fachkräfte ihr Wissen dokumentieren, weitergeben und gemeinschaftlich weiterentwickeln. Dieser „User-Generated-Content" ermöglicht es den Nutzenden, Inhalte aktiv mitzugestalten, und steigert zugleich deren Praxisrelevanz, da sie direkt aus den Erfahrungen und Bedarfen der Fachkräfte entstehen (Kopf & Schmolze-Krahn, 2018, S. 93). Gerade im Bereich der Kinder- und Jugendhilfe, in der sich Handlungsanforderungen dynamisch verändern und der Austausch von Fallwissen zwischen den Fachkräften unverzichtbar ist, kann eine digitale Vernetzung der Wissensbestände die fachliche Qualität und Effizienz erheblich steigern.

28 Ein strategisch ausgerichtetes Wissensmanagement geht über die reine Dokumentation von Wissen hinaus und umfasst dessen kontinuierliche Reflexion, Adaption und Nutzung. Eine lernende Organisation zeichnet sich dadurch aus, dass Wissen nicht nur gesammelt, sondern auch systematisch weiterentwickelt wird. Dies erfordert Strukturen, die den Übergang von implizitem zu explizitem Wissen fördern – etwa durch systematische Dokumentation, gemeinsame Datenbanken oder standardisierte Reflexionsformate, die Erfahrungswissen artikulierbar und für andere nutzbar machen (Vigenschow, 2021, S. 222 ff.). Erst wenn Wissen

strukturiert verankert und für eine breite Nutzung aufbereitet wird, kann es zur organisationalen Innovationsfähigkeit beitragen. In diesem Zusammenhang ist das Konzept von Nonaka und Takeuchi (2012, S. 78 ff.) anschlussfähig, das hervorhebt, dass Wissen innerhalb einer Organisation kontinuierlich transformiert werden muss. Implizites Erfahrungswissen sollte in explizite, dokumentierbare Formate überführt werden, während durch Internalisierung – also praktische Anwendung, direktes Nachvollziehen von Modellen und Reflexion – aus explizitem Wissen neues implizites Wissen entstehen kann (Learning by Doing).

Organisationen profitieren nur dann von einem digitalen Wissensmanagement, 29
wenn dieses nicht als zusätzliche administrative Aufgabe wahrgenommen wird, sondern als sinnvolle Unterstützung der fachlichen Arbeit. Wissensmanagementsysteme sollten so aufgebaut und zugänglich sein, dass sie sich an den Arbeitsroutinen und fachlichen Anforderungen der Mitarbeitenden orientieren. Die Praxis zeigt, dass Systeme, die in bestehende Prozesse eingebunden sind und unmittelbar Mehrwert für den Arbeitsalltag bieten, eine deutlich höhere Akzeptanz erfahren. Zudem spielt die Organisationskultur eine zentrale Rolle: Die Bereitschaft, Wissen weiterzugeben, wird stark durch institutionelle Normen, Anreizsysteme und gemeinsame Verhaltensmuster geprägt. Ergänzend dazu beeinflusst auch die technologische Infrastruktur den Wissensaustausch, da sie Kommunikation, Kooperation und den Zugriff auf Informationsbestände erleichtert oder erst ermöglicht (Kohl et al., 2016, S. 34 ff.). Wie eine solche Kultur gezielt gefördert und nachhaltig verankert werden kann, wird im folgenden Abschnitt zur Rolle der Organisationskultur weiterführend betrachtet.

4 Organisationskultur als Katalysator der digitalen Transformation

Zur Unternehmenskultur gehören gelebte Werte und Normen sowie geteilte 30
Verhaltens- und Denkmuster, die das Handeln und die Entscheidungen der Mitglieder einer Organisation beeinflussen. „Sie wird zu einem herausragenden Produktivitätsfaktor, vor allem in Dienst- und Geistesleistungsfirmen“ (Simon, 2001, S. 18). Da die Organisationskultur zentrale organisationale Elemente wie Führung und Verhalten, Systeme und Prozesse, Werte und Denkmuster sowie Umgangsformen und Sprache prägt (Schein, 1997, S. 16 f. oder Blöcher, 2016, S. 258), ist sie ein maßgeblicher Faktor für das Gelingen der digitalen Transformation.

Die Kinder- und Jugendhilfe ist traditionell auf Stabilität, Verlässlichkeit und 31
Kontinuität ausgerichtet – Werte, die bedeutsam für den Schutz vulnerabler Gruppen und die Sicherstellung professioneller Standards sind. Demgegenüber steht die digitale Transformation, die eine hohe Veränderungsdynamik und Offenheit für Innovationen erfordert (Kopf & Schmolze-Krahn, 2018, S. 81). Dieser Gegensatz führt in vielen Organisationen zu Spannungen und kann zu

einer zögerlichen oder sogar ablehnenden Haltung gegenüber digitalen Neuerungen führen. Ein vergleichbarer Zielkonflikt zeigt sich auch im Gesundheits- und Pflegebereich. Einerseits dominiert dort ein starkes Sicherheits- und Stabilitätsdenken, das durch die Verantwortung für das Wohl der Patient:innen geprägt ist. Andererseits erfordert die Digitalisierung auch hier Flexibilität und Innovationsbereitschaft. Dies kann dazu führen, dass neue digitale Verfahren zunächst skeptisch betrachtet und nur zögerlich implementiert werden.

32 In Organisationen der Kinder- und Jugendhilfe liegt naturgemäß ein starker Fokus auf Risikominimierung und Fehlervermeidung. Gerade im sozialpädagogischen Kontext ist dies nachvollziehbar, da Fehlentscheidungen oft unmittelbare und weitreichende Konsequenzen für die betreuten Personen haben können. Während dieser Ansatz gerade im Umgang mit Klient:innen eine wichtige Schutzfunktion erfüllt, kann er im Kontext der digitalen Transformation hinderlich sein. Digitalisierung wird häufig als Angstthema wahrgenommen, was dazu führt, dass Innovationen aus Sorge vor Fehlern oder Unsicherheiten blockiert werden. Nach dem Motto „Bevor wir da etwas falsch machen, machen wir lieber nichts" (Kopf & Schmolze-Krahn, 2018, S. 95) werden digitale Veränderungen oft verzögert oder gar nicht erst angegangen. In den Expert:inneninterviews wurde zudem darauf hingewiesen, dass die Gefahr besteht, dass anstelle einer lösungsorientierten Herangehensweise häufig Datenschutz- oder Sicherheitsbedenken vorgeschoben werden, was dazu führt, dass digitale Innovationen ausgebremst oder sogar vollständig verhindert werden.

33 Diese Haltung steht jedoch im fundamentalen Widerspruch zur zentralen Mission der Sozialen Arbeit, die auf die Förderung von Autonomie und Selbstbestimmung abzielt. Ein Beispiel hierfür ist der Internetauftritt des KJSH, eines großen freien Trägers der Kinder- und Jugendhilfe: „Die Angebote sind immer am Prinzip der Hilfe zur Selbsthilfe orientiert. Leitendes Ziel der Arbeit sind mündige Bürger, die ihren Fähigkeiten entsprechend – in Selbstverantwortung ihre Rechte und Pflichten wahrnehmen können." (KJSH, 2025). Gerade aus diesem Grund sollten eine lösungsorientierte Herangehensweise, Flexibilität, agile Konzepte und eigenverantwortliches Handeln eigentlich hoch anschlussfähig für sozialpädagogische Fachkräfte sein und auch auf eigene Aufgaben wie die digitale Transformation übertragen werden – schließlich sind diese Prinzipien bereits tief in ihrem professionellen Handlungsverständnis verankert (Kopf & Schmolze-Krahn, 2018, S. 94 f.).

34 Für einen erfolgreichen digitalen Wandel sollte eine Veränderung der organisationalen Kultur hin zu mehr Experimentierfreude und einer positiven Fehlerkultur angestrebt werden. „Dazu gehört es auch, dass digitale Innovation nicht verordnet werden kann. Vielmehr gilt es, den Mitarbeitern Freiräume für die Entwicklung von Ideen zu gewähren, die Hierarchieebenen für solche Ideen durchlässig zu gestalten und Misserfolge als wertvolle Erfahrungen zu verbuchen" (Kreidenweis, 2018, S. 25). Nur so kann gewährleistet werden, dass Mitarbeitende dazu bereit sind, Neues auszuprobieren wie beispielsweise neue KI-Tools. Dabei

können agile Methoden eine zentrale Rolle spielen, nicht nur zur Entwicklung neuer Geschäftsprozesse, sondern auch für die Gestaltung einer digitalen Unternehmenskultur. Agile Methoden bieten Räume zur Erprobung neuer Formen der Zusammenarbeit und unterstützen Organisationen dabei, eine flexiblere und agilere Herangehensweise an Veränderungen zu entwickeln. Eine solche Unternehmenskultur ist elementar wichtig, damit das in Beitrag 6 dargestellte Vorgehen zur Prozessoptimierung optimal ablaufen kann.

Die Anpassung der Unternehmenskultur kann nicht zentral vorgegeben oder top- 35
down implementiert werden. Vielmehr entwickelt sie sich emergent durch reflexive Erfahrungs- und Kommunikationsprozesse innerhalb der Organisation (Schein, 1997, S. 297 ff.). Dennoch lassen sich Rahmenbedingungen schaffen, welche die Entwicklung von Kulturmerkmalen fördern, die einen positiven Einfluss auf die digitale Transformation haben. Insbesondere die Leitungsebene spielt hierbei eine entscheidende Rolle, da sie als Initiatoren eines kulturellen Wandels fungieren (Hartmann, 2018, S. 144). Dabei geht es nicht darum, eine starre „Zielkultur“ vorzugeben, sondern einen offenen Kulturaustausch zu gestalten, der kontinuierliche Anpassungsprozesse ermöglicht. Dieser dialogische Prozess erfordert ein Zusammenspiel aus strategischer Steuerung und partizipativer Mitgestaltung. Die Führungskräfte müssen in diesem Prozess eine aktive Rolle übernehmen, eigene Ideen kommunizieren, aber auch Perspektiven der Mitarbeitenden berücksichtigen und neue Werte und Verhaltensweisen selbst vorleben. Dieses Vorleben („walk the talk“) wird als wichtige Kompetenz von Führung bei der Gestaltung von kulturellen Veränderungsprozessen hervorgehoben (Hayes, 2018, S. 173). Um Kulturwandel gezielt und erfolgreich zu gestalten, lassen sich für die konkrete Umsetzung folgende Empfehlungen ableiten (Buono & Bowditch, 1989, S. 149 ff. oder Lehnhoff et al., 2023, S. 158):

- Begründung von Veränderungen: Ein klarer strategischer Rahmen, der den Mehrwert und die Notwendigkeit der digitalen Transformation vermittelt.
- Klärung zukünftiger Werte und Verhaltensweisen: Eine transparente Kommunikation, die die neuen kulturellen Anforderungen verständlich macht und Unsicherheiten reduziert.
- Leitbildentwicklung: Gemeinsame Erarbeitung von Normen und Werten, die ein positives Zukunftsbild zeichnen, aber auch organisationale Stärken widerspiegeln und nicht als unrealistische Ideale formuliert sind.
- Austausch von Erwartungen und Feedback: Regelmäßige Dialogformate, die eine abteilungsübergreifende Kultur sicherstellen, Silo-Denken minimieren und ein gemeinsames Commitment für Veränderungen fördern.
- Schaffen von Anreizsystemen: Mechanismen, die innovationsfördernd wirken und digitales Engagement belohnen, um eine nachhaltige Veränderung zu verankern.
- Nachhaltiger Transfer und Umsetzungspläne: Neben kurzfristigen „Quick Wins“ sind langfristige Maßnahmen notwendig, die durch strukturierte Umsetzungspläne begleitet und regelmäßig evaluiert werden.

36 Der Kulturwandel steht in enger Wechselwirkung mit den Aspekten der digitalen Kompetenzentwicklung und des Wissensmanagements. Eine lösungsorientierte und agile Kultur unterstützt den Aufbau digitaler Fähigkeiten und ein strukturiertes Wissensmanagement schafft die Grundlage für den nachhaltigen Transfer und die Anwendung neuer Fähigkeiten. Die digitale Transformation kann nur dann erfolgreich gestaltet werden, wenn digitale Kompetenzen gezielt gefördert, Wissen systematisch gesichert und praxisnah angewendet sowie eine lösungsorientierte und flexible Unternehmenskultur etabliert wird.

Literatur

Blöcher, A. (2016). Kulturelle Integrationsrisiken pragmatisch erfassen. In A. Kuckertz & N. Middelberg (Hrsg.), *Post-Merger-Integration im Mittelstand: Kompendium für Unternehmer* (S. 253–270). Springer Gabler.

Buono, A. F. & Bowditch. J. L. (1989). *The Human Side of Mergers and Acquisitions. Managing Collisions Between People, Cultures, and Organizations.* Jossey-Bass.

Degenhardt, S. (2018). Kompetenzen für eine digitalisierte Arbeitswelt – Anforderungen an Aus- und Weiterbildung. In H. Kreidenweis (Hrsg.), *Digitaler Wandel in der Sozialwirtschaft: Grundlagen – Strategien – Praxis* (S. 259–272). Nomos.

Eisele, D. & Doye, T. (2010). *Praxisorientierte Personalwirtschaftslehre: Wertschöpfungskette Personal.* Kohlhammer.

Hartmann, C. (2018). Digitale Dienstleistungen entwickeln – Innovationskultur mit neuen Methoden fördern. In H. Kreidenweis (Hrsg.), *Digitaler Wandel in der Sozialwirtschaft: Grundlagen – Strategien – Praxis* (S. 133–144). Nomos.

Harvard (2025). *The Cybernetic Teammate: A Field Experiment on Generative AI Reshaping Teamwork and Expertise* (Harvard Working Paper 25-04). https://papers.ssrn.com/sol3/papers.cfm?abstract_id=5188231 (Zugriff 30.05.2025).

Hayes, J. (2018). *The Theory and Practice of Change Management.* Palgrave MacMillan international.

KJSH (2025). *Der Trägerverbund: Wer wir sind.* https://www.kjsh.de/ (Zugriff 07.03.2025).

Kohl, H., Mertins, K. & Seidel, H. (2016). *Wissensmanagement im Mittelstand: Grundlagen – Lösungen – Praxisbeispiele.* Springer Gabler.

Kopf, H. & Schmolze-Krahn, R. (2018). Zwischen Tradition und Digitalisierung - Unternehmenskulturen sozialer Organisationen im Wandel. In H. Kreidenweis (Hrsg.), *Digitaler Wandel in der Sozialwirtschaft: Grundlagen – Strategien – Praxis* (S. 81–102). Nomos.

Kreidenweis, H. (2018). Sozialwirtschaft im digitalen Wandel. In H. Kreidenweis (Hrsg.), *Digitaler Wandel in der Sozialwirtschaft: Grundlagen – Strategien – Praxis* (S. 11–26). Nomos.

Kreidenweis, H. (Hrsg.) (2018). *Digitaler Wandel in der Sozialwirtschaft: Grundlagen – Strategien – Praxis.* Nomos.

Lamarre, E., Smaje, K. & Zemmel, R. (2023). *Rewired: The McKinsey Guide to Outcompeting in the Age of Digital and AI.* Wiley.

Lehnhoff, A., Näher, F., Lehnhoff, M. (2023). *Grundlagen anorganischen Wachstums: Mergers & Acquisitions (M&A) für gemeinnützige Organisationen der sozialen Arbeit. Hintergründe, Anregungen und konkrete Vorgehensweisen für Führungskräfte sozialwirtschaftlicher Organisationen bei Unternehmensakquisitionen.* Verlag Dr. Kovac.

Nonaka, I. & Takeuchi, H. (2012). *Die Organisation des Wissens: Wie japanische Unternehmen eine brachliegende Ressource nutzbar machen.* Campus Verlag.

Schein, E. H. (1997). *Organizational culture and leadership.* Wiley.

Simon, H. (2001). *Unternehmenskultur und Strategie: Corporate Culture and Strategie.* Frankfurter Allgemeine Zeitung Verlagsbereich Buch.

Vigenschow, U. (2021). *Lernende Organisationen: Das Management komplexer Aufgaben und Strukturen zukunftssicher gestalten.* dpunkt.verlag.

Beitrag 8

Transformation wirksam steuern: Change-Management und Führung im digitalen Kontext

Mats Lehnhoff

Abstract: Der Beitrag macht deutlich, wie zahlreiche Prinzipien des Change-Managements – etwa Zielklärung, Partizipation und systemische Prozesssteuerung – eng mit dem Case Management verwandt sind und dementsprechend gut auf die Gestaltung der digitalen Transformation übertragbar sind. Es werden zentrale Erfolgsfaktoren für gelingende Veränderungsprozesse dargestellt und praxisnah erläutert, wie Change-Prozesse zwar strukturiert geplant, aber zugleich mit der nötigen Flexibilität und iterativen Offenheit umgesetzt werden sollten. Ein besonderer Fokus liegt auf der Rolle von Führungskräften, die als Vorbilder Orientierung bieten, Mitarbeitende aktiv begleiten und durch das gezielte Ausbalancieren von aufgaben- und beziehungsorientierten Führungsaspekten den Wandel nachhaltig unterstützen.

1 Change-Management und Führung als Querschnittsaufgaben für gelingende Transformation

1 Change-Management beschreibt die gezielte Gestaltung organisationaler Veränderungsprozesse. Es umfasst Konzepte und Methoden, die darauf abzielen, Veränderungsprozesse innerhalb von Organisationen strukturiert, partizipativ und nachhaltig umzusetzen. Während Change-Management primär aus der Managementlehre stammt und auf strukturelle und kulturelle Veränderungen in Organisationen abzielt, ist das Case Management im sozialpädagogischen und gesundheitsbezogenen Kontext verankert und bezieht sich auf die strukturierte Steuerung individueller Hilfeverläufe. Trotz dieser unterschiedlichen Anwendungsbereiche lassen sich klare Parallelen zwischen Change-Management und Case Management feststellen. Beide Konzepte legen einen Fokus auf die Prozesssteuerung, betonen aber ebenso weitere wichtige Aspekte wie eine präzise Zielklärung, die aktive Einbindung aller Beteiligten, fortlaufende Koordination und das Empowerment der Akteure. Im Case Management zeigt sich dies etwa in einer partizipativen Hilfeplanung, in der systematischen Zielentwicklung sowie in der kontinuierlichen Unterstützung der Klient:innen zur selbstbestimmten Bewältigung ihrer Lebenssituation. Im Change-Management spiegeln sich diese Prinzipien in der Entwicklung gemeinsamer Zielbilder, partizipativen Gestaltungsprozessen und der strategischen Befähigung der Mitarbeitenden wider.

2 Darüber hinaus sind in beiden Ansätzen die Entwicklung und Sicherung von nachhaltigen Kompetenzen zentrale Anliegen – in einem Fall aufseiten der Klient:innen, im anderen aufseiten der Organisation und ihrer Mitarbeitenden. In beiden Fällen geht es letztlich um Veränderung mit Beteiligung und nicht um Steuerung von außen. Die systemische Perspektive, wie sie insbesondere im Case Management betont wird, kann auch im Change-Management wichtige Impulse liefern: Veränderungen wirken nie nur auf eine Ebene, sondern entfalten Effekte auf Individuen, Teams, Strukturen und Kulturen. Daher sollten viele Prinzipien des Change-Managements gerade für Fachkräfte, die mit dem Denk- und Handlungskonzept des Case Managements vertraut sind, besonders anschlussfähig sein. Wer gelernt hat, komplexe Hilfeprozesse mit Klienten zu steuern, Beteiligte zu koordinieren, systemisch zu denken und ressourcenorientiert zu arbeiten, bringt

zentrale Kompetenzen mit, um auch organisationale Veränderungsprozesse konstruktiv mitzugestalten.

Während die bisherigen Handlungsfelder inhaltliche Aspekte und Handlungsempfehlungen umfassen, stehen in den folgenden Abschnitten Change-Management und Führung als zentrale Elemente einer querschnittsorientierten Gestaltung im Fokus, die weniger inhaltlich, sondern eher begleitend und unterstützend wirken. Dabei spielen sowohl allgemeine Erfolgsfaktoren und eine strukturierte Prozessperspektive des Change-Managements als auch das Verhalten der Führungskräfte eine zentrale Rolle. Während grundlegende Prinzipien wie z. B. klare Zielsetzung, gelingende Kommunikation und aktive Partizipation entscheidend für das Gelingen von Veränderung sind, bietet eine prozessorientierte Betrachtung strukturierte Ansätze zur Umsetzung. Führungskräfte geben maßgeblich durch ihr eigenes Verhalten Orientierung und sind gerade in schwierigen Phasen wichtig für die Motivation der Mitarbeitenden. Die folgenden Abschnitte beleuchten diese drei Perspektiven und analysieren ihre Bedeutung für die digitale Transformation, wobei exemplarisch insbesondere auf die Kinder- und Jugendhilfe eingegangen wird. 3

2 Erfolgsfaktoren für ein gelingendes Change-Management

Die digitale Transformation birgt enormes Potenzial, stellt Organisationen aber vor erhebliche Herausforderungen – insbesondere in der Kinder- und Jugendhilfe, wo stabile Strukturen, eingespielte Abläufe und hohe Anforderungen an Verlässlichkeit und Kontinuität bestehen (Kopf & Schmolze-Krahn, 2018, S. 81). In diesem Umfeld können digitale Veränderungen schnell zu Widerstand bei den Mitarbeitenden führen, sei es aufgrund fehlender Klarheit über die Zielsetzung der digitalen Transformation, Unsicherheit bezüglich der eigenen Fähigkeiten oder aus Angst vor zusätzlicher Arbeitsbelastung (Appelfeller & Feldmann, 2023, S. 360). Ein gut gestaltetes Change-Management ist der Schlüssel zum Erfolg. Nur wenn zentrale Erfolgsfaktoren – wie klare Ziele, Kommunikation oder die Befähigung der Mitarbeitenden – konsequent berücksichtigt werden, kann der Wandel gelingen. Andernfalls besteht das Risiko, dass digitale Neuerungen auf Ablehnung stoßen und die gewünschte Veränderung ausbleibt. Daher ist es entscheidend, kritische Erfolgsfaktoren des Change-Managements gezielt bei der digitalen Transformation zu berücksichtigen und sich gleichzeitig bewusst zu machen, welche Risiken entstehen, wenn sie nicht ausreichend berücksichtigt werden. Ein klares Verständnis bezüglich dieser Faktoren ermöglicht es, Hindernisse frühzeitig zu erkennen, Widerstände zu minimieren und die digitale Transformation erfolgreich zu gestalten. 4

Das in Abbildung 1 dargestellte Model verdeutlich die wesentlichen Elemente erfolgreichen Change-Managements und zeigt die negativen Konsequenzen bei 5 deren Nichtbeachtung auf. Dieses Modell soll dabei vor allem als praktisches Steuerungsinstrument für Führungskräfte verstanden werden, indem es eine kontinuierliche Überprüfung laufender Transformationsprozesse ermöglicht und dabei hilft, zentrale Risiken frühzeitig zu erkennen und entsprechend präventiv zu agieren.

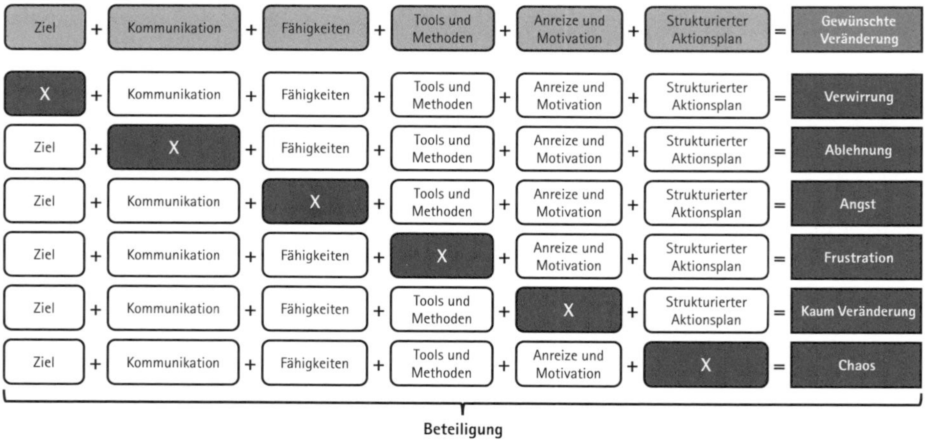

Abb. 1: Erfolgsfaktoren Change-Management
Quelle: Eigene Darstellung in Anlehnung an Lehnhoff et al., 2023, S. 153.

6 **Klare Zielsetzung:** Jeder Veränderungsprozess benötigt klare Ziele und eine strategische Ausrichtung. „Ziele sind die Basis unternehmerischen Handelns schlechthin – und die wesentlichen Impulsgeber für Veränderungen“ (Doppler & Lauterburg, 2002, S. 171). Unklare oder widersprüchliche Zielsetzungen führen zu Orientierungslosigkeit und Unsicherheit unter den Mitarbeitenden. In der Kinder- und Jugendhilfe, wo digitale Veränderungen häufig als zusätzliche Belastung wahrgenommen werden, ist es elementar, eine klare Vision für den Wandel zu kommunizieren und die Ziele konkret darzustellen. Fehlt eine solche klare Orientierung, entstehen Widerstände, da Mitarbeitende den Mehrwert der Veränderung nicht erkennen. In vielen Organisationen fehlen klare Ziele und übergeordnete Leitlinien für die digitale Transformation, sodass einzelne Abteilungen isoliert agieren, wodurch Insellösungen entstehen, die nicht miteinander kompatibel sind und die Effizienz senken können. Führungskräfte sind daher gefordert, klare Zielbilder zu entwickeln und diese strukturiert bis auf die operative Ebene zu übersetzen, sodass alle Mitarbeitenden ihren individuellen Beitrag zur Transformation nachvollziehen können und die dahinterliegende Notwendigkeit verstehen. Auch im Case Management stellt die präzise Zielklärung einen elementaren Erfolgsfaktor dar. Fallverantwortliche und der bzw. die Klient:in formulieren gemeinsam konkrete Handlungsziele, um einen verbindlichen Hilfeplan zu erstellen. Übertragen auf den organisationalen Wandel unterstreicht dies, wie

wichtig es ist, dass Führungskräfte und Mitarbeitende – ähnlich wie in einem Hilfeplanprozess – ein gemeinsames Verständnis der Veränderungsziele entwickeln. Nur wenn alle Beteiligten die Ziele nachvollziehen und mittragen, kann die Umsetzung des Wandels erfolgreich gelingen.

Kommunikation: Eine der häufigsten Ursachen für das Scheitern von Change-Prozessen ist eine unzureichende Kommunikation. Veränderungen müssen nachvollziehbar erklärt und frühzeitig in die Organisation getragen werden. „An important aspect of sense giving is communicating in a way that promotes a shared sense of direction and aligns people so that they can work together to achieve the vision“ (Hayes, 2018, S. 171). Widerstände entstehen insbesondere dann, wenn sich Mitarbeitende unzureichend informiert oder nicht einbezogen fühlen. Fehlende oder missverständliche Kommunikation kann Ablehnung und Misstrauen fördern und die erfolgreiche Umsetzung der digitalen Transformation erheblich gefährden. 7

Dabei stehen Führungskräfte auf allen Ebenen vor der Herausforderung, strategische Vorgaben nicht nur sachlich zu vermitteln, sondern sie so zu kommunizieren, dass sie von den Teams verstanden, akzeptiert und aktiv unterstützt werden (Doppler & Lauterburg, 2002, S. 335 ff.). Eine rein faktenbasierte Informationsweitergabe bleibt oft abstrakt, während Storytelling als wirkungsvolles Instrument dient, um Sinn, Relevanz und emotionale Bindung zu schaffen (Diakonie Württemberg, 2024, S. 14). Eine überzeugende Erzählweise verbindet strategische Ziele mit den konkreten Arbeitsrealitäten der Fachkräfte und verdeutlicht, warum der Wandel notwendig ist. 8

Um eine erfolgreiche Veränderungskommunikation sicherzustellen, sollten Führungskräfte folgende Prinzipien beachten: 9

- **Klare und einheitliche Botschaft vermitteln:** Die Ziele der digitalen Transformation müssen präzise und verständlich vermittelt werden, damit sie für alle Teammitglieder greifbar sind. Je einfacher und einprägsamer sie sind, desto eher werden sie im Arbeitsalltag umgesetzt.
- **Relevanz für das Team aufzeigen:** Die Veränderung muss in den konkreten Arbeitskontext der Mitarbeitenden eingebettet werden. Sie müssen verstehen, welche Rolle ihre Abteilung spielt, welchen Beitrag sie leisten und welche konkreten Vorteile sich für ihren Arbeitsbereich ergeben.
- **Sinnhaftigkeit und Nutzen emotional vermitteln:** Kommunikation sollte neben rationalen Argumenten auch die emotionale Dimension des Wandels ansprechen. Führungskräfte sollten sowohl die Möglichkeiten als auch die notwendigen Anpassungen transparent darstellen und nachvollziehbar machen, warum der Wandel wichtig ist.
- **Interaktive Kommunikation und Feedback einholen:** Führungskräfte sollten ihre Teams aktiv einbinden, Fragen stellen, Diskussionen anregen und kontinuierlich Feedback einholen. Dadurch entstehen gemeinsamer Dialog und stärkeres Engagement.

- **Regelmäßige Wiederholung und Anpassung:** Veränderungskommunikation ist kein einmaliger Prozess – nachhaltige Veränderungen erfordern einen kontinuierlichen Austausch. Die strategischen Ziele und Fortschritte müssen kontinuierlich kommuniziert und in den täglichen Arbeitsabläufen präsent gehalten werden (Kotter, 1996, S. 94).

10 **Fähigkeiten und Befähigung der Mitarbeitenden:** Ohne gezielte Kompetenzentwicklung bleibt digitale Transformation wirkungslos. Mitarbeitende benötigen sowohl technisches Know-how als auch die Fähigkeiten, digitale Arbeitsweisen sicher und eigenständig zu nutzen (Hemmerich et. al., 2024, S. 21 f.). Ein kontinuierlicher Lernprozess ist essenziell, um digitale Innovationen zu verstehen und aktiv mitgestalten zu können. Mitarbeitende müssen geschult und befähigt werden, um die neuen Anforderungen erfolgreich zu bewältigen. Eine unzureichende Befähigung führt zu Unsicherheiten, Angst und Widerständen, da Fachkräfte befürchten, den neuen Anforderungen nicht gerecht zu werden. In der Kinder- und Jugendhilfe gibt es eine große Bandbreite digitaler Kompetenzniveaus, weshalb gezielte Schulungsmaßnahmen unerlässlich sind. Die rechtzeitige Planung und gezielte Abstimmung von Weiterbildungsmaßnahmen hilft dabei, Widerstände abzubauen, da Unsicherheiten so frühzeitig adressiert werden und das Gefühl des „Nicht-Könnens" vermieden wird (Appelfeller & Feldmann, 2023, S. 360). Interviews mit Führungskräften unterstreichen, dass praxisnahe und bedarfsorientierte Weiterbildungen entscheidend sind (siehe auch Beitrag 7). Auch dieser Erfolgsfaktor lässt sich in ähnlicher Weise im Case Management wiederfinden. Der dort verankerte Grundsatz des Empowerments bedeutet auf organisationale Veränderungsprozesse übertragen eben, die Mitarbeitenden zu befähigen und in die Lage zu versetzen, den Wandel aktiv mitzugestalten und ihn auch künftig weiterzutragen und nachhaltig auszubauen. Empowerment führt dazu, dass sie Veränderung nicht als etwas Passives erleben, das über sie hinwegrollt, sondern als einen gemeinsamen Prozess, den sie selbstwirksam mitgestalten können. Ohne eine solche Befähigung besteht ein hohes Risiko, dass Mitarbeitende nach abgeschlossenen Change-Projekten in alte Muster zurückfallen, weil ihnen die nötigen Fähigkeiten und das Vertrauen in die eigene Gestaltungskraft fehlen. Die Parallele zur Klient:innenarbeit im Case Management ist offensichtlich: Auch dort steht die Stärkung von Selbstwirksamkeit im Zentrum, um nachhaltige Veränderung zu ermöglichen – nicht durch Anleitung von außen, sondern durch partizipative Entwicklung und aktive Ressourcenaktivierung.

11 **Tools und Methoden:** Der gezielte Einsatz geeigneter Werkzeuge und Methoden ist ein Erfolgsfaktor für die Umsetzung von Veränderungsprozessen (Lehnhoff et al., 2023, S. 153). Digitale Lösungen können Arbeitsabläufe optimieren und Effizienzsteigerungen ermöglichen – vorausgesetzt, sie sind sinnvoll in bestehende Prozesse integriert und an den tatsächlichen Bedarfen der Fachkräfte ausgerichtet. Expert:inneninterviews mit Führungskräften zeigen, dass schlecht implementierte oder wenig anwendungsfreundliche Technologien auf Ablehnung stoßen. Intuitive Bedienbarkeit und Praxistauglichkeit sind daher entscheidend für die Akzep-

tanz neuer Technologien. Werden digitale Werkzeuge ohne frühzeitige Einbindung der Fachkräfte eingeführt oder weisen sie funktionale Mängel auf, besteht die Gefahr, dass sie nicht genutzt oder als zusätzliche Belastung empfunden werden. Es ist daher entscheidend, das Mitarbeitende den direkten Nutzen für ihre tägliche Arbeit erkennen. Zudem spielt die technische Ausstattung eine zentrale Rolle: Veraltete oder unzureichende Hardware kann die Nutzung digitaler Lösungen erheblich behindern und in vielen Fällen zu Frustration führen, anstatt die Arbeitsprozesse zu erleichtern.

Anreize und Motivation schaffen: Anreize und Motivation sind entscheidend, 12
um das Engagement der Mitarbeitenden zu fördern (Hayes, 2018, S. 245). Anerkennung, Belohnungen und persönliche Entwicklungsmöglichkeiten können die Bereitschaft zur Veränderung erhöhen und die Mitarbeitenden motivieren, aktiv an Veränderungsprozessen mitzuwirken. Veränderungen bedeuten oft zunächst Mehraufwand, bevor sich angestrebte Verbesserungen bemerkbar machen. Daher sollten Anreize gesetzt werden, die den Mehrwert digitaler Innovationen frühzeitig sichtbar machen und so die Akzeptanz erhöhen. Ein zentrales Konzept in diesem Zusammenhang sind Quick Wins – kurzfristige, greifbare Erfolge, die früh im Veränderungsprozess auftreten und Vertrauen in die digitale Transformation schaffen (Hayes, 2018, S. 454). Expert:inneninterviews mit Führungskräften verdeutlichen, dass digitale Veränderungsprozesse besonders dann erfolgreich verlaufen, wenn Fachkräfte den direkten Nutzen neuer Technologien erleben und eine spürbare Entlastung in ihrem Arbeitsalltag erfahren. Zudem zeigt sich, dass Fachkräfte stärker zur Nutzung neuer Technologien bereit sind, wenn sie individuelle Gestaltungsspielräume bei deren Anwendung erhalten. Dadurch haben Fachkräfte die Möglichkeit, von den neuen Systemen auf individuelle Weise zu profitieren, auch wenn dies gelegentlich durch die Nutzung von Grauzonen geschieht. Es wurde betont, dass diese „kleinen Freiheiten" die Akzeptanz und Kreativität im Umgang mit den Technologien fördern können und der Einsatz neuer Technologien nicht als eine Art zusätzlicher Kontrolle wahrgenommen wird.

Strukturierter Aktionsplan: Change-Prozesse benötigen eine klare Struktur, um 13
Chaos und Unsicherheiten zu vermeiden. In einem Interview mit der Führungskraft eines öffentlichen Trägers wurde es treffend auf den Punkt gebracht: „Es muss von Anfang an klar sein, was passiert – Schritt für Schritt, ohne dass die Kette abreißt." Ein strukturierter Aktionsplan stellt sicher, dass die Veränderung systematisch und koordiniert umgesetzt wird. Er hilft, Aufgaben zu organisieren, Verantwortlichkeiten festzulegen und Fortschritte zu verfolgen. Besonders in der Kinder- und Jugendhilfe, wo Teams oft dezentral organisiert sind und Veränderungsprozesse komplexe Abstimmungen erfordern, ist eine präzise Steuerung entscheidend, um die digitale Transformation erfolgreich umzusetzen.

Ein solch strukturierter Handlungsrahmen erinnert an die Fallsteuerungslogik im 14
Case Management. Dort wird für jede:n Klient:in ein individueller Hilfeplan mit

klar definierten Schritten, Zuständigkeiten und Zielen erstellt und kontinuierlich überwacht. Übertragen auf den organisationalen Change-Prozess bedeutet dies, den Wandel wie einen „Fall" zu behandeln, der proaktiv gesteuert und zwischen den verschiedenen Beteiligten koordiniert wird. Ein:e Change-Manager:in kann dabei eine ähnliche Rolle einnehmen, wie ein:e Fallmanager:in im Case Management, indem sie bzw. er den Überblick behält, alle Akteur:innen – von internen Abteilungen bis hin zu externen Partner:innen – einbindet (Change-Manager:innen würden hier von Stakeholder-Management sprechen) und sicherstellt, dass die einzelnen Maßnahmen auf das übergeordnete Transformationsziel ausgerichtet bleiben.

15 Dabei bedeutet ein strukturierter Aktionsplan nicht, starr einem vorgegebenen Schema zu folgen. Vielmehr geht es darum, einen Fahrplan zu entwickeln, der sowohl klare Leitplanken bietet, aber auch genügend Flexibilität ermöglicht. Organisationen, die frühzeitig eine methodische Umsetzung, klare Operationalisierung und durchdachte Steuerung ihrer Transformationsprozesse planen, erhöhen die Wahrscheinlichkeit einer erfolgreichen Umsetzung deutlich (vergleiche hierzu auch Beitrag 5 Kapitel 4).

16 **Partizipation als übergeordneter Erfolgsfaktor:** Ein entscheidender Erfolgsfaktor für Veränderungsprozesse ist die aktive Beteiligung und Partizipation aller Betroffenen. „A potential benefit of participation and involvement is that it can excite, motivate and help to create a shared perception of the need for change within a target group" (Hayes, 2018, S. 251). Die Einbindung der Mitarbeitenden ist von zentraler Bedeutung, da sie die Akzeptanz und das Engagement für die Veränderungen wesentlich erhöht (Nerdinger et al., 2019, S. 199). Mitarbeitende, die aktiv am Veränderungsprozess teilnehmen, fühlen sich gehört und wertgeschätzt, was ihr Vertrauen in den Prozess stärkt. Ein gelungenes Beispiel hierfür ist die Prozessoptimierung in einem öffentlichen Träger. Die Mitarbeitenden wurden hier aktiv in die Neugestaltung mit eingebunden und entwickelten den Prozess selbst maßgebend mit, was zu einer deutlich höheren Akzeptanz und einer praxisnahen Ausgestaltung der neuen Abläufe führte. Partizipation ermöglicht es den Mitarbeitenden, wertvolle Einblicke und Ideen beizutragen, die den Veränderungsprozess bereichern und zu besseren Ergebnissen führen können. Zudem fördert sie die Transparenz und das Verständnis für die notwendigen Veränderungen, was die Bereitschaft zur Anpassung erhöht. Die aktive Einbindung aller Beteiligten sorgt dafür, dass Veränderungen nicht als von oben verordnet, sondern als gemeinschaftlich erarbeitet wahrgenommen werden. Partizipation hat eine multiplikative Wirkung auf alle anderen Erfolgsfaktoren: Ohne die Einbindung der Mitarbeitenden können selbst die besten Pläne und Methoden scheitern, da die Betroffenen nicht hinter den Veränderungen stehen und Widerstand leisten könnten.

17 Das vorgestellte Modell verdeutlicht, dass die zentralen Erfolgsfaktoren nicht isoliert betrachtet werden können, sondern in einer wechselseitigen Beziehung

zueinander stehen und nur in ihrer Gesamtheit wirksam werden. Fehlende Kommunikation kann die Akzeptanz der Zielsetzung schwächen, unzureichende Schulungsmaßnahmen mindern die Effektivität neuer Tools und mangelnde Partizipation erhöht das Risiko von Widerständen. Führungskräfte sollten das Modell daher nicht nur als analytisches Rahmenwerk verstehen, sondern als ein praxisorientiertes Steuerungsinstrument, das dabei hilft, Veränderungsprozesse vorausschauend zu gestalten, Schwachstellen frühzeitig zu erkennen und gezielt gegenzusteuern. Neben der Identifikation und Berücksichtigung der Erfolgsfaktoren stellt sich auch die Frage, wie ein Veränderungsprozess konkret gestaltet werden kann. Dabei spielt eine strategische und methodische Prozesssteuerung eine entscheidende Rolle. Im folgenden Abschnitt wird daher beleuchtet, wie Change-Prozesse strukturiert werden können, wobei insbesondere das 8-Stufen-Modell von Kotter als zentrale Orientierung dient.

3 Strukturierter Wandel: die Prozessperspektive im Change-Management

Erfolgreiches Change-Management in der digitalen Transformation erfordert eine klare **Prozesslogik** als Orientierungsrahmen. Strukturierte Vorgehensmodelle helfen, komplexen Veränderungsprozessen einen strukturierten Rahmen zu geben und Chaos sowie Widerstände zu minimieren. 18

Eine prozessuale Perspektive ist wichtig, um komplexe Veränderungsvorhaben wie die digitale Transformation gezielt steuern und erfolgreich umsetzen zu können. Dabei laufen solche Veränderungsprozesse in der Praxis selten linear ab. Die Ausgangslage ist bei vielen Trägern der Kinder- und Jugendhilfe unterschiedlich und es gibt verschiedene Besonderheiten. Entsprechend brauchen Veränderungsprozesse **flexible Konzepte und Spielräume in der Umsetzung**, damit Mitarbeitende den Wandel aktiv mitgestalten können. Change-Management sollte als ein **lernender Prozess** verstanden werden, der einen strukturierten Rahmen bietet, aber genügend Agilität zulässt, um effektiv und partizipativ auf Veränderungen im Verlauf der digitalen Transformation reagieren zu können (Diakonie Württemberg, 2024, S. 15). Ein solches phasenorientiertes Vorgehen ist auch aus dem Case Management bekannt – von der Erstkontakt- und Bedarfsanalyse über die Planungs- und Umsetzungsphase bis hin zur Evaluation und Fallabschließung. Diese klare Phasenstruktur schafft Orientierung, ähnlich wie es Modelle im Change-Management tun. Gleichzeitig betont das Case Management stets die Notwendigkeit, den Prozess flexibel an den individuellen Fall anzupassen und bei Änderungen der Situation Schritte ggf. zu wiederholen oder zu modifizieren. Eine solche adaptive Herangehensweise ist also in beiden Bereichen von großer Bedeutung und Phasenmodelle sollten als dynamischer Rahmen verstanden werden, der Raum für Iterationen und situative Anpassungen bietet. 19

20 Um die Prozessperspektive im Change-Management zu beleuchten, lohnt ein Blick auf etablierte Modelle. Klassische Modelle wie das **3-Phasen-Modell nach Kurt Lewin** (Hayes, 2018, S. 21 f.) sowie **John P. Kotters 8-Stufen-Modell** (Kotter, 1996) bieten Orientierung für Veränderungsprozesse. Diese Modelle weisen unterschiedliche Schwerpunkte auf, verdeutlichen aber allesamt die Prozesshaftigkeit des Change-Managements (Diakonie Württemberg, 2024, S. 15) und unterstreichen die Notwendigkeit, Change bewusst als Prozess zu steuern.

21 Der Psychologe Kurt Lewin gilt mit seinem **3-Phasen-Modell** als einer der Begründer des Change-Managements. Zunächst wird im Unfreeze-Stadium das bestehende System (der Status quo) aufgebrochen und die Notwendigkeit der Veränderung verdeutlicht. Anschließend folgt in der Change-Phase die tatsächliche Umsetzung neuer Strukturen, bevor im Refreeze-Stadium die neuen Verhaltensweisen stabilisiert und langfristig verankert werden (Hayes, 2018, S. 21 f.). Die Grundidee dieses Modells hat weiterhin hohe Relevanz, greift jedoch in komplexen Veränderungsprojekten oft zu kurz, da es Veränderung als abgeschlossenen Prozess beschreibt, während die digitale Transformation in der Kinder- und Jugendhilfe eher als ein kontinuierlicher Prozess erlebt wird und einen iterativen und fortlaufenden Wandel darstellt.

22 Ein differenzierterer Ansatz, der eine detaillierte Prozesslogik für Change-Management liefert, ist das **8-Stufen-Modell von John P. Kotter**. Dieses Modell kann als eine Erweiterung von Lewins Grundidee verstanden werden und gilt als eines der etabliertesten und bewährtesten Frameworks im Change-Management. Kotter legt einen noch stärkeren Fokus auf Führung und Kommunikation, da Veränderungsinitiativen nach seiner Ansicht vor allem an Mitarbeiterwiderstand und dem Zurückfallen in alte Muster scheitern (Kotter, 1996, S. 14). Deshalb zielt Kotters Modell darauf ab, Mitarbeitende für den Wandel zu gewinnen, eine nachhaltige Motivation sicherzustellen und den Veränderungsprozess konsequent voranzutreiben, bis er fest in der Organisation verankert ist. Seine acht Stufen bieten wertvolle Anregungen und Grundideen, die in jedem Change-Prozess beachtet werden sollten. Dabei ist es wichtig zu betonen, dass diese acht Stufen zwar eine logische Reihenfolge darstellen, aber nicht in jedem Change-Projekt strikt sequenziell abgearbeitet werden müssen. Vielmehr sollte das Modell als **dynamischer Orientierungsrahmen** verstanden werden, der **situativ angepasst, flexibel kombiniert und bei Bedarf iterativ wiederholt** werden kann.

Die acht Stufen des Change-Managements nach Kotter

23 **Dringlichkeit erzeugen:** Der erste Schritt eines erfolgreichen Veränderungsprozesses besteht darin, ein Bewusstsein für die Notwendigkeit der Transformation zu schaffen. Widerstände gegen Wandel entstehen häufig aus einem unzureichenden Problembewusstsein oder Unsicherheit hinsichtlich der Auswirkungen der Veränderung. Führungskräfte sind daher gefordert, überzeugend zu kommunizieren, warum die Anpassung wichtig ist, und welche Risiken entstehen, wenn die

Organisation sich nicht anpasst (Kotter, 1996, S. 42). Dies erfordert eine transparente Auseinandersetzung mit bestehenden Herausforderungen, das Aufzeigen externer Trends und eine faktenbasierte Verdeutlichung der Dringlichkeit. In der Kinder- und Jugendhilfe sollten Fachkräfte verstehen, welche Potenziale die digitale Transformation für sie bereithält. Dies umfasst den Einsatz neuer Tools zur Effizienzsteigerung, optimierte Prozesse sowie eine Reduktion administrativer Belastungen (siehe Beitrag 6 Kapitel 3). Darüber hinaus sollten fachliche und marktbezogene Aspekte angeführt werden: Digitale Innovationen eröffnen Möglichkeiten zur Entwicklung neuer Dienstleistungen, verbessern die Qualität bestehender Angebote und ermöglichen durch niedrigschwellige digitale Lösungen eine erhöhte Teilhabe von Adressat:innen (Hemmerich et. al., 2024, S. 15 f.).

Eine starke Führungskoalition aufbauen: Wandel kann nicht allein von einzel- 24
nen Führungskräften vorangetrieben werden, sondern erfordert ein starkes Bündnis aus Schlüsselpersonen, die als Promotoren agieren und den Wandel aktiv vorantreiben. Eine effektive Führungskoalition sollte aus Entscheidungsträger:innen, informellen Meinungsführer:innen und Fachexpert:innen verschiedener Bereiche bestehen, die sowohl über fachliche als auch soziale Autorität verfügen (Kotter, 1996, S. 57). Fehlt eine solche geschlossene und durchsetzungsfähige Führungsebene, droht die digitale Transformation zu scheitern. Statt einer kohärenten, organisationsweiten Entwicklung entstehen in diesem Fall isolierte Insellösungen in einzelnen Abteilungen, die keinen nachhaltigen Fortschritt ermöglichen. Eine breit aufgestellte Führungskoalition verdeutlicht auch den Wert von Interdisziplinarität im Change-Prozess – ein Prinzip, das aus dem Case Management ebenfalls bekannt ist. In der Steuerung komplexer Fallverläufe arbeiten häufig Fachkräfte verschiedener Disziplinen (z. B. Soziale Arbeit, Pädagogik, Psychologie, Medizin) eng zusammen, um ganzheitliche Lösungen zu entwickeln. Übertragen auf den organisatorischen Kontext bedeutet dies, dass Veränderungsprozesse von Anfang an interdisziplinär aufgestellt sein sollten. So kann eine interdisziplinär zusammengesetzte Führungskoalition zum Katalysator werden, um digitale Transformationsprozesse wirksam, strategisch abgestimmt und mit der erforderlichen Legitimität und Durchsetzungskraft in der Organisation umzusetzen.

Vision und Strategie entwickeln: Eine klare Zielrichtung ist bedeutsam, um 25
Orientierung zu bieten und Mitarbeitende für den Wandel zu gewinnen. Kotter betont, dass eine eingängige und überzeugende Vision erforderlich ist, um die Energie der Beteiligten gezielt zu bündeln und in die gewünschte Richtung zu lenken (Kotter, 1996, S. 68 ff.). In der Kinder- und Jugendhilfe sollte diese digitale Vision eng an den fachlichen Auftrag geknüpft sein: Etwa die Vorstellung, digitale Werkzeuge so einzusetzen, dass Teilhabe, Schutz und Befähigung von Kindern und Jugendlichen verbessert werden. Die digitale Transformation darf nicht zum Selbstzweck verkommen, sondern muss konkrete Verbesserungen für Fachkräfte und Klient:innen in den Mittelpunkt stellen. Die Vision sollte ein attraktives und ambitioniertes Zukunftsbild zeichnen und zugleich realistisch erreichbar sein. Die

Praxis zeigt deutlich: Fehlt eine greifbare Vision, führt dies zu Verunsicherung und Orientierungslosigkeit unter den Mitarbeitenden. Hier zeigt sich eine enge Verbindung zum Erfolgsfaktor der klaren Zielsetzung aus dem vorherigen Abschnitt.

26 **Die Vision kommunizieren:** Selbst die beste Strategie bleibt wirkungslos, wenn sie nicht konsequent und verständlich vermittelt wird. Kotter betont, dass Veränderungsinitiativen oft an unzureichender Kommunikation scheitern, da Mitarbeitende zwar wahrnehmen, dass eine Veränderung bevorsteht, jedoch weder deren Zielsetzung noch die dahinterstehende Vision verstehen. Daher muss die entwickelte Vision auf allen Ebenen und mit Nachdruck vermittelt werden (Kotter, 1996, S. 93 ff.). Im Kontext der digitalen Transformation in der Kinder- und Jugendhilfe bedeutet dies, gezielt auf verschiedene Kommunikationskanäle und -formate zu setzen – etwa durch regelmäßige Informationsveranstaltungen, Workshops und Rundschreiben, um Ziele und geplante Maßnahmen transparent darzulegen. Kommunikation ist dabei kein einmaliges Ereignis zu Beginn eines Projekts, sondern ein fortlaufender Prozess, der aktiv gestaltet werden muss.

27 **Mitarbeitende befähigen und Hindernisse beseitigen:** Während der Umsetzung eines Veränderungsprozesses treten oft Hindernisse auf. Diese können struktureller (fehlende Ressourcen, ungeeignete Infrastruktur) oder personeller Natur sein (Widerstände, Angst vor Neuem, Kompetenzlücken). Solche Barrieren sollten proaktiv identifiziert und abgebaut werden, um den Wandel zu erleichtern (Kotter, 1996, S. 101 ff.). In der digitalen Transformation der Kinder- und Jugendhilfe stellen insbesondere technische Ausstattung und Datenschutzvorgaben kritische Herausforderungen dar – hier müssen rechtzeitig Lösungen gefunden werden, etwa durch gezielte Investitionen in digitale Infrastruktur und Ausstattung oder die Klärung rechtlicher Rahmenbedingungen. Ebenso entscheidend ist es, die Kompetenzen der Mitarbeitenden zu verbessern (Hemmerich et. al., 2024, S. 21 f.). Gezielte Schulungen, praxisnahe Weiterbildungen und ein unterstützendes Arbeitsumfeld sind notwendig, um Sicherheit im Umgang mit neuen Technologien zu geben (siehe Beitrag 7 insbesondere Kapitel 2 und Kapitel 4).

28 **Kurzfristige Erfolge sichtbar machen („Quick Wins"):** Bei langfristigen Veränderungsprojekten können Mitarbeitende schnell an Motivation verlieren, wenn keine greifbaren Fortschritte sichtbar werden. Deshalb ist es bedeutsam, kurzfristige Erfolge gezielt zu realisieren und sichtbar zu machen, um das Momentum aufrechtzuerhalten. Diese sogenannten Quick Wins stärken das Vertrauen in den Veränderungsprozess und erhöhen die Bereitschaft zur aktiven Mitgestaltung (Kotter, 1996, S. 117 ff.). Digitale Transformationsprojekte profitieren davon, wenn Mitarbeitende früh im Prozess konkrete Entlastungen in ihrem Arbeitsalltag erfahren – beispielsweise durch die Einführung effizienter Dokumentationssysteme oder die Automatisierung administrativer Aufgaben. Führungskräfte sollten daher darauf achten, den Veränderungsprozess in realisierbare Etappen mit klaren Teilzielen zu unterteilen. Wichtig ist es auch, diese Erfolge sichtbar zu machen und

wertzuschätzen – etwa durch interne Erfolgsmeldungen, kleine Feiern nach dem Erreichen von Meilensteinen und die gezielte Anerkennung der beteiligten Teams und Personen. In der Kinder- und Jugendhilfe, wo Veränderungen oft parallel zum laufenden Tagesgeschäft gestemmt werden müssen, helfen Quick Wins, die Zusatzbelastung zu rechtfertigen: Wenn etwa durch neue Lösungen in der Dokumentation schnell Zeitersparnis sichtbar wird, steigt die Bereitschaft, die Transformation weiter voranzutreiben. Zudem können Quick Wins als Lerngelegenheiten für die Organisation dienen und ggf. wertvolle Erkenntnisse für nächste Schritte liefern – ganz im Sinne des bereits betonten iterativen Charakters.

Erfolge konsolidieren und weitere Veränderungen anstoßen: Ein häufiges 29
Problem in Transformationsprojekten ist die nachlassende Dynamik nach ersten Erfolgen. Veränderung muss somit als kontinuierlicher Prozess verstanden werden. Führungskräfte sollten sicherstellen, dass erreichte Meilensteine nicht als Abschluss des Prozesses, sondern als Ausgangspunkt für weitere Verbesserungen betrachtet werden (Kotter, 1996, S. 131 ff.). Erste Erfolge dürfen nicht dazu führen, dass die Dringlichkeit aus dem Blick gerät. In der Praxis bedeutet dies, frühzeitig neue Ziele zu definieren und Folgeprozesse zu initiieren – beispielsweise direkt nach der erfolgreichen Implementierung eines digitalen Tools in einer Abteilung dessen Einführung auf weitere Teams auszuweiten. Entscheidend ist es, Erfolgsgeschichten gezielt zu kommunizieren, um weitere Mitarbeitende zu motivieren und die Veränderungsbereitschaft aufrechtzuerhalten. Diese Phase erfordert Durchhaltevermögen seitens der Führungskoalition, da Ermüdungserscheinungen auftreten können. Der Change-Prozess muss daher aktiv gesteuert werden. Regelmäßige Evaluation der Fortschritte – z. B. Überprüfung, inwiefern die definierten Zwischenziele erreicht wurden – tragen dazu bei, den Fokus zu behalten (Diakonie Württemberg, 2024, S. 15). In dieser Phase sollten notwendige Anpassungen vorgenommen werden. Gerade im digitalen Wandel sind iterative Korrekturen wichtig, um flexibel auf Herausforderungen zu reagieren und den Transformationsprozess konsequent voranzutreiben.

Neue Ansätze in der Organisationskultur verankern: Nachhaltiger Wandel 30
gelingt nur, wenn neue Arbeitsweisen und Denkmuster in der Organisationskultur verankert werden. Erst wenn neue Arbeitsweisen zur selbstverständlichen Praxis werden, ist der Wandel erfolgreich abgeschlossen. Andernfalls besteht die Gefahr, dass alte Routinen schrittweise wieder Einzug halten und der Veränderungsprozess rückgängig gemacht wird. Eine Kulturveränderung erfordert daher langfristige Maßnahmen, wie die Anpassung von Leitbildern und Arbeitsrichtlinien sowie die bewusste Förderung einer innovationsfreundlichen Haltung innerhalb der Organisation (Kotter, 1996, S. 145 ff.). Auch Führungskräfte spielen eine zentrale Rolle, indem sie als Vorbilder agieren und konsequent neue Standards leben. Zudem sollten in dieser Phase strukturelle Anpassungen vorgenommen werden, um Rückfälle zu vermeiden. Dies umfasst die Implementierung neuer Standards und Prozesse, die den digitalen Wandel unterstützen – etwa verbindliche Richtlinien zur Nutzung digitaler Dokumentationssysteme oder

regelmäßige Schulungsangebote zur Stärkung digitaler Fähigkeiten. Im Kern geht es darum, den Wandel unumkehrbar zu machen. In der Kinder- und Jugendhilfe zeigt sich der Erfolg einer nachhaltigen Veränderung dann, wenn digitale Werkzeuge nicht mehr als zusätzliche Belastung empfunden werden, sondern als selbstverständlicher Bestandteil der pädagogischen und administrativen Arbeit. Erst wenn neue Praktiken konsequent gelebt und an neue Mitarbeitende weitergegeben werden, kann die Transformation als gelungen betrachtet werden.

31 In der Praxis verlaufen Change-Prozesse selten linear. Häufig müssen einzelne Phasen wiederholt oder parallel durchlaufen werden, es kommt zu Überlappungen und nicht jeder Schritt ist in jeder Organisation gleichermaßen relevant. Eine strikt sequenzielle Betrachtung stößt in digitalen Transformationsprojekten an Grenzen, da fortlaufend neues Feedback sowie technologische Entwicklungen berücksichtigt werden müssen. Hier ist es entscheidend, agil zu reagieren, anstatt starr an einem Phasenmodell festzuhalten. Gerade in der Kinder- und Jugendhilfe, wo partizipative Ansätze und Mitbestimmung eine zentrale Rolle spielen, birgt ein zu stark top-down geführter Change-Prozess das Risiko, Mitarbeitende nicht ausreichend einzubeziehen. Dennoch bietet das 8-Stufen-Modell einen klaren Rahmen und Orientierung, ohne die notwendige Anpassungsfähigkeit einzuschränken. Eine kritische Adaption des Modells sollte die zentralen Anliegen jeder Phase im Veränderungsprozess berücksichtigen und gleichzeitig Spielraum für Iterationen und Mitgestaltung belassen.

4 Führungskräfte als Gestalter des Wandels: persönliche Orientierung, Begleitung und Steuerung im Change-Prozess

32 Wie beschrieben bringt die digitale Transformation in der Kinder- und Jugendhilfe tiefgreifende Veränderungen mit sich und stellt daher eine herausfordernde Führungsaufgabe dar. Die Wichtigkeit angemessenen Führungsverhaltens betont Hayes wie folgt: „There is growing evidence that ‚what leaders do‘ can have a powerful effect on follower behaviour and the success of change initiatives“ (Hayes, 2018, S. 164). Führungskräfte sind dabei mehr als nur Entscheidungsträger:innen oder Organisator:innen des Wandels – sie sollten als persönliche Vorbilder, Begleiter:innen und Gestalter:innen fungieren, die Orientierung geben, Mitarbeitende motivieren und ihr Team durch den Change-Prozess führen. Wie im Case Management – wo die Vertrauensbeziehung zwischen Fallmanager:in und Klient:in zentral für den Erfolg ist – entscheidet im Rahmen der digitalen Transformation die Qualität der Beziehung zwischen Führungskraft und Mitarbeitenden maßgeblich über das Gelingen des Prozesses. Führung im Kontext von Change-Prozessen zeichnet sich daher, ebenso wie Case Management, nicht nur durch die reine aufgabenorientierte Steuerung eines Prozesses aus, sondern stellt immer auch einen beziehungsgeleiteten Prozess dar. Führungskräfte agieren

hier gewissermaßen als „Change-Begleiter:in“, die Vertrauen aufbauen, Motivation fördern und durch persönliche Unterstützung den Wandel erleichtern.

4.1 Emotionale Begleitung im Wandel: das Tal der Tränen als Führungsherausforderung

Veränderungen stoßen oft auf emotionale Widerstände. Die Veränderungskurve (Kübler-Ross, 1969) zeigt, dass Mitarbeitende oft ein „Tal der Tränen“ durchlaufen, in dem sie Enttäuschung, Frustration und Unsicherheit erleben, bevor sie die neue Realität akzeptieren und sich konstruktiv darauf einlassen (Meynerts-Stiller & Rohloff, 2015, S. 151 ff.). In der digitalen Transformation der Kinder- und Jugendhilfe, wo bewährte Arbeitsweisen infrage gestellt und neue digitale Prozesse eingeführt werden, kann dieser emotionale Tiefpunkt besonders ausgeprägt sein. Oder wie Doppler und Lauterburg (2002, S. 332) es ausdrücken: „Widerstand gegen Veränderung ist etwas ganz Normales und Alltägliches“. Für Führungskräfte ist es essenziell, diese Phase und die damit verbundenen Widerstände nicht nur als zu beseitigendes Hindernis zu betrachten, sondern als natürlichen Bestandteil des Veränderungsprozesses, der gezielt begleitet werden muss. Führungskräfte müssen in dieser Phase bewusst Akzeptanz für negative Emotionen zeigen, indem sie Empathie und Verständnis für Sorgen ihrer Mitarbeitenden aufbringen. Sie sollten nicht versuchen, Widerstände sofort zu unterdrücken oder zu bewerten, sondern diese aktiv anerkennen. Offene Gespräche über Ängste und Unsicherheiten dienen dazu, Vertrauen aufzubauen. 33

Darüber hinaus stehen Führungskräfte gerade in dieser schwierigen Phase vor der Herausforderung, positive Zukunftsaussichten zu vermitteln. Das bedeutet nicht, den Veränderungsprozess zu verharmlosen oder Probleme kleinzureden, sondern den Mitarbeitenden eine klare Perspektive auf die langfristigen Vorteile der Transformation zu bieten. „Three elements of successful digital transformations are foundational and universal: vision, alignment, and commitment“ (Lamarre et al., 2023, S. 19). Führungskräfte sollten verdeutlichen, warum der Wandel notwendig ist, welche Chancen er eröffnet und wie jeder Einzelne daran teilhaben kann. Dies hilft, den emotionalen Tiefpunkt nicht als endgültiges Scheitern, sondern als vorübergehende Herausforderung zu begreifen. Eine der wichtigsten Führungsaufgaben im Tal der Tränen ist die gezielte Unterstützung der Mitarbeitenden. Veränderungen bedeuten nicht nur psychologische Belastung, sondern oft auch praktische Herausforderungen: neue Technologien müssen erlernt, Arbeitsprozesse umgestellt und Routinen überdacht werden. Führungskräfte sollten daher sicherstellen, dass ausreichend Ressourcen zur Verfügung stehen – sei es durch gezielte Schulungen, Coaching-Angebote oder technische Unterstützung. Regelmäßige Feedbackgespräche und transparente Kommunikation tragen dazu bei, dass Mitarbeitende sich nicht allein gelassen fühlen. 34

35 Ein zentraler Aspekt, den Führungskräfte im Veränderungsprozess stets bedenken sollten, ist, dass sie selbst im Change-Prozess bereits weiter fortgeschritten sind als die meisten ihrer Mitarbeitenden. Führungskräfte haben sich meist schon länger mit den geplanten Veränderungen befasst, Hintergründe verstanden und Akzeptanz für den Wandel entwickelt. Mitarbeitende hingegen befinden sich häufig noch am Anfang dieser Reise und benötigen Zeit, um die Veränderung zu verarbeiten. Führungskräfte sollten daher nicht erwarten, dass Mitarbeitende den Wandel sofort mittragen, sondern sie aktiv dabei unterstützen, die gleichen Einsichten zu gewinnen. Dies kann durch gezielte Kommunikation, nachvollziehbare Entscheidungsprozesse und ein schrittweises Heranführen an die neue Realität geschehen. Erst wenn Mitarbeitende das Tal der Tränen durchschritten haben, wird die Veränderung als Chance wahrgenommen und aktiv mitgestaltet. Führungskräfte tragen eine entscheidende Verantwortung dafür, ob und wie schnell dieser Übergang gelingt.

4.2 Führung als Vorbild: Authentizität, Ambidextrie und situativer Führungsstil

36 Führungskräfte sind zentrale Bezugsfiguren, an denen sich Mitarbeitende orientieren. Gerade in unsicheren Zeiten suchen Teams nach Halt, Verlässlichkeit und einer klaren Richtung. Autoren wie u. a. Whelan-Berry und Sommerville (2010) sowie Cameron und Green (2004) betonen die Wichtigkeit des Führens durch Vorbild und argumentieren „[...] that leaders need to ‚walk the talk' throughout the implementation process if they are to be effective drivers of change" (Hayes, 2018, S. 173). Führungskräfte, die Veränderung nicht nur fordern, sondern aktiv vorleben, genießen eine höhere Glaubwürdigkeit und schaffen eine Kultur des Vertrauens. Authentizität ist dabei ein wesentlicher Faktor: Mitarbeitende nehmen es sehr genau wahr, wenn Führungskräfte inkonsequent handeln oder den Wandel nur oberflächlich unterstützen. Konsequenz, Konsistenz und ein klares Werteverständnis sind daher unerlässlich für eine erfolgreiche Führungsrolle im Change-Prozess.

37 Eine Herausforderung liegt darin, zwischen Stabilität und Innovation zu balancieren – ein Konzept, das in der Führungsforschung als Ambidextrie beschrieben wird (Nerdinger et al., 2019, S. 188 sowie Petry, 2016, S. 45). Führung bedeutet in diesem Kontext, einerseits bestehende Strukturen effizient zu nutzen und andererseits gezielt Innovation und Flexibilität zu fördern. Dies erfordert einen differenzierten Umgang mit neuen Technologien und Prozessen, aber auch ein Bewusstsein dafür, dass nicht jede Veränderung sofort maximale Akzeptanz finden wird. Ein guter bzw. eine gute Change Leader:in muss daher nicht nur Veränderung initiieren, sondern auch den richtigen Zeitpunkt und die angemessene Geschwindigkeit der Transformation im Blick behalten und sehr flexibel vorgehen. „In der Digital Economy müssen Führungskräfte häufig mit mehreren Optionen ‚jon-

glieren‘ und ‚auf Sicht fahren‘. Ein pragmatisches Ausprobieren und Lernen ist oft erfolgreicher als detaillierte Analyse und Planung“ (Petry, 2016, S. 40).

Daher ist Anpassungsfähigkeit der Führungskräfte an unterschiedliche Situationen ein zentraler Erfolgsfaktor im Change-Management. Ein wirksamer Führungsstil zeichnet sich dadurch aus, dass er sich nicht an starren Modellen orientiert, sondern flexibel auf die Anforderungen der Organisation und der Mitarbeitenden eingeht. So schlagen viele klassische Autoren der Führungsforschung wie Fiedler (1967), Adair (1973) sowie Hersey und Blanchard (1977) vor: „[...] the most effective style depends on situational factors, such as the people, the task and the organisational context“ (Hayes, 2018, S. 174). Wertvoll für einen situativen Ansatz kann es dabei sein, zwischen aufgaben- und beziehungsorientierten Elementen von Führung zu unterscheiden und diese bewusst situativ zu berücksichtigen. Während aufgabenorientierte Führung vor allem die strukturierte Umsetzung von Zielen, Effizienz und Controlling umfasst, ist beziehungsorientierte Führung darauf ausgerichtet, Mitarbeitende zu motivieren, zu coachen und in ihrer Entwicklung zu fördern. Beide Dimensionen sind für erfolgreiche Führung unerlässlich und müssen je nach Situation ausbalanciert werden, wie in einem Gespräch mit einer Führungskraft deutlich gemacht wurde: „Es reicht nicht aus, ausschließlich auf der beziehungsorientierten Ebene unterwegs zu sein. Führung bedeutet eben auch, Aufgaben in den Blick zu nehmen, Verantwortung zu übernehmen und unpopuläre Entscheidungen zu treffen, wenn sie notwendig sind.“ In Phasen hoher Unsicherheit oder großer Veränderung kann es notwendig sein, eine stärker direktive und strukturierende Führung zu übernehmen, um klare Orientierung zu geben und Stabilität zu schaffen. In anderen Situationen hingegen, insbesondere wenn Mitarbeitende eigenverantwortlich agieren sollen, stehen Coaching, Partizipation und Motivation im Vordergrund. 38

Diese differenzierte Betrachtung zeigt, dass es nicht darum geht, klassische Führungsinstrumente wie Zielsetzung und Kontrolle zu ersetzen, sondern sie mit mitarbeiterzentrierten Ansätzen zu ergänzen. „Denn es wäre sicherlich falsch, alle bewährten Managementansätze und -methoden über Bord zu werfen“ (Petry, 2016, S. 45). Vielmehr erfordert eine effektive Führung eine bewusste Reflexion darüber, wann klare Vorgaben notwendig sind und wann es angebracht ist, durch Vertrauen, Motivation und Beteiligung die Eigenverantwortung der Mitarbeitenden zu stärken. 39

Literatur

Adair, J. (1973). *Action-centred Leadership.* McGraw-Hill.

Appelfeller, W. & Feldmann, C. (2023). *Die digitale Transformation des Unternehmens: Systematischer Leitfaden mit zehn Elementen zur Strukturierung und Reifegradmessung.* Springer Gabler.

Cameron, E. & Green, M. (2004). *Making Sense of Change Management: A Complete Guide to the Models, Tools and Techniques of Organizational Change.* Kogan Page.

Diakonie Württemberg (2024). Digitalisierung in der Kinder- und Jugendhilfe: Herausforderungen und Chancen für Organisationsentwicklung und Pädagogik. https://www.diakonie-wuerttemberg.de/fileadmin/Diakonie_Website/Abteilungen/Kinder_Jugend_Familie/DA-Be_I/handreichung-diakonie-druck_251122.pdf (Zugriff 14.07.2025).

Doppler, K. & Lauterburg, C. (2002). *Change Management – Den Unternehmenswandel gestalten.* Campus Verlag.

Fiedler, F. (1967). *A Theory of Leadership Effectiveness.* McGraw-Hill.

Hayes, J. (2018). *The Theory and Practice of Change Management.* Palgrave MacMillan international.

Hemmerich, F., Zischke, F. E., Schmutz, E., Müller, H., Röder, M., Schröer, W., Thomas, S. & Volk, S. (2024). *12 Thesen zur Digitalisierung in der Kinder- und Jugendhilfe auf Basis des Projekts „JAdigital. Digitalisierung in der Kinder- und Jugendhilfe konzeptionell gestalten".* https://doi.org/10.61045/2025-06-946455 (Zugriff 02.04.2025).

Kopf, H. & Schmolze-Krahn, R. (2018). Zwischen Tradition und Digitalisierung - Unternehmenskulturen sozialer Organisationen im Wandel. In H. Kreidenweis (Hrsg.), *Digitaler Wandel in der Sozialwirtschaft: Grundlagen – Strategien – Praxis* (S. 81–102). Nomos.

Kotter, J. P. (1996). *Leading Change.* Harvard Business School Press.

Kübler-Ross, E. (1969). *On Death and Dying.* Macmillan.

Lamarre, E., Smaje, K. & Zemmel, R. (2023). *Rewired: The McKinsey Guide to Outcompeting in the Age of Digital and AI.* Wiley.

Lehnhoff, A., Näher, F., Lehnhoff, M. (2023). *Grundlagen anorganischen Wachstums: Mergers & Acquisitions (M&A) für gemeinnützige Organisationen der sozialen Arbeit. Hintergründe, Anregungen und konkrete Vorgehensweisen für Führungskräfte sozialwirtschaftlicher Organisationen bei Unternehmensakquisitionen.* Verlag Dr. Kovac.

Meynerts-Stiller, K. & Rohloff, C. (2015). *Post Merger Management: M&A-Integrationen erfolgreich planen und gestalten.* Schäffer Poeschel.

Nerdinger, F. W., Blickle, G. & Schaper, N. (2019). *Arbeits- und Organisationspsychologie.* Springer.

Petry, T. (2016). Digital Leadership - Unternehmens- und Personalführung in der Digital Economy. In T. Petry (Hrsg.), *Digital Leadership: Erfolgreiches Führen in Zeiten der Digital Economy* (S. 21–82). Haufe.

Petry, T. (Hrsg.) (2016). *Digital Leadership: Erfolgreiches Führen in Zeiten der Digital Economy.* Haufe.

Whelan-Berry, K. S. & Sommerville, K. A. (2010). Linking change drivers and the organizational change process: A review and synthesis. *Journal of Change Management, 10*(2), 175–193.

Teil II Digitale Praxis im Care und Case Management: Lösungen, Szenarien, Perspektiven

Beitrag 9

Virtuelle Pflege – reale Wirkung: Einsatzpotenziale von Virtual Nursing im Care und Case Management

Sebastian von Lovenberg

Abstract: Die Pflege steht vor einem fundamentalen Wandel: Steigende Versorgungsbedarfe, der demografische Wandel und ein zunehmender Fachkräftemangel stellen das Gesundheits- und Sozialwesen vor enorme Herausforderungen. Gleichzeitig eröffnet die Digitalisierung neue Wege, um Versorgung effizienter, zielgerichteter und zugänglicher zu gestalten. Ein innovatives Konzept in diesem Kontext ist das Virtual Nursing – die digitale, ortsunabhängige Unterstützung und Begleitung pflegerischer Prozesse durch qualifiziertes Fachpersonal.

Dieser Beitrag beleuchtet, welche Rolle Virtual Nursing im Care und Case Management einnehmen kann, wo seine Potenziale liegen, aber auch, welche ethischen und strukturellen Fragen sich daraus ergeben. Ziel ist es, ein differenziertes Verständnis für diesen neuen Versorgungsbaustein zu schaffen und Impulse für die Weiterentwicklung professioneller Pflegepraxis in einer zunehmend digitalen Versorgungslandschaft zu geben.

1 Relevanz von Virtual Nursing im Kontext von Digitalisierung und Versorgungssicherheit

Die Digitalisierung verändert zunehmend die Landschaft des Gesundheits- und Pflegesektors. Angesichts demografischer Veränderungen, wachsenden Fachkräftemangels und steigender Versorgungsbedarfe rückt die Frage nach nachhaltigen, flexiblen und zugleich qualitativ hochwertigen Pflegekonzepten in den Mittelpunkt. In diesem Kontext gewinnt Virtual Nursing, also die virtuelle Begleitung, Überwachung und Unterstützung von Pflegeprozessen mittels digitaler Technologien, an Bedeutung. 1

Virtual Nursing bezeichnet den gezielten Einsatz von Pflegefachkräften, die mithilfe digitaler Kommunikationsmittel – etwa Video, Audio, Chat oder digitale Dokumentationssysteme – ortsunabhängig mit Patient:innen, Angehörigen oder Kolleg:innen interagieren. Diese Form der pflegerischen Versorgung eröffnet neue Möglichkeiten, insbesondere in Zeiten knapper personeller Ressourcen. Studien aus den USA zeigen etwa, dass virtuelle Pflegeansätze zur Entlastung des Pflegepersonals beitragen und gleichzeitig die Patient:innenzufriedenheit steigern können (HCA Healthcare, 2024; Dabrow Woods, 2024). 2

Ein zentrales Argument für den Einsatz von Virtual Nursing ist die Versorgungssicherheit, insbesondere in ländlichen Regionen oder unterversorgten Gebieten. Hier kann die virtuelle Pflege nicht nur den Zugang zu professionellen Pflegeleistungen verbessern, sondern auch dazu beitragen, akute Versorgungsengpässe zu überbrücken. Insbesondere in Krankenhäusern kann ein virtuelles Pflegemodell dazu beitragen, Pflegefachpersonen vor Ort zu entlasten, indem Aufgaben wie Patient:innenaufklärung, Monitoring, oder auch psychosoziale Unterstützung digital übernommen werden (Teladoc Health, 2022). 3

Zudem unterstützt Virtual Nursing den Trend hin zu vernetzten Versorgungsstrukturen, wie sie im Kontext des Case Managements gefordert werden. Die digitale Vernetzung verschiedener Gesundheitsakteure schafft die Grundlage für 4 eine effizientere Koordination von Pflegeprozessen – ein zentrales Ziel im modernen Care und Case Management.

5 Auch im Hinblick auf Pandemiesituationen wie COVID-19 hat sich gezeigt, wie bedeutsam digitale Pflegekonzepte für die Aufrechterhaltung der Versorgung sein können. Virtual Nursing kann hier als resilienzstärkende Maßnahme gesehen werden, da sie sowohl physische Kontakte reduziert als auch kontinuierliche Begleitung ermöglicht – selbst bei personellen Engpässen oder Quarantänebedingungen.

6 Gleichzeitig wirft der Einsatz digitaler Pflegeformen wichtige Fragen zur Rollenverteilung, zur Verantwortung und zur ethischen Gestaltung von Pflegebeziehungen auf. Virtual Nursing darf nicht als Ersatz, sondern als ergänzender Baustein verstanden werden, der das Pflegepersonal unterstützt, ohne die menschliche Nähe gänzlich zu ersetzen.

7 Insgesamt zeigt sich, dass Virtual Nursing nicht nur technologische Innovation darstellt, sondern einen relevanten Beitrag zur Stabilisierung und Weiterentwicklung pflegerischer Versorgung leisten kann – vorausgesetzt, es wird strategisch eingebettet, professionell gestaltet und ethisch reflektiert.

2 Zielsetzung und Aufbau des Beitrags

8 Ziel dieses Beitrags ist es, das Konzept des Virtual Nursing im Kontext von Digitalisierung, Fachkräftemangel und Versorgungssteuerung systematisch einzuordnen und dessen Relevanz für das Care und Case Management herauszuarbeiten. Dabei soll nicht nur ein grundlegendes Verständnis für virtuelle Pflegeformen vermittelt werden, sondern auch aufgezeigt werden, wie diese Modelle konkret in die Praxis integriert werden können – etwa zur Entlastung von Pflegefachpersonen, zur Verbesserung der Erreichbarkeit von Pflegeleistungen und zur Optimierung von Versorgungsprozessen (Dabrow Woods, 2024).

9 Der Beitrag richtet sich insbesondere an Case Manager:innen, Pflegefachpersonen, Sozialarbeiter:innen sowie Entscheidungsträger:innen in Ausbildungs-, Versorgungs- und Steuerungsstrukturen, die sich mit innovativen Versorgungsmodellen beschäftigen. Auch Fachkräfte aus der Aus- und Weiterbildung sowie Akteure der Arbeitsagenturen finden hier Anknüpfungspunkte zur künftigen Qualifizierungs- und Personalentwicklung (INPUT Consulting, 2017, S. 58).

10 Der Aufbau des Beitrags folgt einer klaren Struktur: Nach der Einleitung und der Einordnung des Virtual-Nursing-Konzepts werden konkrete Einsatzmöglichkeiten im Care und Case Management dargestellt. Der anschließende Abschnitt widmet sich den Potenzialen virtueller Pflege im Hinblick auf Versorgungsqualität und Fachkräfteentlastung. Nachfolgend werden technologische, ethische und rechtliche Herausforderungen beleuchtet, bevor ausgewählte Praxisbeispiele Einblicke in reale Anwendungen geben. Den Abschluss bildet ein Ausblick auf die

zukünftige Bedeutung von Virtual Nursing für hybride Versorgungsformen und Bildungslandschaften.

Mit diesem Aufbau möchte der Beitrag sowohl einen informativen Überblick als auch praxisnahe Denkanstöße liefern – für eine Pflege aus der Ferne, die den Menschen weiterhin im Mittelpunkt behält. 11

3 Was ist Virtual Nursing?

3.1 Begriffserklärung und Abgrenzung zu verwandten Konzepten

Virtual Nursing (deutsch: virtuelle Pflege) bezeichnet den Einsatz digitaler Technologien zur Erbringung pflegerischer Leistungen und zur Unterstützung pflegebedürftiger Personen – unabhängig von deren physischem Aufenthaltsort. Dabei stehen nicht die vollständige Substitution traditioneller Pflegehandlungen im Vordergrund, sondern vielmehr die Ergänzung, Erweiterung und Verbesserung der Pflegepraxis durch technikgestützte Lösungen wie: 12

- Videotelefonie zur Pflegeberatung
- Telemonitoring von Vitalparametern
- Künstliche Intelligenz zur Entscheidungsunterstützung
- Digitale Pflegeplattformen zur Koordination im Case Management

Die virtuelle Pflege ist somit eine Form der telemedizinischen Pflegeversorgung, die sich insbesondere im Bereich des Care und Case Managements als vielversprechend erweist (Schulz et al., 2022). 13

Virtual Nursing ist abzugrenzen von folgenden Konzepten: 14

- Telepflege (Tele-Nursing): Bezieht sich in engerem Sinne auf Fernkommunikation zwischen Pflegekraft und Patient:in durch digitale Medien, meist in Form von Beratungsgesprächen per Telefon oder Videochat. Virtual Nursing umfasst diese Funktionalität, geht aber darüber hinaus durch den Einbezug intelligenter Systeme und komplexerer Anwendungsformen (z. B. Remote Monitoring, Decision Support Tools).
- Digitale Pflegeassistenzsysteme: Diese sind Teilkomponenten der virtuellen Pflege. Sie beinhalten technische Hilfsmittel wie Sensorik, Wearables oder Sprachassistenten, unterstützen jedoch nicht zwangsläufig ganzheitliche Pflegeprozesse im Sinne des Case Managements.
- Robotik in der Pflege: Pflege-Roboter (z. B. soziale Roboter, Transferhilfen) können in Virtual Nursing eingebunden sein, sind jedoch physische Einheiten – Virtual Nursing setzt hingegen primär auf virtuelle/digitale Interaktion.
- E-Health: E-Health ist ein übergeordneter Begriff, der sämtliche digitale Gesundheitsanwendungen umfasst – Virtual Nursing ist ein spezifischer Anwendungsfall von E-Health im Pflegebereich (WHO, 2019).

Wirkung und Potenziale

15 Studien zeigen, dass Virtual Nursing einen Beitrag zur Effizienzsteigerung und Qualitätssicherung leisten kann – besonders in Kontexten mit Fachkräftemangel und zunehmender Pflegebedürftigkeit. Die virtuelle Pflege bietet zudem neue Wege für individualisierte, ortsunabhängige Versorgung und ermöglicht eine engere Zusammenarbeit im interprofessionellen Team (Hahnel et al., 2020; Schuelke et al., 2019).

3.2 Technologische Grundlagen und Anwendungsbereiche

16 Virtual Nursing basiert auf digitalen Technologien, die eine ortsunabhängige Interaktion zwischen Pflegefachpersonen und Patient:innen ermöglichen. Im Zentrum stehen dabei Kommunikationsschnittstellen wie Videotelefonie, spezialisierte Telepflegeplattformen, elektronische Gesundheitsakten (EHR) sowie sensorbasierte Monitoring-Systeme, die in Echtzeit Daten zur Vitalfunktion oder zum Aktivitätsverhalten übermitteln können (Schuelke et al., 2019; Hahnel et al., 2020).

Technologische Grundlagen

17 Die technologische Infrastruktur für Virtual Nursing besteht aus einer Kombination aus Hard- und Softwarekomponenten. Dazu zählen:

- Videokonferenzsysteme: Sie ermöglichen synchrone Kommunikation, z. B. zur Anamnese, Medikamentengabe oder Schulung
- Telemedizin-Plattformen: Diese integrieren Funktionen wie Terminverwaltung, Dokumentation und Datenübertragung
- Künstliche Intelligenz (KI) und Entscheidungsunterstützungssysteme: Diese bieten Pflegefachpersonen Empfehlungen auf Basis von Algorithmen, z. B. zur Risikoeinschätzung bei chronisch Kranken (Marx et al., 2022, S. 132 f.).
- Sensorik und Wearables: Diese dienen der kontinuierlichen Überwachung von Gesundheitsdaten wie Puls, Bewegung oder Sturzereignissen

18 Diese Technologien ermöglichen eine erhebliche Entlastung pflegerischer Routinen und fördern gleichzeitig eine kontinuierliche, datengestützte Versorgung.

Anwendungsbereiche

19 Die Anwendungsbereiche virtueller Pflege sind vielfältig und reichen von der häuslichen Pflege bis hin zur stationären Versorgung. Zu den zentralen Einsatzfeldern zählen:

1. Telemonitoring chronisch erkrankter Menschen: Virtual Nursing unterstützt bei der frühzeitigen Erkennung von Verschlechterungen z. B. bei Diabetes oder Herzinsuffizienz (Hahnel et al., 2020)
2. Pflegeberatung und Schulung: Angehörige und Patient:innen erhalten gezielte Anleitung zu pflegerischen Tätigkeiten – ohne Anfahrt oder Zeitverlust

3. Poststationäre Versorgung: Nach Klinikaufenthalten ermöglicht virtuelle Pflege ein engmaschiges Follow-up, was Rückfallraten reduziert und die Versorgungsqualität verbessert (Schuelke et al., 2019)
4. Interprofessionelle Zusammenarbeit: Pflegefachpersonen können über gemeinsame digitale Plattformen mit Ärzt:innen, Therapeut:innen und Sozialdiensten kommunizieren und koordinieren – ein wichtiger Baustein des Case Managements.

Nicht zuletzt zeigt sich in der Praxis, dass Virtual Nursing vor allem in struktur- 20
schwachen Regionen mit limitiertem Pflegepersonal große Vorteile bringt – sowohl im Hinblick auf Versorgungszugänge als auch auf Effizienz und Wirtschaftlichkeit (Hahnel et al., 2020; Kiel, 2023).

4 Einsatz im Care und Case Management

Virtual Nursing gewinnt zunehmend an Bedeutung im Rahmen des Care und 21
Case Managements, da es sowohl die Koordination als auch die bedarfsgerechte Versorgung von Patient:innen effizient unterstützt. Gerade in Anbetracht steigender Pflegebedarfe, Fachkräftemangel und regionaler Versorgungsengpässe eröffnen sich durch digitale Pflegeansätze neue Wege in der Steuerung von Versorgungsprozessen.

4.1 Mögliche Einsatzfelder (Akutpflege, Langzeitversorgung, Entlassungsmanagement)

Akutpflege: In der Akutversorgung kommt Virtual Nursing insbesondere zur 22
Anwendung, um Pflegefachpersonen virtuell in klinischen Settings zu unterstützen. Beispiele sind Remote-Rundgänge von virtuellen Pflegefachpersonen, die in Zusammenarbeit mit dem vor Ort tätigen Personal Patient:innen betreuen, Medikationspläne prüfen und Angehörige beraten. Studien zeigen, dass dies zu einer erhöhten Versorgungsqualität und einer besseren Arbeitsverteilung beiträgt (Schuelke et al., 2019)

Langzeitversorgung: In der stationären und ambulanten Langzeitpflege kann 23
Virtual Nursing Versorgungslücken schließen – z. B. durch tägliche Videokontakte mit Pflegefachpersonen, digitale Schulungen für Angehörige oder die Nutzung telemedizinischer Konsile zur frühzeitigen Erkennung gesundheitlicher Verschlechterungen. Besonders in ländlichen Regionen bietet dies eine wertvolle Ergänzung zur Präsenzpflege (Kiel, 2023; Marx et al., 2022, S. 134).

Entlassungsmanagement: Virtual Nursing ermöglicht ein strukturiertes und nach- 24
haltiges Entlassungsmanagement. Pflegefachpersonen können über digitale Tools bereits während des stationären Aufenthalts mit Nachsorgesystemen, Hausärzt:innen oder Sozialdiensten kommunizieren. Im Anschluss erfolgt die Begleitung

der Patient:innen durch virtuelle Pflegevisiten und Monitoring, wodurch Rehospitalisierungen nachweislich reduziert werden konnten (Hahnel et al., 2020; Schuelke et al., 2019).

4.2 Rolle in der Versorgungssteuerung und interprofessionellen Zusammenarbeit

25 Ein zentrales Element von Virtual Nursing ist die Förderung der interprofessionellen Kooperation im Rahmen des Case Managements. Durch digitale Plattformen können Pflegefachpersonen, Ärzt:innen, Therapeut:innen und Sozialdienste Informationen in Echtzeit austauschen und gemeinsam Versorgungsentscheidungen treffen. Dies führt zu einer höheren Transparenz und Koordination im gesamten Behandlungsprozess (Marx et al., 2022, S. 141).

26 Darüber hinaus stärkt Virtual Nursing die Rolle der Pflege im Care Management, indem es eine kontinuierliche Begleitung, Beobachtung und Einschätzung von Gesundheitsverläufen ermöglicht. Pflegefachpersonen können auf Basis aktueller Daten präventiv agieren, Hilfsmittel organisieren oder weiterführende Maßnahmen anstoßen – ein Ansatz, der besonders im Kontext chronischer Erkrankungen und geriatrischer Versorgung essenziell ist (Hahnel et al., 2020).

5 Chancen und Nutzenpotenziale

27 Virtual Nursing steht exemplarisch für die Verbindung digitaler Innovationen mit pflegerischer Expertise. Die technologiegestützte Versorgung eröffnet neue Perspektiven für die Qualitätssicherung, den ressourceneffizienten Einsatz von Fachpersonal und eine verbesserte Zugänglichkeit pflegerischer Leistungen – insbesondere in strukturschwachen oder unterversorgten Regionen.

5.1 Verbesserung der Pflegequalität und Erreichbarkeit

28 Virtual Nursing kann maßgeblich zur Verbesserung der Pflegequalität beitragen. Durch den kontinuierlichen Einsatz digitaler Kommunikations- und Dokumentationstools wird die Versorgung transparenter, strukturierter und besser nachvollziehbar. Die Möglichkeit regelmäßiger virtueller Pflegevisiten erhöht die Beobachtungsdichte und ermöglicht frühzeitiges Erkennen kritischer Gesundheitsveränderungen – ein klarer Vorteil z. B. bei chronisch kranken oder multimorbiden Patient:innen (Schuelke et al., 2019; Hahnel et al., 2020).

29 Darüber hinaus erhöht Virtual Nursing die Erreichbarkeit professioneller Pflegeleistungen: Menschen mit eingeschränkter Mobilität, in ländlichen Gebieten oder ohne unmittelbaren Zugang zu Gesundheitsdiensten können durch virtuelle Kontakte zeitnah Unterstützung erhalten. Studien belegen, dass dies nicht nur

die Patient:innenzufriedenheit steigert, sondern auch das subjektive Sicherheitsgefühl stärkt (Marx et al., 2022, S. 136; van Houwelingen et al., 2016).

Beispiel: In einem US-amerikanischen Modellprojekt führten virtuelle Pflegefach- 30
personen Nachsorgegespräche per Video durch, was zu einer signifikanten Reduktion ungeplanter Wiederaufnahmen führte (Schuelke et al., 2019).

5.2 Entlastung von Fachpersonal und effizientere Steuerung von Ressourcen

Ein zentrales Nutzenpotenzial von Virtual Nursing liegt in der Entlastung des 31
Pflegepersonals. Routinetätigkeiten wie Medikamentenerinnerungen, einfache Anamnesen oder Schulungsgespräche lassen sich digitalisieren und delegieren. Pflegefachpersonen vor Ort gewinnen dadurch mehr Zeit für komplexere Aufgaben und persönliche Zuwendung (Hahnel et al., 2020).

Auch aus organisatorischer Sicht verbessert Virtual Nursing die Ressourcennut- 32
zung: Schichtübergreifende Übergaben können digital unterstützt, Dokumentationen in Echtzeit durchgeführt und interdisziplinäre Fallkonferenzen ortsunabhängig koordiniert werden. Dies steigert nicht nur die Effizienz, sondern verringert auch das Risiko von Informationsverlusten (Marx et al., 2022, S. 142; Kiel, 2023).

Zudem ermöglicht die digitale Steuerung von Pflegeprozessen eine bessere Plan- 33
barkeit und frühzeitige Eskalation bei Verschlechterungen, was langfristig zu Kostenreduktionen im Gesundheitssystem beitragen kann (Hahnel et al., 2020).

6 Herausforderungen und ethische Aspekte

Trotz der vielversprechenden Potenziale von Virtual Nursing ist die umfassende 34
Implementierung und Akzeptanz mit erheblichen Hürden verbunden. Diese betreffen sowohl infrastrukturelle und rechtliche Rahmenbedingungen als auch soziale, kulturelle und ethische Fragen im Umgang mit digitalen Pflegetechnologien.

6.1 Technische, rechtliche und datenschutzbezogene Hürden

Die technische Infrastruktur stellt vielerorts noch eine Hürde dar: Fehlende Breit- 35
bandverfügbarkeit, veraltete Hard- und Software sowie mangelnde Interoperabilität zwischen Systemen erschweren die reibungslose Integration virtueller Pflegeangebote (Hahnel et al., 2020; Marx et al., 2022, S. 138).

Hinzu kommt, dass viele Einrichtungen nicht über ausreichende finanzielle oder 36
personelle Ressourcen zur Umsetzung und Wartung digitaler Systeme verfügen.

37 Ein weiteres zentrales Thema ist der Datenschutz. Pflegeprozesse beinhalten hochsensible Gesundheitsdaten, deren Erfassung, Speicherung und Übermittlung den Anforderungen der Datenschutz-Grundverordnung (DSGVO) entsprechen müssen. Dabei gilt es, sowohl technische Sicherheit (z. B. Ende-zu-Ende-Verschlüsselung) als auch organisatorische Maßnahmen wie Zugriffsrechte oder Schulungen zu gewährleisten (Bitkom, 2020).

38 Auch haftungsrechtliche Fragen sind noch nicht abschließend geklärt: Wer haftet, wenn ein virtueller Pflegekontakt fehlerhaft erfolgt oder technische Störungen zu Versorgungslücken führen? Solche Unsicherheiten hemmen den flächendeckenden Einsatz telepflegerischer Angebote (Stumpf et al., 2022).

39 Hinweis: Insbesondere bei KI-gestützten Pflegetools wird eine kontinuierliche rechtliche Nachjustierung notwendig sein, um ethisch vertretbare Standards zu gewährleisten (Marx et al., 2022, S. 165).

6.2 Akzeptanz, Mensch-Technik-Interaktion und ethische Überlegungen

40 Ein zentrales Hindernis für die erfolgreiche Umsetzung virtueller Pflege ist die Akzeptanz – sowohl aufseiten der Patient:innen als auch der Pflegefachpersonen. Studien zeigen, dass insbesondere ältere Menschen Bedenken hinsichtlich der Techniknutzung, des Datenschutzes oder des Verlusts an zwischenmenschlichem Kontakt äußern (van Houwelingen et al., 2016, Wingenfeld et al., 2020).

41 Auch bei Pflegefachpersonen bestehen Vorbehalte: Die Sorge vor technikzentrierter Entfremdung, einer Verschiebung des Pflegeverständnisses oder zusätzlichem Dokumentationsaufwand prägt vielerorts die Diskussion. Eine ethisch verantwortungsvolle Einführung virtueller Pflege sollte daher partizipativ erfolgen, mit Fokus auf Schulung, Mitgestaltung und klarer Rollenverteilung (Marx et al., 2022, S. 172).

42 Ethisch gesehen stellt sich die Frage: Wie lässt sich der Schutz der Menschenwürde und der Anspruch auf personale Zuwendung mit digitalisierten Pflegeprozessen vereinbaren? Es gilt, technische Mittel als Unterstützung und nicht als Ersatz für zwischenmenschliche Beziehung zu verstehen – insbesondere in vulnerablen Lebensphasen wie Krankheit, Pflegebedürftigkeit oder Sterben.

7 Praxisbeispiele

43 Die praktische Umsetzung virtueller Pflege findet bereits in verschiedenen Ländern statt – mit unterschiedlichen Zielgruppen, Technologien und Erfolgsfaktoren. Die Betrachtung von Modellprojekten liefert wichtige Erkenntnisse über Chancen und Herausforderungen digitaler Pflegekonzepte und gibt Impulse für ihre Anwendung im deutschen Gesundheitssystem.

7.1 Kurze Einblicke in nationale und internationale Modelle

USA

Das University of Pittsburgh Medical Center (UPMC) hat ein innovatives Modell 44
zur virtuellen Pflege – das sogenannte „Virtual Nursing Program“ – entwickelt, das traditionelle stationäre Pflegeprozesse durch den gezielten Einsatz digitaler Technologien ergänzt. In diesem Modell arbeiten erfahrene Pflegefachpersonen aus einem zentralen Virtual Care Center heraus und kommunizieren in Echtzeit über Videotechnologie mit Patient:innen auf den Stationen. Die virtuellen Pflegefachpersonen übernehmen zentrale Aufgaben wie Anamnesegespräche, Entlassungsvorbereitungen, Medikationskontrollen sowie die Beantwortung allgemeiner Patient:innenanfrage. Ziel dieses Ansatzes war es, sowohl die Pflegequalität zu verbessern als auch das vor Ort tätige Pflegepersonal zu entlasten.

Erste Evaluationen des Programms zeigten deutliche Verbesserungen: Eine der 45
auffälligsten Errungenschaften war die signifikante Verkürzung der durchschnittlichen Krankenhausverweildauer. Durch eine effizientere Organisation der Pflegeprozesse, schnellere Einschätzungen und strukturierte Entlassungsgespräche konnten Patient:innen das Krankenhaus früher verlassen, was nicht nur zu einer Senkung der Behandlungskosten beitrug, sondern auch das Risiko nosokomialer Infektionen verringerte.

Auch die Patient:innenzufriedenheit stieg deutlich an. Patient:innen berichteten, 46
dass sie sich durch die ständige Erreichbarkeit der virtuellen Pflegefachpersonen besser betreut fühlten und jederzeit schnell Antworten auf Fragen oder Unterstützung bei Anliegen erhielten. Die Videogespräche vermittelten dabei ein Gefühl von Nähe und Sicherheit, das gerade bei älteren oder chronisch kranken Patient: innen positiv hervorgehoben wurde.

Besonders relevant war die nachweisbare Verbesserung der Patient:innensicher- 47
heit. Die strukturierte Überprüfung von Medikationsplänen durch die Virtual Nurses führte zu einer Reduktion von Medikationsfehlern. Zudem konnten durch engmaschigere digitale Überwachung frühzeitig Verschlechterungen im Gesundheitszustand erkannt werden, was eine schnellere Intervention durch das Behandlungsteam ermöglichte. Die Rate der vermeidbaren Wiedereinweisungen (Readmissions) konnte dadurch ebenfalls gesenkt werden.

Das Pflegepersonal auf den Stationen profitierte erheblich von der Einführung des 48
Virtual Nursing Program. Durch die Übernahme administrativer und dokumentationsintensiver Aufgaben durch die Virtual Nurses wurden die Pflegefachpersonen vor Ort entlastet und konnten sich stärker auf direkte Pflegehandlungen, Notfallmanagement und die psychosoziale Betreuung konzentrieren. Dies führte zu einer spürbaren Reduktion der Arbeitsbelastung, einer Verbesserung der Arbeitszufriedenheit und letztlich auch zu einer höheren Qualität der Pflegeleistungen.

49 Ein weiterer positiver Effekt war die optimierte interprofessionelle Zusammenarbeit. Das Virtual Nursing Team agierte als Bindeglied zwischen Ärzt:innen, Therapeut:innen und Sozialdiensten und trug so zu einer effizienteren Versorgungssteuerung und einem besseren Informationsfluss bei. Auch in kritischen Situationen konnten Virtual Nurses schnell reagieren und notwendige ärztliche oder therapeutische Konsultationen veranlassen, wodurch die Patientensicherheit weiter gesteigert wurde.

50 Aufgrund der Erfolge plant das UPMC, das Virtual Nursing Konzept weiter auszubauen und auch auf andere Versorgungssettings wie die Langzeitpflege sowie den Bereich der häuslichen Pflege (Home Health Care) zu übertragen. Die Skalierbarkeit des Modells wird als großer Vorteil gesehen, insbesondere im Hinblick auf den demografischen Wandel und den zunehmenden Fachkräftemangel im Gesundheitswesen.

51 Insgesamt zeigt das Virtual Nursing Program des UPMC eindrucksvoll, wie digitale Technologien gezielt eingesetzt werden können, um Pflegeprozesse effizienter zu gestalten, das Personal nachhaltig zu entlasten, die Patient:innensicherheit zu erhöhen und gleichzeitig die Zufriedenheit der Patient:innen zu verbessern (Gresh et al., 2022).

Kanada

52 Das CareCoach-Projekt, umgesetzt in Ontario (Kanada), stellt ein innovatives Modell der virtuellen Pflege im häuslichen Bereich dar. Herzstück ist ein digitaler Avatar – der „CareCoach“ –, der auf einem Tablet oder Bildschirm dargestellt wird und über sprachbasierte Interaktionen mit älteren oder pflegebedürftigen Menschen kommuniziert. Eine Besonderheit des Modells liegt darin, dass die Kommunikation des Avatars nicht rein automatisiert erfolgt: Im Hintergrund agieren reale Pflegepersonen, die die Gespräche über eine Chat-Oberfläche steuern und dadurch individuell auf die Bedürfnisse der Nutzer:innen eingehen können.

53 Durch diese hybride Struktur, die künstliche Intelligenz und menschliche Betreuung kombiniert, konnten verschiedene Verbesserungen in der häuslichen Versorgung erzielt werden. Besonders hervorgehoben wird die Reduktion von Einsamkeit und sozialer Isolation bei älteren Menschen. Viele Nutzer:innen berichteten, dass der CareCoach eine emotionale Verbindung aufbaute, indem er regelmäßige Gespräche führte, an tägliche Routinen wie die Einnahme von Medikamenten erinnerte oder kleine persönliche Gespräche anbot. Diese Form der sozial unterstützenden Interaktion erwies sich als äußerst wichtig, um psychische Gesundheit und allgemeines Wohlbefinden zu fördern.

54 Auch im Bereich der Patient:innensicherheit lieferte der CareCoach positive Ergebnisse. Der Avatar konnte durch sensorbasierte Überwachung ungewöhnliche Ereignisse (z. B. längere Inaktivität oder Sturzereignisse) erkennen und bei

Bedarf Pflegefachpersonen oder Angehörige alarmieren. Frühzeitige Interventionen waren somit möglich, was insbesondere das Risiko schwerwiegender gesundheitlicher Komplikationen verringerte. Die Erinnerung an die regelmäßige Medikamenteneinnahme half außerdem dabei, Medikationsfehler zu vermeiden, was ein wesentlicher Beitrag zur Patient:innensicherheit im häuslichen Setting war.

Das Pflegepersonal wurde durch den Einsatz des CareCoach erheblich entlastet. 55
Da viele alltägliche Überwachungs- und Kommunikationsaufgaben vom Avatar übernommen wurden, konnten Pflegefachpersonen sich auf komplexere Aufgaben und direkte medizinische Interventionen konzentrieren. Auch psychologische Belastungen des Personals, die häufig durch Sorge um isolierte Patient:innen entstehen, wurden reduziert, da die Pflegefachpersonen wussten, dass die Betreuten im ständigen Kontakt mit einer empathischen, unterstützenden Instanz standen.

Neben der Entlastung des Pflegepersonals und der Steigerung der Patient:innen- 56
sicherheit zeigte sich ein weiterer wichtiger Nutzen: die bessere Alltagsstrukturierung der betreuten Personen. Nutzer profitierten davon, dass der CareCoach sie regelmäßig an Aktivitäten, Mahlzeiten oder Bewegungsübungen erinnerte, was zu einer Stabilisierung und Verbesserung der allgemeinen funktionellen Fähigkeiten im Alltag beitrug.

Insgesamt zeigt das CareCoach-Modell eindrucksvoll, wie hybride Virtual-Nur- 57
sing-Lösungen neue Wege in der Betreuung älterer Menschen eröffnen können. Der gezielte Einsatz von Technologie in Kombination mit menschlicher Pflegekompetenz stärkt Autonomie und Sicherheit im häuslichen Umfeld und trägt gleichzeitig zur Entlastung professioneller Pflegefachpersonen bei. Aufgrund dieser positiven Ergebnisse wird das Modell zunehmend als zukunftsweisendes Konzept für die alternde Bevölkerung in verschiedenen Ländern diskutiert (Berridge et al., 2019).

Schweden

Tunstall Connect ist ein digitales Versorgungssystem, das in mehreren schwe- 58
dischen Kommunen eingesetzt wird, um die Betreuung von Pflegebedürftigen und chronisch kranken Menschen im häuslichen Umfeld sowie in der Langzeitpflege zu unterstützen. Die Plattform integriert verschiedene Funktionen wie telemedizinische Konsultationen, Notruf- und Sicherheitssysteme sowie Tools zur Pflege- und Versorgungsplanung. Ziel ist es, Pflegeprozesse effizienter zu gestalten, die Selbstständigkeit der Nutzer:innen zu fördern und die Koordination zwischen Pflegefachpersonen, Hausärzt:innen und sozialen Diensten zu verbessern.

Die bisherigen Evaluationen zeigen deutliche Verbesserungen in mehreren Berei- 59
chen. Vor allem das Sicherheitsempfinden der Patient:innen konnte durch Tunstall Connect erheblich gesteigert werden. Über integrierte Notrufsysteme erhielten Patient:innen rund um die Uhr schnelle Hilfe bei Bedarf, was das Gefühl der

Sicherheit im Alltag massiv erhöhte. Zusätzlich trugen telemedizinische Funktionen dazu bei, dass Gesundheitsprobleme frühzeitig erkannt und behandelt werden konnten, wodurch Krankenhausaufenthalte und Notfallversorgungen reduziert wurden.

60 Auch das Pflegepersonal profitierte stark vom Einsatz der Plattform. Durch die digitale Pflegeplanung und die Möglichkeit, relevante Gesundheitsdaten in Echtzeit zu erfassen und zu teilen, konnten Arbeitsprozesse optimiert und entlastet werden. Pflegefachpersonen mussten weniger Routinebesuche durchführen, da viele Aufgaben wie Kontrollanrufe oder Medikamentenerinnerungen über die Plattform automatisiert abliefen. Dadurch blieb mehr Zeit für persönliche Besuche bei Patient:innen mit komplexeren Bedarfen, was die Versorgungsqualität insgesamt steigerte.

61 Die Kommunikation zwischen den verschiedenen Berufsgruppen im Gesundheits- und Sozialwesen – insbesondere zwischen Pflegepersonal, Hausärzt:innen und Sozialdiensten – wurde durch die zentrale Plattform erheblich effizienter gestaltet. Informationen über den Gesundheitszustand der Patient:innen waren für alle Beteiligten zeitnah verfügbar, was schnellere Entscheidungen und koordinierte Interventionen ermöglichte. Besonders im Management von chronischen Erkrankungen erwies sich diese strukturierte Kommunikation als Vorteil, da Verschlechterungen frühzeitig erkannt und Eskalationen verhindert werden konnten.

62 Ein weiterer positiver Effekt zeigte sich in der Erhöhung der Lebensqualität für viele ältere Menschen. Die Kombination aus erhöhter Sicherheit, schnellerer medizinischer Reaktion und der Möglichkeit, länger selbstständig zu Hause zu leben, wirkte sich positiv auf das allgemeine Wohlbefinden der Nutzer aus. Auch Angehörige empfanden eine große Entlastung, da sie sicher sein konnten, dass im Notfall sofort Hilfe zur Verfügung steht.

63 Zusammengefasst zeigt das Projekt Tunstall Connect, dass digitale Pflege- und Betreuungslösungen nicht nur die Effizienz der Versorgung erhöhen, sondern auch einen erheblichen Beitrag zur Patient:innensicherheit und Lebensqualität leisten können.

64 Gleichzeitig werden Pflegefachpersonen durch den gezielten Einsatz von Technologie von administrativen Aufgaben entlastet und können sich stärker auf pflegerische Kernaufgaben konzentrieren. Das System bietet somit ein gutes Beispiel für die erfolgreiche Integration von Virtual Nursing-Ansätzen in bestehende Versorgungskonzepte (Tunstall Healthcare, 2022).

Deutschland

65 Das Projekt „Charité Virtual Ward" der Charité Berlin, gestartet im Jahr 2022, stellt ein innovatives Modell der virtuellen Nachsorge dar. Ziel des Projektes ist es, die Versorgung von Patient:innen nach einem Krankenhausaufenthalt zu sichern,

insbesondere im Übergang von der stationären zur häuslichen Pflege. Hierzu wurde ein „virtuelles Stationszimmer" eingerichtet, von dem aus speziell geschulte Pflegefachkräfte über Videokonferenzen direkt mit Patient:innen in ihrem häuslichen Umfeld kommunizieren. Das Angebot wird in enger interdisziplinärer Zusammenarbeit mit Hausärzt:innen, Therapeut:innen und weiteren Pflegefachpersonen durchgeführt.

Im Rahmen des Projekts konnten verschiedene positive Effekte erzielt werden. 66
Besonders auffällig war die Verbesserung der Versorgungskontinuität nach der Entlassung aus dem Krankenhaus. Durch regelmäßige videobasierte Kontakte mit Pflegefachkräften wurde sichergestellt, dass Patient:innen auch nach Verlassen der Klinik eine qualitativ hochwertige Betreuung erhalten. Wichtige Aspekte wie Medikamenteneinnahme, Wundversorgung oder Mobilisation konnten engmaschig begleitet werden, was das Risiko von Komplikationen deutlich reduzierte.

Ein weiterer wesentlicher Vorteil bestand in der erhöhten Patient:innensicherheit. 67
Frühzeitiges Erkennen von Problemen – etwa bei der Wundheilung oder bei Anzeichen einer Verschlechterung chronischer Erkrankungen – ermöglichte schnelle Reaktionen und verhinderte in vielen Fällen erneute Krankenhausaufnahmen. Die Möglichkeit, unkompliziert per Video Fragen zu stellen oder Unsicherheiten zu klären, führte außerdem zu einem besseren Gesundheitsverständnis und mehr Therapietreue aufseiten der Patient:innen.

Auch die Arbeitsbelastung des Pflegepersonals wurde durch das virtuelle Modell 68
reduziert. Pflegefachkräfte konnten durch die strukturierte, geplante Kontaktaufnahme effizienter arbeiten, da viele Beratungs- und Kontrollgespräche digital erfolgten und aufwändige Hausbesuche dadurch minimiert werden konnten. Die frei gewordenen Ressourcen konnten gezielt für Patient:innen mit höherem Pflegebedarf genutzt werden, was eine bessere Steuerung der Pflegeeinsätze ermöglichte. Zudem führte der Einsatz der virtuellen Station zu einer Entlastung der stationären Krankenhauskapazitäten, da Patient:innen sicher früher entlassen werden konnten, ohne die Sorge um eine lückenhafte Nachbetreuung.

Die interdisziplinäre Zusammenarbeit war ein weiteres zentrales Erfolgselement 69
des Projekts. Hausärzt:innen, Therapeut:innen und Pflegefachpersonen tauschten sich über eine digitale Plattform kontinuierlich über den Zustand der Patient:innen aus. Diese enge Kommunikation ermöglichte es, ganzheitliche Behandlungsansätze schnell und flexibel umzusetzen und auf Veränderungen im Gesundheitszustand zeitnah zu reagieren.

Darüber hinaus zeigten erste Evaluationen eine hohe Zufriedenheit bei den 70
Patient:innen. Viele fühlten sich sicherer und besser betreut als bei rein telefonischer Nachsorge oder sporadischen Hausbesuchen. Das virtuelle Pflegeangebot bot ihnen eine niedrigschwellige Möglichkeit, Unterstützung zu erhalten, ohne das eigene Zuhause verlassen zu müssen.

71 Insgesamt belegt das Projekt „Charité Virtual Ward Berlin“, dass virtuelle Pflegeansätze auch im sensiblen Bereich der Übergangspflege große Potenziale bieten: zur Erhöhung der Patient:innensicherheit, zur Entlastung des Pflegepersonals und zur Stärkung der Versorgungskontinuität nach einer stationären Behandlung (Charité, 2023).

7.2 Übertragbarkeit auf das deutsche Versorgungssystem

72 Die internationale Praxis zeigt, dass Virtual Nursing vielfältig einsetzbar ist – von der Akutpflege über das Entlassungsmanagement bis zur Langzeitbetreuung. Die Übertragbarkeit auf Deutschland hängt jedoch von verschiedenen Faktoren ab:

- Strukturelle Voraussetzungen: Die Integration erfordert stabile Internetverbindungen, geeignete Endgeräte und interoperable Systeme – besonders in ländlichen Regionen oft nicht gegeben (Hahnel et al., 2020).
- Finanzierung und Vergütung: Bisher fehlen in Deutschland flächendeckende Refinanzierungsmodelle für virtuelle Pflegeleistungen. Eine Anpassung des SGB V und SGB XI wäre notwendig, um telepflegerische Tätigkeiten regelhaft abrechnen zu können (Kemnitz et al., 2023).
- Akzeptanz und Schulung: Eine zentrale Rolle spielt die Vorbereitung des Pflegepersonals auf neue Aufgabenprofile. Fortbildungen im Bereich Telepflege, Kommunikation via Bildschirm und digitale Dokumentation sind essenziell (Kemnitz et al., 20023).
- In digitalen Gesundheitsprojekten ist die Gestaltung der Mensch-Technik-Interaktion von zentraler Bedeutung. Wie internationale Studien zeigen, dürfen technologische Lösungen die menschliche Zuwendung nicht ersetzen, sondern müssen diese sinnvoll ergänzen, um das Vertrauern der Patienten zu erhalten und die Qualität der Versorgung zu gewährleisten (Grosman-Rimon & Wegier, 2024).

73 Gleichwohl zeigen Studien und Pilotprojekte, dass ein kluges Zusammenspiel von Technologie, Pflegeexpertise und rechtlicher Rahmung Virtual Nursing auch im deutschen Versorgungsalltag realisierbar macht – mit deutlichem Nutzen für Versorgungsqualität und Effizienz.

8 Ausblick

74 Die digitale Transformation in der Pflege steht erst am Anfang. Angesichts des demografischen Wandels, der Zunahme chronischer Erkrankungen und des anhaltenden Fachkräftemangels gewinnt die Integration neuer Versorgungsmodelle zunehmend an Bedeutung. Virtual Nursing – also die digital vermittelte pflegerische Betreuung und Beratung – wird künftig nicht als Ersatz, sondern als integrativer Bestandteil hybrider Pflegekonzepte fungieren. Diese kombinieren

physische Präsenz, digitale Kommunikation und technische Assistenzsysteme in einem ganzheitlichen Versorgungssystem.

8.1 Virtual Nursing als Bestandteil hybrider Pflegekonzepte

Hybride Pflegekonzepte zielen darauf ab, persönliche und digitale Leistungen 75
bedarfsgerecht miteinander zu verknüpfen. Virtual Nursing spielt dabei eine entscheidende Rolle – etwa in Form von

- videobasierten Pflegevisiten
  vgl. Kapitel 3.2 sowie Kapitel 7 (z. B. Charité Virtual Ward)
- Telekonsultationen in der spezialisierten ambulanten Versorgung (SAPV)
  vgl. Kapitel 3.2 sowie Kapitel 4.1
- virtuellem Entlassungsmanagement aus dem Krankenhaus
  vgl. Kapitel 4.1 (Abschnitt Entlassungsmanagement) und Kapitel 7 (Charité Virtual Ward)
- Monitoring durch Wearables oder mobile Gesundheits-Apps
  vgl. Kapitel 3.2 (Abschnitt Sensorik und Telemonitoring)

Durch die digitale Entlastung der Pflegepersonen können knappe Ressourcen 76
besser gesteuert und gleichzeitig die Erreichbarkeit und Qualität der Versorgung verbessert werden (Lehmann & Seifert, 2021).

Studien zeigen zudem, dass Patient hybride Modelle oftmals als niedrigschwelliger 77
und flexibler wahrnehmen – besonders bei eingeschränkter Mobilität oder in ländlichen Regionen (Gresh et al., 2022; WHO, 2021).

Das Ziel hybrider Modelle ist nicht die „Pflege durch Technik", sondern eine 78
individualisierte, adaptive Versorgung, die auf Augenhöhe zwischen Mensch und Maschine agiert. Der Deutsche Ethikrat betont in diesem Zusammenhang, dass Virtual Nursing soziale Nähe nicht ersetzen kann, jedoch bei guter Gestaltung neue Formen von Beziehung und Sicherheit ermöglichen kann (Stoffels & Hübner, 2021).

8.2 Implikationen für Qualifizierung und zukünftige Entwicklungen

Damit Virtual Nursing in hybriden Pflegekonzepten flächendeckend etabliert 79
werden kann, sind strukturelle und bildungspolitische Maßnahmen notwendig:

Qualifizierung von Pflegefachpersonen 80
Pflegefachpersonen benötigen digitale Kompetenzen in der Anwendung von Telehealth-Systemen, Datenschutz und rechtlichen Rahmenbedingungen sowie in der Kommunikation über digitale Kanäle. Hierfür fordern Fachverbände eine

Integration entsprechender Inhalte in Aus-, Fort- und Weiterbildungen (Glasdam & Christensen, 2021; WHO, 2021).

81 Entwicklung neuer Rollenbilder
Virtual Nursing erfordert neue Berufsprofile, etwa „Telepflegespezialist:innen", die Aufgaben wie digitales Case Management, Videoberatung oder technische Schulung übernehmen. Eine Neujustierung pflegerischer Rollenverständnisse wird daher entscheidend (Topaz & Pruinelli, 2020).

82 Forschung und Evidenzbasis
Die Weiterentwicklung digitaler Pflegekonzepte muss evidenzbasiert erfolgen. Evaluationsstudien zu Wirksamkeit, Nutzerakzeptanz und Versorgungsqualität sind notwendig, um Standards und Vergütungsmodelle zu etablieren (Marquard & Backhaus, 2022).

83 Technikfolgenabschätzung & Ethik
Zukünftige Entwicklungen müssen kontinuierlich auf ethische, soziale und gesellschaftliche Auswirkungen geprüft werden. Die Balance zwischen technologischer Effizienz und menschlicher Zuwendung bleibt dabei leitend.

84 Der Ausbau von Virtual Nursing als Teil moderner Versorgungslogiken ist kein Selbstzweck, sondern ein gezielter Beitrag zu einer pflegegerechten, digital unterstützten Versorgung der Zukunft. Entscheidend wird sein, die Technologie in den Dienst der Pflege zu stellen – nicht umgekehrt.

Literatur

Berridge, C., Chan, K. T. & Choi, Y. (2019). Sensor-based passive remote monitoring and real-world functioning in older adults. *The Gerontologist, 59*(1), 88–98.

Bitkom (2020). *Stellungnahme zum Referentenentwurf eines Gesetzes zur digitalen Modernisierung von Versorgung und Pflege (DVPMG).* https://www.bitkom.org/sites/main/files/2020-12/bitkom_stellungnahme-dvpmg.pdf (Zugriff 14.07.2025).

Charité – Universitätsmedizin Berlin (2023). *Virtuelle Pflege im Krankenhaus: Pilotprojekt „Virtual Ward".* https://www.charite.de/service/pressemitteilung/artikel/detail/pilotprojekt_virtual_ward (Zugriff 23.04.2024).

Dabrow Woods, A. (2024, 19. Juni). *Virtual nursing: An innovative nursing care model.* https://www.wolterskluwer.com/en/expert-insights/virtual-nursing-an-innovative-nursing-care-model (Zugriff 09.04.2025).

Glasdam, S. & Christensen, M. (2021). Digitale Kompetenzen in der Pflegepraxis – Anforderungen und Qualifizierung. *Pflegewissenschaft, 23*(4), 200–208.

Gresh, A., King, B. & Anacker, L. (2022). Virtual Nursing: The New Reality in Quality Care. *Nursing Management, 53*(7), 20–27.

Grosman-Rimon, L. & Wegier, P. (2024). With advancement in health technology comes great responsibility - Ethical and safety considerations for using digital health technology: A narrative review. *Medicine (Baltimore), 103*(33), e39136. https://doi.org/10.1097/MD.0000000000039136

Hahnel, E., Braeseke, G., Rieckhoff, S., Pörschmann-Schreiber, U., Engelmann, F., Kulas, H. & Musfeldt, M. (2020). *Studie zu den Potenzialen der Telepflege in der pflegerischen Versorgung.* https://www.bundesgesundheitsministerium.de/fileadmin/Dateien/5_Publikationen/Pflege/Berichte/Endbericht_Potenziale_Telepflege.pdf (Zugriff 23.04.2024).

HCA Healthcare (2024, 6. März). *How virtual nursing is increasing nurse satisfaction and transforming patient care. HCA Healthcare Today.* https://hcahealthcaretoday.com/2024/03/06/how-virtual-nursing-is-increasing-nurse-satisfaction-and-transforming-patient-care/ (Zugriff 09.04.2025).

INPUT Consulting (2017): *Digitalisierung und Technisierung der Pflege in Deutschland.* https://www.input-consulting.de/files/inpcon-DATA/download/20170215_Digitalisierung%20und%20Technisierung%20der%20Pflege%20in%20Deutschland_INPUT.pdf (Zugriff 14.07.2025).

Kemnitz, M., Schulte, D. & Hofmann, W. (2023). Finanzierung von Telepflege – aktuelle Herausforderungen. *Pflegewissenschaft, 29*(1), 12–18.

Kiel, F. (2023). *Digitalisierung in der Pflege: Aktueller Stand, Entwicklung, Zukunft.* Digitales MV. https://www.digitalesmv.de/fachbeitraege/16-digitalisierung-in-der-pflege (Zugriff 23.04.2025).

Lehmann, S. & Seifert, A. (2021). Digitalisierung in der Pflege – Potenziale und Herausforderungen. *Pflegewissenschaft, 23*(2), 12–18.

Marquard, J. & Backhaus, J. (2022). Evidenzbasierte Entwicklung und Evaluation digitaler Pflegekonzepte: Herausforderungen und Chancen. *Pflegewissenschaft, 24*(1), 45–54.

Marx, K., Schlömer, G. & Heinze, C. (Hrsg.) (2022). *Digital Health in der Pflege: Technologien – Anwendungen – Perspektiven.* Springer.

Schuelke, S., Aurit, S., Connot, N. & Denney, S. (2019). Virtual Nursing: The New Reality in Quality Care. *Nursing Administration Quarterly, 43*(4), 322–328.

Schulz, R. J., Reuschenbach, B. & Wingenfeld, K. (2022). Virtuelle Pflege – reale Wirkung: Einsatzpotenziale von Virtual Nursing im Care- und Case Management. *Pflegewissenschaft, 24*(3), 123–132.

Stoffels, I. & Hübner, U. (2021). Ethische Aspekte der Digitalisierung in der Pflege: Virtual Nursing als Chance und Herausforderung. In K. Pfleger & L. Müller (Hrsg.), *Digitalisierung in der Pflege: Perspektiven und Praxis* (S. 123–137). Springer.

Stumpf, A., Nöth, D. & Gausmann, M. (2022). Telepflege in Deutschland: Rechtliche und ethische Perspektiven. *Pflege & Gesellschaft, 27*(1), 21–35.

Teladoc Health (2022). *Inpatient Virtual Nursing Fundamentals, Uses and Benefits* [White paper]. https://www.teladochealth.com/content/dam/tdh-www/us/en/documents/white-paper/Virtual_Nursing_White_Paper_Teladoc_Health.pdf (Zugriff 09.04.2025).

Topaz, M. & Pruinelli, L. (2020). Big Data and Nursing: Implications for the Profession. *Journal of Nursing Scholarship, 52*(2), 131–137.

Tunstall Healthcare (2022). *An evaluation oft he Wexford Telehealth Pilot Project.* https://www.tunstall.co.uk/resources/white-papers/2022/02/an-evaluation-of-the-wexford-telehealth-pilot-project (Zugriff 14.07.2025).

van Houwelingen, C. T., Ettema, R. G., Antonietti, M. G. & Schoonhoven, L. (2016). Understanding older people's readiness for receiving telehealth: Mixed-method study. *Journal of Medical Internet Research, 18*(6), e154. https://doi.org/10.2196/jmir.8407

WHO (World Health Organization) (2019). *WHO guideline: recommendations on digital interventions for health system strengthening.* WHO. https://www.who.int/publications/i/item/9789241550505 (Zugriff 23.04.2025).

WHO (World Health Organization) (2021). *Global strategy on digital health 2020–2025.* https://www.who.int/docs/default-source/documents/gs4dh (Zugriff 25.04.2025).

Wingenfeld, K., Gärtner, L. & Kimmel, S. (2020). Technik in der Pflege – Erwartungen und Erfahrungen. *Pflegewissenschaft, 22*(2), 77–83.

Beitrag 10

Digitales Case Management – Impetus eines lernenden Systems

Philipp Bläser, Isabel Jalaß, Janet Cordes, Lena Marie Wirth, Nicole Ruppert, Manfred Hülsken-Giesler

Abstract: Die Fortschritte im Bereich der digitalen Vernetzung und Unterstützung im Gesundheits- und Sozialwesen eröffnen auch für Ansätze des Case und Care Managements als systematisch angelegte Handlungsprozesse neue Möglichkeiten, konzeptionell angelegte Lern- und Entwicklungsprozesse zu befördern. Das Innovationsfonds-Projekt „Regionale Kompetenzzentren" (ReKo) hat über eine Laufzeit von über vier Jahren Case und Care Management im Umfeld von Pflegebedürftigkeit im Rahmen einer regionalen Case Management-Organisation umgesetzt und durch ein umfangreiches digitales Ökosystem systematisch flankiert. Neben klinisch bedeutsamen Effekten wurden auch die Implikationen des Digitalisierungsprozesses für das Gelingen einer regionalen Versorgungsstrukturentwicklung im Sinne einer lernenden Case Management-Organisation untersucht. Der Beitrag stellt das Projekt ReKo vor und berichtet von Ergebnissen, Erfahrungen und Grenzen eines digital unterstützten pflegebezogenen Case und Care Managements.

1 Einleitung: ReKo-Case Management mit digitaler Unterstützung

1 Case Management (CM) bietet eine strukturierte Vorgehensweise für verschiedene Berufsgruppen und Disziplinen zur Bearbeitung von komplexen personenbezogenen Problematiken, die die Angebote der Regelversorgung überfordern (DGCC, 2020). Die Bereitstellung von systematischen und gut operationalisierten Handlungsgrundlagen stellt eine zielführende Unterstützung von Case Management-Prozessen durch digitale Anwendungen in Aussicht. Dies gilt insbesondere für Aspekte verbesserter Kommunikationen im Rahmen unmittelbarer CM-Prozesse auf der Mikro- und Mesoebene, darüber hinaus aber auch für verbesserte Daten- und Informationsflüsse zur Weiterentwicklung regionaler Versorgungsinfrastrukturen im Sinne der systematischen Verschränkung von Case und Care Management mit Blick auf die jeweils adressierte regionale Makroebene.

2 Doch was bedeutet Digitalisierung von Case Management-Prozessen konkreter? Mit Blick auf die Eingriffstiefe des Einsatzes digitaler Anwendungen wird heute differenziert zwischen oberflächlicher Digitalisierung, tiefer Digitalisierung und digitaler Transformation (Iyamu et al., 2021). Oberflächliche Digitalisierung beschreibt demnach technische Prozesse der Umwandlung von analogen in digitale Daten, etwa im Zusammenhang mit der Etablierung von elektronischen Patientenaktensystemen, die papierbasierte Systeme zwar weitgehend ablösen, jedoch nicht tiefer in die Arbeitsabläufe der Akteur:innen eingreifen. Tiefe Digitalisierung beschreibt eine tiefe Durchdringung von Arbeitsprozessen durch verschiedene digitale Systeme, die wiederum untereinander integrierbar sind, die Arbeitsprozesse und die Rollen der beteiligten Akteur:innen jedoch weitgehend unberührt lassen. Mit digitaler Transformation geht dagegen ein kultureller Organisationswandel einher: Die Integration von digitalen Technologien führt zur Neuorganisation der jeweils anvisierten Leistungserbringung, um die Potenziale vernetzter digitaler Technologien möglichst umfassend zu nutzen.

Case Management als Ausgangspunkt von regionalen Lernprozessen auf der Ebene des Care Managements könnte von Digitalisierungsprozessen umfangreicher profitieren, wenn Digitalisierung nicht primär „oberflächlich" betrieben wird, sondern tiefergreifende Prozesse oder gar Ansätze der digitalen Transformation im skizzierten Sinne erprobt und evaluierte werden. Dabei ist jedoch intensiv zu prüfen, ob transformative Ansätze tatsächlich ein innovatives Momentum beinhalten und welche konzeptionellen Voraussetzungen einzulösen sind, um diese zu entfalten. 3

Das vom Innovationsfonds des Gemeinsamen Bundesausschusses (G-BA) geförderte Projekt „Regionales Pflegekompetenzzentrum – Innovationsstrategie für die Langzeitversorgung vor Ort" (ReKo, Laufzeit 2019–2024) untersuchte, ob ein pflegeorientiertes und systematisch digital-gestütztes Case Management die Versorgungssicherheit und -qualität in einer ländlich geprägten Region (zwei Landkreise) verbessern und verändern kann (ausführlich dazu Hülsken-Giesler & Teuteberg, 2024). Im Rahmen des ReKo-Projektes wurde das Case Management pflegebezogen spezifiziert (Bläser et al., 2024). Dabei wurde berücksichtigt, dass in Prozessen der integrierten Versorgung medizinische und pflegerische Versorgungsqualität stets miteinander verwoben sind. Das pflegespezifische Case Management wurde weiterhin in Anlehnung an Monzer (2017) sowie Klie und Monzer (2018) als Case Management-Organisation (CM-O) in den ReKo-Modellregionen weiterentwickelt. Eine CM-O ist demnach ein System, das sämtliche Prozesse vom Fall ausgehend denkt, sektorale Grenzen überwindet und die regionale Versorgungsinfrastruktur systematisch weiterentwickelt. Im Rahmen des Projektes wurde neben den organisationalen Strukturen der Case Management-Organisation ein digitales Ökosystem implementiert, welches von der digitalen Dokumentation über die Kommunikation und Vernetzung bis zum Monitoring auf der Care Management-Ebene sowohl die Prozessschritte des Case Managements als auch die regionale Vernetzung und das Care Management digitalisiert. Das digitale ReKo-Ökosystem geht damit konzeptuell über eine Digitalisierung analoger Prozesse hinaus und zielt auf höhere Stufen des Digitalisierungsparadigmas – mit dem Ziel, Innovation durch digitale Optimierung oder sogar Transformation zu erreichen. Dabei bleibt jedoch, ähnlich wie in den basalen Grundzügen des Case Managements als Handlungslogik, der Einzelfall das Zentrum der Intervention, welche durch die Digitalisierung unterstützt, aber nicht bestimmt werden soll. 4

2 Case Management-Software und digitales Ökosystem

Das digitale Ökosystem wurde im Rahmen des ReKo-Projektes iterativ (weiter) entwickelt und systematisch in die regionalen Versorgungsstrukturen der ReKo-Modellregion implementiert. Ziel war es, ein praktisch handhabbares Informations- und Kommunikationssystem zur gezielten Unterstützung von Case Management-Prozessen bereitzustellen, dass es ReKo-Case Manager:innen und Leistungs- 5 erbringenden erlaubt, versorgungsrelevante Daten einfach und digital gestützt zu dokumentieren, sektorenübergreifend zu kommunizieren und einen digital gestützten Austausch von prozessrelevanten Daten und Verläufen auch mit Klient:innen sowie ggf. auch mit (pflegenden) An- und Zugehörigen zu ermöglichen.

6 Das digitale Ökosystem unterstützt zum einen das ReKo-Case Management bei der systematischen und effizienten Bearbeitung aller sechs Case Management-Phasen (siehe Abb. 1, A.3). Zum anderen adressierte es Personen mit Unterstützungsbedarf und (pflegende) An- und Zugehörige über ein Patienten- und Informationsportal (siehe Abb. 1, A.1 und A.2) sowie weitere beteiligte Akteur:innen und Akteursgruppen (z. B. Krankenhäuser, Apotheken und sonstige Leistungserbringenden) über eine Integrationsplattform (siehe Abb. 1, B.5, C.1–C.4).

7 Die Nutzerverwaltung wurde im Rahmen des ReKo-Projektes sowohl über die Case Management-Anwendung (B.4) als auch über die elektronische Gesundheitsanwendung (eGA) (B.2) ermöglicht und über wechselseitige Schnittstellen synchronisiert. Die Case Management-Anwendung und die Assistenz-Lösung verfügen über ein Frontend für die Case Manager:innen (A.3), für die Evaluation (A.4) sowie das Informationsportal (A.2). Die eGA-Anwendung verfügt ebenfalls über ein eigenes Patienten-Portal (A.1).

8 Die zentrale Zielstellung des digitalen Ökosystems bestand darin, dass Leistungserbringende und ReKo-Case Manager:innen versorgungsrelevante Daten zu Klient:innen einfach und digital in der digitalen Anwendung hinterlegen können. Die erfassten medizinischen und individuellen Pflegedaten waren im Rahmen des ReKo-Projektes für die ReKo-Klient:innen sowie (je nach Freigabe von Zugriffsrechten) für pflegende An- und Zugehörige einsehbar. Durch die Leistungserbringenden hinterlegte Informationen standen dem Case Management digital und aktuell zur Einsicht und weiteren Bearbeitung zur Verfügung. Das digitale Ökosystem sollte den Klient:innen, den pflegenden An- und Zugehörigen, den Case Manager:innen sowie den weiteren Leistungserbringenden im Versorgungssystem den Austausch von allen fallrelevanten medizinischen und pflegerischen Daten unter Gesichtspunkten eines systematischen Case Management-Prozesses ermöglichen. Die Gesamt-Architektur des Systems sah vor, dass sämtliche Anbieter, nämlich Gesundheitsleistungs-Anbieter (C.1), Pflege-Anbieter (C.2) und Assistenz-Anbieter (C.3) direkt über die Integrationsplattform (B.5) an das Gesamt-System angebunden werden. Anbieter weiterer fallrelevanter Informationen und Datensätze (z. B. aus ePA, eGA, KV-Connect oder aus technischen Assistenzsystemen in der häuslichen Umgebung der Klient:innen, C.4) sollten ebenfalls an die Integrationsplattform (B.5) angebunden werden. Case Management-Klient:innen (A.1 und A.2), pflegende An- und Zugehörige (A.1 und A.2) sowie die Case Manager:innen (A.3) und Nutzer:innen, die Evaluationsaufgaben haben (A.4), wurden über die gemeinsame Access-Integrations-Ebene (B.1) angebunden. Dieses System ermöglichte es, dem pflegebezogenen Case Management sämtliche fallrelevanten Informationen für einen praktikablen Umgang im Case Manage-

ment-Prozess bereitzustellen und alle relevanten Fallentwicklungen im Rahmen des Case Management-Prozesses einfach und niedrigschwellig an alle beteiligten Akteursgruppen zurückzuspielen.

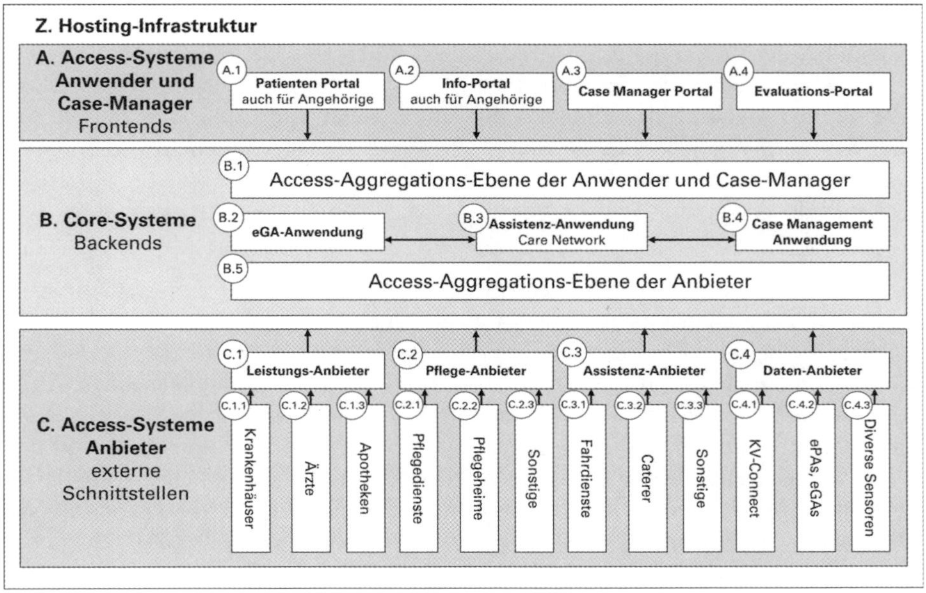

Abb. 1: ReKo-spezifische IT-Architektur

Quelle: Darstellung aus dem Projekt ReKo.

Im ReKo-Projektverlauf wurde in Zusammenarbeit mit einem kommerziellen 9
Softwareentwickler (synectic software & service GmbH) die Case Management-Software (CMWS) Quovero weiterentwickelt und über iterative Erweiterungen systematisch zum Einsatz gebracht. Die CMWS beinhaltet als wichtigste Funktionen das Anlegen von Case Management-Fällen, deren Dokumentation, das Anlegen von Stammdaten, die Verwaltung einer Klient:innen-Akte und einen integrierten Betreuungsplan ebenso wie die Zugriffsmöglichkeit auf die sechs Case Management-Phasen. Im Verlauf eines Case Management-Falles werden die Case Manager:innen durch das CMWS-Tool in der Entscheidungsfindung unterstützt, indem Vorschläge für die nächsten Schritte der Versorgung eines Case Management-Falles gemacht werden. Der oder die Case Manager:in dokumentiert den Fallverlauf über das CMWS-Tool. Verschiedene Standards und Assessments sind im Tool bereits integriert. So kann das CMWS-Tool genutzt werden, um geeignete Leistungserbringende der Versorgungspraxis für Versorgungsmaßnahmen zu identifizieren (Linking) sowie anschließend den Fortschritt einzusehen und zu prüfen (Monitoring). Die virtuelle Klient:innen-Akte bietet eine gruppierte Darstellung aller Klient:innen-Daten einschließlich einer Verlaufsdokumentation und Hyperlinks zu beteiligten Leistungserbringenden und Netzwerkpartnern. Im

integrierten Betreuungsplan werden alle relevanten Informationen über die Klient:innen angezeigt. Darüber hinaus werden die Ergebnisse des Assessments automatisch in den integrierten Serviceplan übernommen. So können die Case Manager:innen potenzielle Probleme, Maßnahmen, Ziele und Zeitaufwände überwachen. Automatische Wiedervorlagen sind in der CMSW hinterlegt und unterstützen bei der Zielerreichung. Weitere Funktionen sind ein integrierter Chat, ein E-Mail-Client, ein Kalender und die Dokumentation der Kommunikation. Die (Weiter-)Entwicklung der CMSW folgt einem agilen und nutzerzentrierten Ansatz, der es ermöglicht, das Feedback der Case Manager:innen in die Software(weiter)entwicklung einfließen zu lassen, um somit die CMSW stetig zu verbessern und die Akzeptanz aufseiten des Case Managements weiter zu erhöhen (Kus et al., 2021).

10 Zur Informationssuche für Pflegebedürftige und pflegende An- und Zugehörige ist als Teil des digitalen Ökosystems (A.2) auf der Internetpräsenz des ReKo-Projektes eine Suchfunktion für Hilfsangebote eingerichtet. Über die Internetpräsenz können u. a. regionale Pflegedienste, stationäre Angebote oder Dienstleistungen aus den Bereichen Physio- und Ergotherapie recherchiert werden. Durch Wahlmöglichkeiten zur maximalen Entfernung vom eigenen Wohnort kann gewährleistet werden, dass die gesuchten Unterstützungsangebote möglichst wohnortnah erreichbar sind. Um einen niedrigschwelligen Zugang zu unterstützen, werden die Ergebnisse der Recherche über eine Landkarte und zusätzlich über eine textbasierte Liste aufgeführt.

11 Seit Mai 2022 waren das Ökosystem und das ReKo-Case Management an die Telematikinfrastruktur (TI) angebunden und sammelten als erste Case Management-Anbieter wertvolle Erfahrungen in den bereits umgesetzten TI-Anwendungen wie Versichertenstammdatenmanagement (VSDM), Notfalldatenmanagement (NFDM), elektronischer Medikationsplan (eMP) und der Kommunikation im Medizinwesen (KIM).

3 Auf der Fallebene – pflegebezogenes Case Management

12 Das Denken und Handeln der ReKo-Case Manager.innen war dem Case Management-Konzept folgend stets am Fall orientiert und überinstitutionell, um informelle Unterstützungssysteme sowie Akteure verschiedenster Leistungserbringer der ambulanten und stationären Versorgung zu verknüpfen und Steuerungen der Versorgungsprozesse zu unterstützen. Im Rahmen des ReKo-CM wurden im Projektverlauf Kriseninterventionen und fallorientierte Koordinationen von Sorgeleistungen erbracht, um die Stabilisierung von Pflegearrangements zu erreichen, bei denen mit Blick auf die konkreten Fallbedarfe Unter- oder Fehlversorgung durch die informellen Unterstützungssysteme und die Angebote der Regelversorgung erkennbar waren. Die Erfahrungen und Erkenntnisse (z. B. Versorgungslücken) aus den Einzelfällen (Mikroebene) fließen, diesem Ansatz folgend, im

Sinne des Care Managements in die Weiterentwicklung der Versorgungsstrukturen auf der institutionellen Meso- sowie auf der regionalen Makroebene ein, um eine systematische Entwicklung und Stärkung der kommunalen Netzwerk- und Versorgungsstrukturen zu erreichen. Dieser Prozess eines konzeptionell angelegten regionalen Lernens (Lernende Regionen/Lernendes System) wird durch die begleitende Digitalisierung des CM-Prozesses vom Case hin zum Care Management unterstützt und potenziert. Die ReKo-CM-O wurde in den Modellregionen des ReKo-Projektes dezentral umgesetzt, d. h. die Case Manager:innen waren über relevante Institutionen in den Regionen verteilt, um die Sichtbarkeit und Erreichbarkeit zu erhöhen, einen niedrigschwelligen Zugang für Betroffene zu gewährleisten, eine Einbindung in die regionalen Netzwerke vor Ort zu unterstützen und möglichst „kurze Wege“ zwischen ReKo-CM und den Klient:innen sowie den regionalen Stakeholdern sicherzustellen.

Der ReKo-Projektpartner „Gesundheitsregion EUREGIO e. V.“ (GEU), ein un- 13
abhängiges und regional etabliertes Gesundheitsnetzwerk mit 173 Mitgliedern aus der Gesundheitswirtschaft der Region (https://www.gesundheitsregion-euregio.eu), hat den Aufbau und die Umsetzung des ReKo-CM und der ReKo-CM-O im Rahmen der Projektarbeiten verantwortet. Für die Intervention wurden von der GEU eine Gesamtleitung, zwei Projektkoordinatorinnen bzw. Teamleitungen und insgesamt 16 Case Manager:innen (10 Vollzeitäquivalente) eingesetzt. Außerdem wurden weitere Mitarbeitende unterstützend (z. B. für die IT) hinzugezogen. Die in der ReKo-CM-O eingesetzten Case Manager:innen verfügten über einen Qualifikationsmix. Dieser beinhaltete zum einen eine abgeschlossene pflegeberufliche Ausbildung (mit einer Ausnahme, die über eine Ausbildung im Bereich der sozialen Arbeit und pflegerischer Vorerfahrung verfügte) und zum anderen eine erfolgreiche CM-Qualifikation nach DGCC (210 Stunden Fortbildung).

Das ReKo-CM auf Ebene der konkreten Fallbearbeitung zielte, ganz im Sinne 14
etablierter CM-Ansätze, primär auf eine Stabilisierung von fallspezifischen Versorgungskonstellationen durch Aktivitäten des Netzwerkaufbaus und der Netzwerkkoordination. Im Mittelpunkt standen die fallspezifischen Herausforderungen, instabile Fallkonstellationen im Umfeld von Pflegerisiko und konkretem Pflegebedarf in stabile Versorgungskonstellationen zu überführen. Das ReKo-CM übernahm damit im Projektverlauf keine Aufgaben der direkten (pflegerischen) Versorgung, es initiierte und unterstützte vielmehr den Aufbau von und eine koordinierte Zusammenarbeit in Versorgungsnetzwerken aus informellen Helfer:innen (z. B. An- und Zugehörige, Nachbarschaften, Ehrenamtliche u. a. m.), professionellen Leistungsanbietern im Gesundheits- und Pflegewesen (z. B. Pflegedienste, Lieferdienste, Haus- und Fachärzt:innen u. a. m.) und Akteur:innen aus Administration und Verwaltung (z. B. Kranken- und Pflegekassen, kommunalen Behörden u. a. m.). Das ReKo-CM erfolgte im Projektverlauf entlang der etablierten Prozessschritte von CM nach der DGCC: Klärungsphase, Assessment, Serviceplan, Linking, Monitoring, Evaluation (Monzer, 2018b).

15 Das Konzept Case Management wird bekannterweise in vielen Arbeits- und Themenfeldern und in unterschiedlichen Ausprägungen umgesetzt (Monzer, 2018b, S. 51 ff.). Im konkreten Fall des ReKo-Projektes fand das Konzept des Case Managements im Umfeld von Pflegebedürftigkeit seine Anwendung, d. h. eine drohende oder bestehende Pflegebedürftigkeit mit komplexen Fallzusammenhängen stellte den primären Anlass und somit das Problemfeld des ReKo-Case Managements dar. Dieses Umfeld impliziert, dass es sich um Versorgungsfälle handelt, die sich in Pflegebedürftigkeit begründen, von dieser bedroht sind und/oder deren komplexe Fallzusammenhänge auch, aber nicht notwendigerweise ausschließlich Themen der Pflegebedürftigkeit berühren. Gemeint ist, dass ein komplexer Versorgungsfall neben Herausforderungen in Themen der Pflegebedürftigkeit auch andere damit in Beziehung stehende Lösungsbedarfe aufweisen kann, die im Sinne einer gelingenden Versorgung klärungsbedürftig sind. Das ReKo-Case Management bewegte sich also in einem die Sozialgesetzbücher übergreifenden Handlungsfeld, obgleich sich der jeweilige Einschluss in das ReKo-CM stets im Umfeld einer Pflegebedürftigkeit nach Sozialgesetzbuch (SGB) XI und der Krankenpflege nach SGB V begründete (Bläser et al., 2023).

16 Die ReKo-CM-O adressierte im Projektverlauf nicht nur die Fallebene der konkreten Unterstützung von Hilfe- und Pflegebedürftigen sowie von (pflegenden) An- und Zugehörigen. Das Ziel bestand darüber hinaus auch darin, auf der Basis der Erkenntnisse und Erfahrungen aus Versorgungsprozessen auf der Mikroebene die regionale Versorgungsstruktur auf der Meso- und Makoebene im Sinne eines Care Managements weiterzuentwickeln. Zu den zentralen Aufgaben des ReKo-CM auf der institutionellen Ebene der regionalen Einrichtungen in Gesundheit und Pflege (Mesoebene) zählte es, regionale Schnittstellen auf- und auszubauen, Hilfe- und Dienstleistungsangebote regionaler Leistungsanbieter (z. B. Lieferdienste, Pflegedienste, Selbsthilfegruppen, Beratungsangebote, ehrenamtliche Unterstützungsangebote etc.) zu identifizieren und bedarfsgerecht zu vermitteln sowie Versorgungslücken zu identifizieren und zu dokumentieren. Zur Vernetzung auf der Fallebene waren enge Absprachen mit den entsprechenden Leistungsanbieter und Leistungsanbieterinnen erforderlich, bei denen das ReKo-CM als Initiator, als Treiber, aber auch als begleitende und beratende Instanz hinzugezogen werden konnte. Außerdem hatte die ReKo-CM-O es zum Ziel, Institutionen innerhalb der Region zu vernetzen, Netzwerke zu stabilisieren, institutionelle Versorgungslücken zu identifizieren und bei der Weiterentwicklung der institutionellen Infrastruktur zu unterstützen sowie aktuelle Themen aus den Bereichen Pflege, Gesundheit und Soziales mit den Akteuren zu diskutieren.

17 Die ReKo-CM-O verstand sich somit einerseits selbst als lernende Organisation, indem sie neu aufgebaute Netzwerke aus Einzelfällen aufrechterhielt und für zukünftige, ähnlich strukturierte Fälle nutzbar machte. Andererseits leistete sie einen Beitrag zu einem regionalen lernenden System, indem sie Impulse aus Einzelfällen hervorhob, die in bisherigen Strukturen keine Berücksichtigung fanden und somit zur regionalen Weiterentwicklung beitrugen (Jalaß et al., 2024;

Klie & Monzer, 2018). Am Beispiel des im Rahmen des ReKo-Projektes etablierten und digital unterstützen Prozesses zur Identifikation von Versorgungslücken lässt sich das lernende Momentum des hier skizzierten Ansatzes nachvollziehen.

4 Lernendes System – vom Case zum Care Management

Case Management ist ein Handlungskonzept, welches Organisationen oder auch Regionen nutzen können, um ihre Strukturen offener für Veränderungsimpulse zu machen, die sich vor allem aus der Bearbeitung von komplexen Fallkonstellationen ergeben (Monzer, 2018a). Entsprechend der DGCC soll mit Case Management bedarfsentsprechend im Einzelfall eine angemessene Unterstützung, Behandlung, Begleitung, Förderung und Versorgung bewerkstelligt werden. Case Managerinnen und Case Manager steuern effektiv und effizient innerhalb von Versorgungsprozessen. Im Case Management können unterschiedliche Professionen sektorenübergreifend beteiligt sein (Jalaß et al., 2024; DGCC, 2020). 18

Lernende und sich weiterentwickelnde Regionen zeichnen sich durch die Fähigkeit einer schnellen, effektiven und intelligenten Anpassung an veränderte Rahmenbedingungen aus (Fürst, 2003; Ivanisin, 2006). Anders als teilweise in der Literatur zu „Lernenden Organisationen" propagiert, soll es dabei nicht um strukturlose Prozesse gehen, die jedwede Impulse aufnehmen, sondern vielmehr um „Struktur und Lernen" (Schreyögg, 2003) oder im Sinne der Case und Care Management-Organisation formuliert, um ein strukturiertes Lernen aus komplexen Einzelfällen (Klie et al., 2008), das im Folgenden am Beispiel von Versorgungslücken erläutert wird. 19

Eine Versorgungslücke kann grundsätzlich als Diskrepanz zwischen dem Unterstützungs- und Hilfebedarf von Menschen und den vorhandenen Ressourcen im Versorgungssystem definiert werden (Neubart, 2018). Für Kontexte des ReKo-Case Managements wurde die Definition einer Versorgungslücke konkretisiert: ReKo-Case Manager:innen dokumentierten eine Versorgungslücke, wenn ein Versorgungsbedarf oder -bedürfnis von Klient:innen nicht mit den bereits bestehenden Versorgungsangeboten in der Region gedeckt werden kann. Dies kann der Fall sein, wenn keine passenden Angebote für spezifische Bedarfe oder Bedürfnisse vorhanden sind oder die Nachfrage das Angebot übersteigt, d. h. es gibt passende Angebote, diese können von den Klient:innen jedoch aufgrund von Kapazitätsgründen nicht in Anspruch genommen werden. 20

Zur systematischen und digital unterstützten und systematisierten Identifikation und Kommunikation von regionalen Versorgungslücken wurde in Anlehnung an Vorarbeiten von Monzer (2018a; 2018b) und unter Einbezug der ReKo-Case Manager:innen ein Rahmenmodel entwickelt, das eine kontinuierliche regionale Entwicklung der Pflegeinfrastrukturen ermöglicht und die Evaluation von über den Projektverlauf erkennbaren regionalen Lernimpulsen in den ReKo-Modellregionen unterstützt (vgl. Abb. 2) (Jalaß et al., 2024). 21

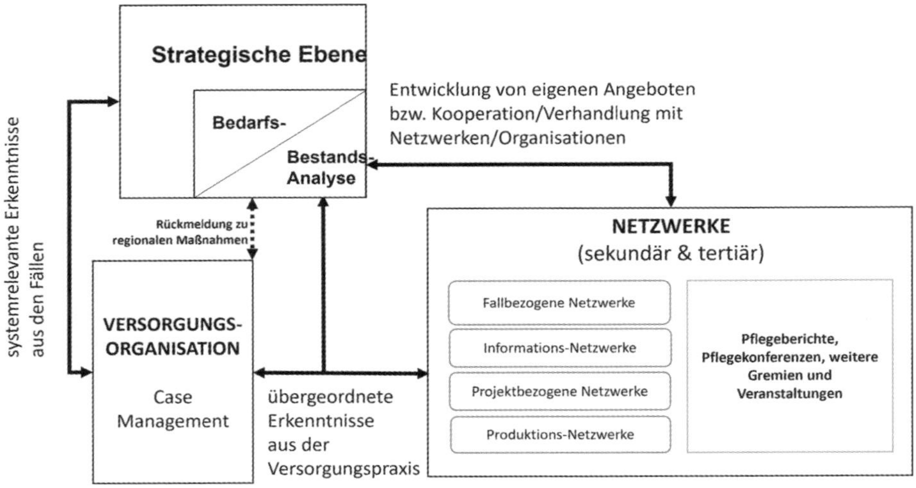

Abb. 2: Versorgungslückenprozess in ReKo
Quelle: Jalaß et al., 2024.

22 Der idealtypische Prozess sieht die folgenden Schritte vor:

1. Identifikation von Versorgungslücken über komplexe Fallarbeit

23 Über konkrete Case Management-Prozesse werden Versorgungsbedürfnisse und -bedarfe gemeinsam von den Case Manager:innen und den Klient:innen sowie deren Sorgenetzwerken ermittelt, um die Versorgungssituation zu strukturieren und zu organisieren. Sind keine geeigneten regionalen Angebote für die konkrete Nachfrage gegeben bzw. nicht genügend Angebote vorhanden, dokumentieren die Case Manager:innen diese Versorgungslücke(n). Die Dokumentation erfolgte IT-gestützt mithilfe des im ReKo-Projekt für die Falldokumentation und -kommunikation genutzten digitalen Case Management-Portals im Rahmen des digitalen Ökosystems.

24 Im Rahmen dieser Dokumentation ordnen die Case Manager:innen konkrete Versorgungslücken definierten Oberkategorien zu. Dazu wurde ein Kategoriensystem aus elf Oberkategorien und insgesamt 72 Unterkategorien gebildet. Dokumentiert wird neben dieser Zuordnung auch das Datum der Feststellung sowie die Ursache der Versorgungslücke. Auch die Dokumentation mehrerer Versorgungslücken pro Fall ist möglich.

2. Auswertung, teambasierte Plausibilisierung und Weitergabe der Erkenntnisse

25 Quartalsweise erfolgt die Auswertung und Aufbereitung der dokumentierten Versorgungslücken von einem oder einer verantwortlichen Case Manager:in (bspw. Teamleitung/Koordination). Dies wird ebenfalls IT-gestützt umgesetzt. Eine einmal

angefertigte Vorlage kann fortlaufend genutzt werden. Dadurch soll der Prozess standardisiert und die Daten stärker vergleichbar werden. Im Rahmen interner CM-Teamsitzungen wird die Auswertung gemeinsam reflektiert und ggf. angepasst. Die Kommunikation an die strategische Ebene erfolgt im nächsten Schritt durch die Koordinator:innen der Case Management-Organisation quartalsweise oder halbjährlich in mündlicher und schriftlicher Berichtsform.

3. Bedarfs- und Bestandsanalyse und Netzwerke

Mit der Weitergabe überträgt die Case Management-Organisation die Verantwortung für weitere Veranlassungen an die regionale Verwaltung. Idealtypisch prüft die strategische Ebene im Rahmen von Bedarfs- und Bestandsanalysen, ob neu identifizierte Versorgungslücken kurzfristig durch bereits geplante Projekte bzw. neue Versorgungsangebote gedeckt sind. Wenn dies nicht der Fall ist, ist eine Bearbeitung der Impulse zur Weiterentwicklung der Versorgung z. B. im Rahmen von regionalen Pflegekonferenzen oder vergleichbaren Veranstaltungen und Gremien unter Beteiligung einschlägiger regionaler Netzwerke erforderlich. Dadurch werden die Leistungsanbieter in der Region für die Bedarfe und Angebotslücken sensibilisiert und neue Projekte und Umsetzungsstrategien angestoßen. 26

4. Evaluation und Neustart des Prozesses

Je nach gewähltem Kommunikations-Turnus sollten in den halb- oder vierteljährlichen Terminen zunächst die Erkenntnisse und ggf. erfolgte Maßnahmen zu den Versorgungslücken des jeweils vorherigen Termins besprochen werden. Dadurch kann das Wissen um gelungene Impulse an die Case Management-Organisation zurückgemeldet und Angebote, die sich in Planung befinden, können innerhalb der Versorgungsorganisation berücksichtigt werden. Der oder die zuständige Case Manager:in oder Koordinator:in verschriftlicht die Rückmeldung und ermöglicht damit sowohl eine Nachvollziehbarkeit der aus den Einzelfällen erfolgten Impulse als auch eine Visibilität der strategischen Netzwerkarbeit in der Region. Anschließend beginnt der Prozess neu (vgl. Jalaß et al., 2023). 27

5 Ergebnisse eines regional lernenden Case und Care Managements

Die ReKo-Evaluationen nahmen das Gelingen eines regional lernenden Case Managements über systematische Pflegeinfrastrukturanalysen entlang des Erhebungsinstrumentes „Community Health-Assessment" (Cassells, 2015) in den Blick, die für die ReKo-Interventionsregion und die ReKo-Kontrollregion Analysen von Sekundärdaten zur regionalen Infrastruktur vor Beginn der ReKo-Interventionen und nach Beendigung der ReKo-Interventionen sowie qualitative Interview- und Gruppeninterviewstudien mit Akteuren in den 28

Modellregionen umfassten. Über das „Community Health-Assessment" wurden verfügbare Sekundärdaten aus den ReKo-Modellregionen zu Aspekten von „Community (Gesellschaft)", „Gesundheit und Soziales", „Wirtschaft", „Bildung", „Umwelt", „Sicherheit und Verkehr", „Politik und Regierung" und „Kommunikation" analysiert. Die entsprechenden Erkenntnisse wurden durch qualitative Studien mit Akteur:innen des regionalen Versorgungssystems sowie der Gesundheitsverwaltung vertieft und validiert. Insgesamt wurden vier regionale Infrastrukturanalysen durchgeführt.

29 Ein relevantes Ergebnis dieser Arbeiten besteht in der Erkenntnis, dass zu beiden Erhebungszeitpunkten relevante regionale Steuerungsdaten häufig verteilt vorliegen (z. B. verschiedene Kommunalverwaltungen und/oder Landesbehörden), den aktuellen regionalen Entwicklungsstand nicht angemessen abbilden, also als veraltet gelten müssen, oder gar nicht verfügbar sind. In der Folge sind hohe Aufwendungen erforderlich, um entsprechende Datensätze zu identifizieren, zu integrieren und ggf. nicht verfügbare Datensätze über neue Primärerhebungen einzuholen und auszuwerten. Ein systematisches, kontinuierliches Datenmonitoring zur Pflegeinfrastrukturentwicklung in einer Region ist jedoch unverzichtbar, um eine gezielte Strukturentwicklung zu betreiben und entsprechende Effekte zu evaluieren.

30 Die qualitativen Studien im Rahmen der Infrastrukturanalysen verweisen darauf, dass ein systematisch begründetes (Case Management-Zyklus gemäß DGCC) und digital gestütztes Case Management dazu geeignet ist, Versorgungslücken und Strukturgrenzen in der Modellregion zu identifizieren und für die institutionelle Mesoebene (z. B. Pflegedienste, Krankenhäuser, regionale Verwaltungen etc.) und regionale Makroebene (Kommunal- und Regionalplanung) auf der Basis objektiver Struktur- und Prozessdaten kommunizierbar und verhandelbar zu machen. Die Angebotsentwicklungen im Rahmen des ReKo-Projektverlaufes folgte zwar in beiden ReKo-Regionen (Interventionsregion und Kontrollregion) – so die Ergebnisse der Community Health Assessments – noch keiner erkennbaren Systematik, es sind sowohl Ausweitungen (z. B. SAPV, Rekrutierung ausländische Fachpersonen, Hauswirtschaft) wie auch Angebotsbeschränkungen (z. B. ehrenamtliche Tätigkeiten, fachmedizinische Leistungen oder vollstationäre Pflegeeinrichtungen) erkennbar. Diese Entwicklungen sind jedoch – den qualitativen Analysen folgend – primär als Reaktionen auf die ausgehende COVID-19-Pandemie sowie auf akute Personalengpässe in den benannten Bereichen zu verstehen, weniger Ergebnis einer systematischen Regionalplanung.

31 Die qualitativen Studien verweisen aber auch darauf, dass die ReKo-Case Management-Organisation in der Interventionsregion auf zwei Ebenen wichtige Impulse auf regionale Koordinierungs-, Abstimmungs- und Planungsstrukturen und -verfahren liefern konnte (siehe Abb. 4). Auf der Handlungsebene des ReKo-Case Managements wurden vor dem Hintergrund der Herausforderungen komplexer Einzelfälle regionale Versorgungsschwächen und -lücken schnell erkennbar. Die

Herausforderungen für das ReKo-Case Management bestanden dann darin, schnelle und unkomplizierte Lösungswege zu eruieren und sicherzustellen. Dies gelang primär durch informelle Abstimmungs-, und Koordinationsprozesse zwischen Akteursnetzwerken, die im etablierten Regelsystem kaum regelhaft zusammenarbeiten.

Zur Problemlösung knüpften die ReKo-Case Manager:innen an bestehende informelle Strukturen, etwa an kommunale Pflegetische, an oder bauten diese kommunal auf. Eine/ein Sozialdezernent:in eines Landkreises der Interventionsgruppe äußerte sich über die Teilnahme von ReKo- Case Manager:innen an den Pflegetischen sehr positiv: 32

„Die Pflegetische wurden ja in den letzten zwei bis drei Jahren initiiert [...] das ist nicht ReKo unbedingt gewesen, sondern auch der PSP [Pflegestützpunkt], das ist ja bei uns nicht immer so ganz stark zu trennen gewesen, aber tatsächlich kam die Initiative auch noch mal aus der Steuerung der Pflegetische heraus, die das gemacht haben, andersrum gesagt, wenn wir ReKo nicht gehabt hätten hier glaube ich trotzdem schon, dass wir trotzdem Pflegetische gehabt hätten, da bin ich ziemlich sicher, aber natürlich ist das, was ReKo vor Ort erfährt, total wichtig für eine Weiterentwicklung der Pflegetische, also wenn man darauf geht, hat ReKo einen Mehrwert, das auf jeden Fall, weil einfach die Ideen, die wir haben, um die pflegerische Versorgung um die Situation insgesamt zu verbessern, da konnte ReKo wirklich wertvolle Impulse geben.“

Über Netzwerke dieser Art wurden regional neue Handlungsoptionen und regionale Vernetzungen problemorientiert mit Blick auf die unmittelbare Handlungsebene der Fallbegleitung diskutiert und entsprechende Erfahrungen ausgetauscht. Entsprechende Daten und Erfahrungen zu Stärken und Schwächen der regionalen Versorgungsinfrastruktur sowie zu neuen Handlungsoptionen und regionale Vernetzungen wurden zweitens systematisch gesammelt, digital gestützt dokumentiert und systematisiert. Diese Datenlage wurde über die ReKo-Case Management-Organisation der Strukturebene der Regionalplanung zur weiteren Verarbeitung zugeleitet. Das Case und Care Management der ReKo-Case Management-Organisation stand in diesem Zusammenhängen jederzeit für Konkretionen und Diskussionen, etwa im Rahmen von regionalen Pflegekonferenzen, bereit. Entsprechende regionale Strukturentwicklungen flossen wiederum an die Handlungsebene des ReKo-Case Managements zurück (siehe Abb. 3). 33

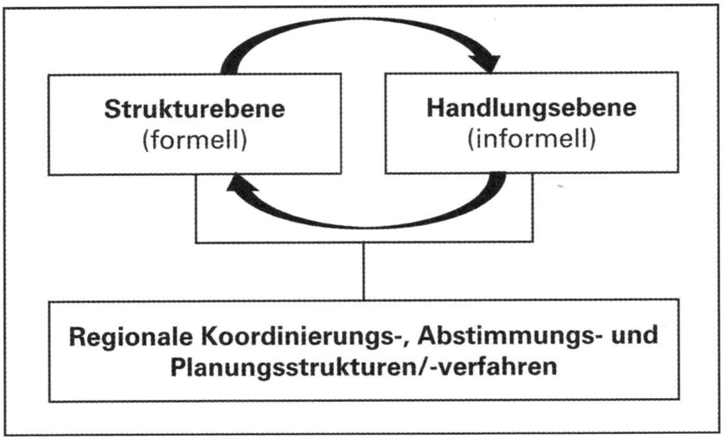

Abb. 3: Struktur- und Handlungsebenen ReKo-Case Management-Organisation
Quelle: Eigene Darstellung.

34 Der über das ReKo-Case Management erarbeitete Prozess zur Meldung von Versorgungslücken an die strategische Ebene der Strukturentwicklung konnte im Rahmen der ReKo-Projektlaufzeit in der ReKo-Modellregion nicht systematisch etabliert werden. Eine Auswertung der über das CMWS-Tool dokumentierten Versorgungslücken wurde jedoch vorgenommen. Insgesamt wurden demnach im Zeitraum 01.08.2021 bis 31.07.2023 (Interventionsende) 195 Versorgungslücken in der ReKo-Interventionsregion durch das ReKo-Case Management dokumentiert (siehe Abb. 4).

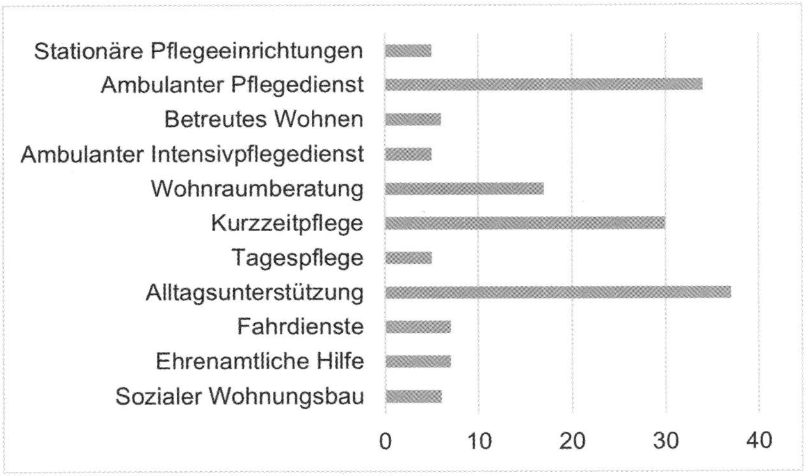

Abb. 4: Ausgewählte Versorgungslücken (Anzahl > 5) in der ReKo-Modellregion
Quelle: Eigene Darstellung.

Siebenunddreißig dokumentierte Versorgungslücken konnten durch das ReKo-Case Management geschlossen werden. Der überwiegende Teil wurde innerhalb von einem Monat (19 Lücken) bzw. zwei Monaten (9 Lücken) nach Identifikation als geschlossen dokumentiert. Wenn eine Versorgungslücke durch Anpassungen auf struktureller Ebene nicht kurzfristig geschlossen werden konnte, hatten die ReKo-Case Manager:innen über die CMWS die Möglichkeit, erprobte alternative Lösungsstrategien zu dokumentieren, die eine Kompensation oder eine zeitweise Überbrückung ermöglichen. Hier wurden etwa Erfahrungen mit weniger passgenauen Angeboten oder mit Versorgungsangeboten aus benachbarten Bundesländern notiert. 35

Eine ReKo-Case Management-Organisation kann, so ist zusammenzufassen, regionale Versorgungsmängel und -lücken systematisch identifizieren, über kleinräumige Vernetzungen Kompensationen ermöglichen und beide Elemente digital gestützt zur regionalen Verarbeitung und Weiterentwicklung bereitstellen. Entsprechende Datensätze wurden im Rahmen der ReKo-Projektlaufzeit im Sinne des Care Managements in etablierte regionale Strukturen eingebracht, um Impulse für konkrete Weiterentwicklungen zu liefern. Diese Weiterentwicklungen konnten z. B. in Bezug auf den Auf- und Ausbau von regionalen Netzwerken zur Weiterentwicklung der regionalen Pflegeinfrastruktur nachgewiesen werden. Insbesondere konnte, so die Rückmeldung aus der ReKo-Modellregion, der sektorenübergreifende Austausch zwischen den einschlägigen Akteursgruppen verbessert werden. Impulse und Vorarbeiten für eine systematische Pflegeinfrastrukturentwicklung wurden geliefert, konnten aber noch nicht nachhaltig etabliert werden. Eine digital gestützte ReKo-Case Management-Organisation kann, so die Folgerung, wichtige Impulse und Handlungsgrundlagen für eine datenbasierte Pflegeinfrastrukturentwicklung im Sinne einer lernenden Region bereitstellen und kontinuierlich befördern. 36

Vor dem Hintergrund der aufgeworfenen Frage, was Digitalisierung von Case Management-Prozessen konkret bedeutet, zeigen sich am Beispiel des Versorgungslückenprozesses zwei grundsätzliche Befunde. Einerseits befähigt erst die Übersetzung von vormals analogen CM-Prozessen in nun digitale Systeme eine strukturierte Auswertung der vorgefundenen Versorgungslücken und der formulierten Lösungen in den betroffenen Einzelfällen. Hier zeigen also bereits Prozesse der „oberflächlichen Digitalisierung" optimierende Momente des Prozesses, sodass die im CM-Konzept immer schon angelegte Idee des Lernens aus den Einzelfällen in der Praxis auch handhabbar wird. Andererseits zeigt sich jedoch auch, dass es noch weiterer Schnittstellen- und Prozessklärung bedarf, um die angelegten Transformationsmomente der Digitalisierung des Case und Care Managements auf der Meso-, mindestens aber der regionalen Makroebene nutzbar machen zu können. Nach der Digitalisierung der Mikro- und teilweise der Meso-Prozesse des Case Managements stünde nun also eine systematische Digitalisierung der Verbindung dieser Prozesse zur Makroebene an, um ggf. auch Impulse für eine digitale Transformation des Case und Care Managements zu 37 erreichen. Im folgenden Abschnitt erlauben wir uns dazu eine Reihe von Vorschlägen, Empfehlungen und Ideen zu formulieren.

6 Empfehlungen für ein erweitertes Datenmonitoring im Kontext von Case und Care Management

38 Digitalisierung im Sinne einer zielorientierten Transformation von Care Management-Prozessen sollte ein umfangreiches und systematisch die Lernprozesse der Mikro- und Mesoebene des Case Managements aufnehmendes regionales Pflegemonitoring in den Blick nehmen. Erkenntnisse eines lernenden Case Managements können nicht ausreichende und systematische Impulse in die Regionsentwicklung anstoßen, wenn keine geeigneten Kommunikationskanäle auf der regionalen Makroebene, also der Ebene der kommunalen Pflegestrukturentwicklung, bereitstehen. Entwicklungshemmnisse ergeben sich weiterhin dadurch, dass regionsspezifische Daten, die zu einer weiteren Aufklärung der Lage der Versorgungsinfrastruktur beitragen, derzeit häufig nicht systematisch gesammelt, zentral zugänglich gemacht und regelmäßig aktualisiert werden. Die Infrastrukturdaten, die im Community Health Assessment eine tragende Rolle spielen, sind für ein strukturiertes regionales Pflegemonitoring von zentraler Bedeutung. Problematisch ist, dass sie in sehr heterogener Form und nicht an zentraler Stelle gesammelt, sondern über unterschiedliche Datenbanken verteilt vorliegen. Außerdem zeigte sich im Projektverlauf im Zuge der Plausibilisierung der Daten, dass an anderer Stelle, z. B. beim Landkreis, andere Daten vorlagen, die nicht mit den Ergebnissen aus den Datenbanken auf Landes- und Bundesebene übereinstimmten. Bei der Durchführung der Folgeerhebung zeigte sich außerdem die Datenaktualität als eine Hürde. Viele Daten wurden zwischen den beiden Erhebungszeitpunkten nicht aktualisiert, sodass im Rahmen der Infrastrukturanalyse kein Vergleich möglich war. Die mangelnde Datenaktualität der Gesundheitsberichte ist eine grundsätzliche Herausforderung aller Bundesländer (Rosenkötter et al., 2020). Die Hemmnisse der Datenverfügbarkeit und -aktualität erschweren die Ableitung von Handlungsempfehlungen, die den Regionen als Veränderungsimpuls dienen können. Außerdem lässt sich aufgrund dieser Datenlage nicht messbar belegen, ob regionales Lernen und Weiterentwicklung stattgefunden haben. Messbarkeit ist jedoch ein wichtiges Instrument zur Steuerung. Sinnvoll wäre daher ein regelmäßiges Monitoring, z. B. in Form einer digitalen Datenzentrale. Eingebundene Stakeholder hätten dadurch die Möglichkeit, Entscheidungen auf Basis tages-, wochen- oder monatsaktueller Datensätze zu treffen und zu begründen.

39 Des Weiteren sollte im Sinne des Care Managements ein Austausch über die Erkenntnisse aus den vorliegenden Datensätzen innerhalb der Region stattfinden, wo weitere Schritte besprochen und eine vorausschauende Planung vorgenommen werden können. Für den Bereich der medizinisch-pflegerischen Versorgung

könnten die kommunalen Pflegetische und Pflegekonferenzen ein geeignetes Forum sein. Hierbei sollten Anregungen zu Bedarfen der entsprechenden Akteure der Versorgungsebene (z. B. Case Management, Gesundheitsamt, Pflegestützpunkt) stärker im Vordergrund stehen als finanzielle Anreize und die Wirtschaftlichkeit von Angeboten. Dazu müssen die Lernimpulse aus Case Management-Organisationen jedoch systematisch und regelhaft zur Verfügung stehen, es braucht hier also einen dauerhaften und im Prozess digitalen Einbezug der Lernimpulse in die kommunalen Planungsformate. Mit anderen Worten: das Wissen muss (digital) verfügbar sein und gemacht werden.

Auf Basis der Ausführungen und Erfahrungen aus dem ReKo-Projekt ergibt sich 40
zur Förderung bedarfsgerechter regionaler Lern- und Entwicklungsprozesse im Idealfall ein Zusammenspiel und Ineinandergreifen von Mikro-, Meso- und Makroebene. Auf der Mikroebene arbeitet das Case Management für den Einzelfall und baut ein individuelles Sorgenetzwerk auf. In dieser Arbeit aufgedeckte Versorgungslücken und aufgebaute Netzwerke können im Rahmen des Care Managements auf die Mesoebene der Region gebracht werden. Übergeordnet, auf der Makroebene, steht ein Datenmonitoring, welches Daten zugänglich und nutzbar sowie Veränderungen messbar macht und die Grundlage für Planungen und Handlungsentscheidungen bieten kann. Die in ReKo entwickelte und erprobte Begleitung und Ergänzung durch ein digitales Ökosystem macht diesen Prozess in aller Konsequenz erst möglich. Eine einheitliche und strategische Digitalisierung der Case und Care Management-Prozesse vertikal vom Einzelfall ausgehend über die Meso- auf die Makroebene schafft den technischen Rahmen, um das im Case Management angelegte Lernen zu ermöglichen. Dabei profitieren alle drei Ebenen: dem Einzelfall wird in seiner komplexen Versorgungs(not)lage geholfen, die Mesoebene der regionalen Dienste wird von den sie überfordernden komplexen Fällen entlastet und die regionale Makroebene der Versorgungsstrukturentwicklung lernt, wo die Lücken in der Regelversorgung vor Ort sind und kann geeignete Instrumente entwickeln, um diese zu schließen. Eben jener letzte Schritt der Digitalisierung der Makro-Prozesse stellt ein Desiderat dar, welches für eine digital transformierte Leistung der Case und Care Management-Arbeit verfolgt werden müsste, damit Case Management zum Impetus einer lernenden Region werden kann.

Literatur

Bläser, P., Wirth, L.-M., Jalaß, I., Ruppert, N., Hülsken-Giesler, M. (2023). Case Management im Umfeld von Pflegebedürftigkeit – Erste Erkenntnisse aus dem pflegebezogenen ReKo-Case Management. *Case Management, 20*(1), 55–60.

Bläser, P., Wirth, L.-M., Jalaß, I., Ruppert, N., Cordes, J., Hülsken-Giesler, M. (2024). Professionelle pflegerische Bezüge eines Case Managements im Umfeld von Pflegebedürftigkeit. *Pflege & Gesellschaft 29*(1), 56–69.

Cassells, H. B. (2015). The art and science of community health nursing – Community assessment. In M. A. Nies, M. McEwen (Hrsg.), *Community/public health nursing: promoting the health of populations* (7. Aufl., S. 92–105). Elsevier.

DGCC (2020). *Was ist Case Management (CM)?* https://www.dgcc.de/case-management/ (Zugriff 20.07.2023).

Fürst, D. (2003). „Lernende Region" aus Sicht der Regionalwissenschaft. In: U. Matthiesen, G. Reutter (Hrsg.), *Lernende Region - Mythos oder lebendige Praxis?* (S. 13–34). Bertelsmann Verlag.

Hülsken-Giesler, M. & Teuteberg, F. (2024). *Case Management: Ein Booster für die häusliche Pflege? Forschungsergebnisse aus dem Innovationsfondsprojekt ReKo.* medhochzwei Verlag.

Ivanisin, M. (2006). *Regionalentwicklung im Spannungsfeld von Nachhaltigkeit und Identität.* Deutscher Universitäts-Verlag.

Iyamu, I., Xu, A., Gómez-Ramírez, O. et al (2021). Defining Digital Public Health and the Role of Digitization, Digitalization, and Digital Transformation: Scoping Review. *JMIR Public Health Surveill 7*(11), e30399. https://doi.org/10.2196/30399#

Jalaß, I., Wirth, L. M., Bläser, P., Cordes, J., Ruppert, N., Hülsken-Giesler, M. (2024). Analyse der regionalen Versorgungsinfrastruktur als Basis für Lern- und Entwicklungsprozesse. *Pflege & Gesellschaft, 29*(1), 42–55.

Jalaß, I., Bläser, P., Wirth, L.-M., Ruppert, N., Hülsken-Giesler, M., Cordes, J. (2023). Versorgungslücken im Umfeld von Pflegebedürftigkeit. *Case Management, 20*(4), 157–161.

Klie, T. & Monzer, M. (2008). Case Management in der Pflege. *Zeitschrift für Gerontologie und Geriatrie, 41*(2), 92–105. https://doi.org/10.1007/s00391-008-0534-y

Klie, T. & Monzer, M. (2018). Kompetenzzentren – Innovationsstrategie für die Langzeitpflege vor Ort. In: T. Klie, *Pflegereport 2018: Pflege vor Ort – gelingendes Leben mit Pflegebedürftigkeit* (S. 283–312). medhochzwei Verlag.

Kus, K., Arlinghaus, T., Kajüter, P., Teuteberg, F. (2021). Success Factors of Case Management Software Supporting Healthcare Patient Services – A User-Driven Perspective. *AMCIS Proceedings. 22.* https://aisel.aisnet.org/amcis2021/healthcare_it/sig_health/22

Monzer, M. (2018a). Case Management Organisation. medhochzwei Verlag.

Monzer, M. (2018b). Case Management Grundlagen (2. Aufl.). medhochzwei Verlag.

Neubart, R. (2018). *Altenselbsthilfe. Bedeutung, Aufgaben, Organisation, Umsetzung.* Springer. https://doi.org/10.1007/978-3-662-55154-7

Rosenkötter, N., Borrmann, B., Arnold, L., Böhm, A. (2020). Gesundheitsberichterstattung in Ländern und Kommunen: Public Health an der Basis. *Bundesgesundheitsblatt, 9*(63), 1067–1075. https://doi.org/10.1007/s00103-020-03190-z

Schreyögg, G. (2003): *Organisation: Grundlagen moderner Organisationsgestaltung* (4. Aufl.). Gabler Verlag.

Beitrag 11

Digitales Case Management für An- und Zugehörige: Beispiel Brustkrebs in der letzten Lebensphase

Sara Marquard, Stefanie Göcken, Melina Branding, Philipp Bläser,
Regina Schmeer-Oetjen, Manfred Hülsken-Giesler

Abstract: Erkrankt eine Person an fortgeschrittenem Brustkrebs, ist gleichzeitig das Netzwerk aus nahestehenden Menschen häufig mit Themen wie Pflegebedürftigkeit und Sterben konfrontiert. Oftmals wird die Lebensqualität der An- und Zugehörigen durch diese belastende Situation so stark beeinträchtigt, dass die informellen Sorgestrukturen an Tragfähigkeit verlieren und zusätzliche Belastungen für das formale Gesundheits- und Pflegesystem entstehen. Das BMFTR-Projekt „Gemeinsam sorgen bei fortgeschrittenem Brustkrebs“ (*Gesi-BK*) stellt neben einer Internetplattform und einer telefon- und webgestützten Einzelfallberatung ein systematisches, digitales Case Management bereit, um das Belastungserleben von An- und Zugehörigen zu verringern und Sorgenetzwerke zu stabilisieren.

1 Einführung

1 Dreh- und Angelpunkt eines Case Management (CM) Prozesses sind die Adressat:innen (Monzer, 2018). In diesem Kapitel stehen An- und Zugehörige von Menschen mit einer fortgeschrittenen Brustkrebserkrankung im Mittelpunkt. Es wird danach gefragt, welche Angebote zur digitalen Unterstützung von CM im Gesundheitsbereich derzeit verfügbar sind und auf welchen konzeptionellen fachlichen und technischen Grundlagen diese beruhen. Dabei wird davon ausgegangen, dass ein CM digital umgesetzt wird, wenn der gesamte Prozess (von der Klärungsphase bis zur Evaluation) vollständig über digitale Plattformen und Technologien erfolgt – physische Interaktionen finden demnach nicht statt. Davon abzugrenzen ist ein digital-gestütztes CM, wobei digitale Technologien unterstützend im Sinne eines Hilfsmittels (z. B. zur Dokumentation), aber nicht ausschließlich eingesetzt werden – die aufsuchende, physische Beratung also integraler Bestandteil des CM-Prozesses ist. Vor dem Hintergrund einer entsprechenden literaturgestützten Bestandsanalyse wird ein Ansatz vorgestellt, der derzeit spezifisch für eine digitale CM-Unterstützung der oben benannten Zielgruppe entwickelt wird. Über das vom Bundesministerium für Forschung, Technologie und Raumfahrt (BMFTR) geförderte Entwicklungs- und Forschungsprojekt „Gemeinsam sorgen bei fortgeschrittenem Brustkrebs“ (*Gesi-BK*) wird ein zielgruppen- und phasenspezifisches, digitales Unterstützungsangebot entwickelt. Über eine Internetplattform werden multimedial aufbereitete Beiträge zu verschiedenen Themenstellungen erarbeitet, um die psychischen, physischen, sozialen, materiellen und bürokratischen Belastungen pflegender An- und Zugehöriger zu reduzieren. Für konkrete Anliegen kann eine telefon- oder webbasierte personengestützte Einzelfallberatung in Anspruch genommen werden. Werden im Rahmen einer Beratung durch kurze fachliche Assessments komplexe Herausforderungen, besondere Belastungssituationen und/oder instabile Sorgenetzwerke identifiziert, wird über *Gesi-BK* ein systematisches, vollständig digitales CM in Orientierung an den Richtlinien der Deutschen Gesellschaft für Care und Case Management (DGCC) angeboten. Das *Gesi-BK*-Konzept wird im Rahmen dieses Beitrags entlang eines fiktiven Falls illustriert, indem exemplarisch typische Bedürfnisse und Herausforderungen der Zielgruppe vorgestellt und derzeit verfügbare digitale Unterstützungsmöglichkeiten sowie neue digitale Lösungswege aufgezeigt werden.

1.1 Der Fall John Williams: Belastungsquellen und Unterstützungsbedarfe

John Williams ist 67 Jahre alt, die meiste Zeit seines Lebens lebte er in einem 2
Londoner Vorort und arbeitete dort als Handwerker bis zu einem tragischen Unfall, der ihn arbeitsunfähig machte. Er lernte Martina kennen, die mit Freundinnen einen Urlaub in London verbrachte. Sie verliebten sich und er folgte ihr nach Deutschland. Sie heirateten, das ist 10 Jahre her. Das Paar ist kinderlos und lebt in einem Dorf im Osnabrücker Land. Vor zwei Jahren wurde ihr Leben auf den Kopf gestellt: Martina erhielt eine Brustkrebsdiagnose. Vor einem Jahr sind Metastasen im Kopf aufgetreten, bemerkt hat sie diese durch starke Kopfschmerzen und Wortfindungsstörungen. Seitdem ist sie frühberentet. Ihr Gesundheitszustand verschlechtert sich zunehmend. Sie benötigt Unterstützung im Haushalt und, je nach körperlicher Verfassung, auch bei der Körperpflege. Im Alltag unterstützt John seine Frau täglich allein, da sie jegliche Hilfen durch Freunde oder durch einen Pflegedienst ablehnt. Er findet daher kaum noch Zeit, seinen Hobbys und Interessen nachzugehen. John vermisst die gemeinsamen Ausflüge in die Natur. Per Telefon und Messenger-Dienste hält er engen Kontakt mit einem guten Freund. John und Martina verfügen über kein ausgeprägtes soziales Netzwerk in der Region, was die Unterstützungsmöglichkeiten weiter einschränkt. Die Isolation wird dadurch verstärkt, dass John keinen Führerschein besitzt und das Dorf, in dem sie leben, schlecht an den öffentlichen Nahverkehr angebunden ist. Seine Frau war immer für die Fahrten zuständig, was nun aufgrund ihrer Krankheit nicht mehr möglich ist. John erledigt Besorgungen mit dem Fahrrad oder zu Fuß. Trotz seiner langen Zeit in Deutschland hat er immer noch Schwierigkeiten mit der deutschen Sprache. Er kann sich im Alltag zwar gut verständigen, wenn es aber um komplizierte Belange geht, etwa im Kontext bürokratischer Angelegenheiten, tut er sich sehr schwer. Flyer und Broschüren zu fachlichen Themen überfordern ihn oft. Er ist jedoch internetaffin und nutzt häufig digitale Anwendungen, um sich zu informieren. Diese Fähigkeit ist für ihn von großer Bedeutung, da er auf diese Weise Informationen leichter erschließen kann. Mit der zunehmenden Verschlechterung des Gesundheitszustandes seiner Frau fühlt sich John emotional und physisch überfordert. Er weiß nicht, wie er Martinas Pflege zukünftig bewältigen soll. Seine Trauer und Angst, sie zu verlieren, machen ihn bisweilen nahezu handlungsunfähig. Gleichzeitig wächst seine Verzweiflung, da er weder einen klaren Plan für die Zukunft hat noch die bürokratischen Hürden in Deutschland allein bewältigen kann. Er fühlt sich allein gelassen und hilflos, besonders da seine Frau jegliche externe Hilfe ablehnt.

1.2 An- und Zugehörige von Menschen mit fortgeschrittener Brustkrebserkrankung in Deutschland

3 Neben den jährlich 74.500 Neuerkrankten an Brustkrebs (im Jahr 2022), von denen ca. ein Prozent Männer sind (Zentrum für Krebsregisterdaten, 2024), sind es um ein Vielfaches mehr auch die An- und Zugehörigen, die mit dieser Erkrankung konfrontiert und dadurch unterschiedlich stark belastet sind. Jährlich sterben etwa 18.889 Frauen und 213 Männer in Deutschland (ebd.). Während an Brustkrebs Erkrankte im frühen Stadium geheilt werden können, erhalten Frauen und Männer mit Fernmetastasen im Verlauf der Erkrankung palliative Therapien. Die Altersspanne von an Brustkrebs erkrankten Menschen in der letzten Lebensphase ist groß. Betroffen sind junge Erwachsene, aber auch Hochbetagte. Das durchschnittliche Alter bei Diagnosestellung beträgt 61,2 Jahre (Jackisch et al., 2016). Von den Erkrankten überleben etwa ein Viertel fünf Jahre und länger, jede zehnte Betroffene lebt mit dem fortgeschrittenen Krankheitsstadium zehn Jahre oder länger (Deutsche Krebsgesellschaft e. V., 2022).

4 Pflegende An- und Zugehörige, darauf verweist der wissenschaftliche Diskurs zunehmend, sind in Deutschland aufgrund vielfältiger Aufgaben und Herausforderungen im Sorgearrangement, durch das Alltags- und Berufsleben und ggf. der eigenen Gesundheitspflege vielfach belastet und benötigen dringlich Entlastungangebote (Klie, 2022; Rothgang & Müller, 2018). Im Kontext einer metastasierten Brustkrebserkrankung unterscheiden sich die Bedarfe ggf. in einigen Merkmalen. Da die Erkrankung größtenteils Frauen betrifft, sind es überwiegend Männer, die in der Rolle als Lebenspartner betroffen sind. Neben der Familie werden enge Freund:innen als wichtige Quelle der Unterstützung angesehen (de Souza Vargas et al., 2020; Ginter & Braun, 2019). Im erweiterten Kreis sind Geschwister, Kinder, Enkel, Freund:innen, Nachbar:innen, die oftmals unerwartet mit existentiellen Fragen des Lebens konfrontiert sind, mitbetroffen. Wie auch die Erkrankten befinden sie sich in den verschiedensten Lebenslagen, vom Kleinkindalter bis zur Hochaltrigkeit, häufig aber in einer jüngeren Lebensphase. Ein Großteil der (emotionalen und praktischen) Unterstützung für Menschen mit fortgeschrittenem Brustkrebs übernehmen (Ehe-) Partner:innen und Geschwister (Ginter & Braun, 2019; de Souza Vargas et al., 2020; Sheikhpourkhani et al., 2018; Marquard, 2022). In der Regel haben sie sich noch nicht mit Themen wie Pflegebedürftigkeit oder dem Sterben nahestehender Menschen auseinandergesetzt.

5 Die Mehrheit der An- und Zugehörigen beschreibt, belastet zu sein: Je mehr bzw. länger die erkrankte Person eingeschränkt und im fortscheitenden Prozess zunehmend auf Hilfe im Alltag angewiesen ist und Abhängigkeiten aufgrund von Unterstützungs- und Pflegebedarfen entstehen, desto stärker ist das persönliche Belastungserleben der nahestehenden Menschen ausgeprägt und deren Lebensqualität eingeschränkt (Jite et al., 2021; Mohammadzadeh Nimekari et al., 2019). An- und Zugehörige müssen oftmals viel Zeit für die Unterstützung und Pflege

aufbringen (informelle Pflege), wodurch es häufig zum Verlust von sozialen Kontakten bis hin zur sozialen Isolation kommt (Boamah Mensah et al., 2021; Borstelmann et al., 2022; Herring et al., 2022). Zwar existieren in Deutschland mittlerweile zahlreiche Unterstützungsangebote auf kommunaler Ebene (z. B. Krebsberatungsstellen, Pflegestützpunkte etc.) und im Internet (z. B. Krebs- und Pflegeforen), pflegende An- und Zugehörige verfügen häufig jedoch nicht über ausreichend Kenntnisse zu vorhandenen Strukturen und Angeboten (Nowak et al., 2019) und über die Zeit, diese zu nutzen.

1.3 Der Fall John Williams: auf der Suche nach digitaler Unterstützung

John sucht verstärkt im Internet nach passenden Unterstützungsangeboten. Er 6
findet Angebote, z. B. von Krankenkassen, Selbsthilfegruppen oder Wohlfahrtsverbänden. Viele Informationen und praktische Tipps nimmt er dankbar an und versucht, diese auf seine konkreten alltagspraktischen und pflegerischen Herausforderungen zu beziehen – mit zunehmender Verschlechterung des Zustandes seiner Frau gelingt ihm dies jedoch immer seltener. Mit den Hinweisen zu all den wichtigen Anforderungen und Fallstricken im Umgang mit Behörden und Krankenkassen tut er sich sehr schwer. Ihm fehlt eine Beratung, welche Schritte er in der aktuellen Lebenssituation unternehmen kann und wie diese bei Veränderungen der Situation angepasst werden. Auch ein Anruf beim regionalen Pflegestützpunkt hilft ihm nur bedingt weiter, da die Hinweise zwar wichtig waren, der Komplexität seiner Lebenssituation aber nicht gerecht werden konnten. Bei seinen Internetrecherchen stößt John immer wieder an Grenzen, insbesondere wenn es um pflege- oder krankheitsbezogene Situationen oder Fragen geht. Besonders fehlt ihm eine vertrauenswürdige Person, die ihn fachlich, empathisch und kontinuierlich durch die schwierige Situation begleitet und ihm das Gefühl gibt, die Hürden bewältigen zu können. Im Alltag möchte sich John weniger um organisatorische Angelegenheiten kümmern und sich auf seine Frau konzentrieren.

2 Digitales Case Management: ein systematischer Literaturüberblick

Studien des Zentrums für Qualität in der Pflege (ZQP) weisen darauf hin, dass 7
digitale Angebote für pflegende An- und Zugehörige in Deutschland dringend nachgefragt und erwünscht (Eggert et al., 2019), derzeit aber noch wenig verfügbar und unter fachlichen Qualitätsgesichtspunkten kaum angemessen geprüft sind (Garay et al., 2019). Der Achte Altersbericht der Bundesregierung (Deutscher Bundestag, 2020) verdeutlicht, dass über technologiegestützte Angebote Sorgestrukturen auch überregional und zeitlich unabhängig genutzt werden sollten. Der Fachdiskurs konkretisiert dies mit Blick auf pflegespezifische Anforderungen an

An- und Zugehörige in Deutschland (Hülsken-Giesler et al., 2022; Hülsken-Giesler & Krings, 2015; Heite & Rüßler, 2018). Eine entsprechende Förderpolitik führt aktuell national und international zunehmend zur Entwicklung und Bereitstellung digitaler Unterstützungsangebote für pflegende An- und Zugehörige. Digitale Angebote zur Unterstützung von CM-Prozessen sind dabei noch wenig verfügbar.

8 Um ein digitales Angebot für An- und Zugehörige von Menschen mit Brustkrebs in der letzten Lebensphase entwickeln zu können, erfolgte im Rahmen des Projektes *Gesi-BK* zunächst eine Durchführbarkeitsstudie (Laufzeit 2022–2023), die a) die spezifischen Unterstützungsbedarfe dieser Zielgruppe (vgl. Marquard et al., 2025) , b) die Struktur von Sorgenetzwerken im Umfeld von Pflegebedarf und c) das aktuelle Angebot an digitalen Unterstützungsangeboten über jeweils eigene systematische internationale Literaturrecherchen erhebt. Zum Stand digitaler Unterstützungssysteme wurde gezielt auch nach Angeboten zur digitalen Unterstützung von CM im Gesundheitsbereich recherchiert. Die Forschungsfragen lauteten 1) Welche Angebote zur digitalen Unterstützung von Case Management im Gesundheitsbereich sind derzeit verfügbar? 2) Auf welchen konzeptionellen Grundlagen basiert das digital gestützte Case Management-Angebot im Gesundheitsbereich? 3) Wie wird Mensch-Technik-Interaktion im Kontext von digitalen Case Management-Angeboten im Gesundheitsbereich konzeptioniert?

9 Eingeschlossen wurden alle Studien, bei denen a) das Autor:innenteam angibt, ein pflege- bzw. gesundheitsbezogenes Case Management-Angebot vorzustellen *und* b) das Case Management-Angebot vollständig digital erfolgte. Als vollständig digitales Angebot wurden eingeschlossen, wenn ein Ansatz a) die individuelle Fallbegleitung überwiegend telefon- oder webgestützt ermöglicht *und/oder* b) eine digitale asynchrone Kontaktmöglichkeit herstellt *und* c) eine digitale Dokumentation des Prozesses erlaubt. Ausgeschlossen wurden Publikationen, die sich ausschließlich der digitalen Dokumentation eines Case Management-Prozesses widmen oder CM-Angebote thematisieren, die nicht einzelfallorientiert erfolgen. Zusätzlich wurden Studien ausgeschlossen, die ausschließlich medizinische, pharmakologische oder pharmazeutische Interventionen sowie telemedizinische Konsultationen als CM-Intervention beschreiben. Einschränkungen für die Zielgruppe wurden nicht festgelegt, da es kaum Angebote für die Zielgruppe der An- und Zugehörigen gibt. Die systematische Recherche erfolgte im September und Oktober 2024 in den Datenbanken PubMed und LIVIO. In PubMed wurden drei Suchstrings verwendet: „e-Health" AND case management (253 Treffer), „telephone-based case management" (7 Treffer) und „web-based case management" (6 Treffer). Die Suche in LIVIVO erfolgte mit dem Suchstring „e-health case management" OR „telephone-based case management" OR „web-based case management" (11 Treffer). Ergänzend wurde eine Freihandsuche zur Identifikation nationaler Angebote mit den Suchbegriffen „webbasiertes Case Management" und „digitales Case Management" sowie eine Schneeballrecherche durchgeführt. Nach Ausschluss von Duplikaten wurden insgesamt 52 Volltexte gesichtet. Die Einschlusskriterien erfüllten schließlich 18 Publikationen.

Es wurden zwei systematische Übersichtsarbeiten (Rivera et al., 2023; Béland et al., 10
2021) sowie neun Anwendungsbeispiele identifiziert, zu denen insgesamt 16 Veröffentlichungen vorliegen (siehe Tab. 1).

Die beiden Übersichtsarbeiten fokussieren medizinische Fallbegleitungen. Rivera 11
et al. (2023) untersuchten Effekte einer telefongestützten Fallbegleitung für Menschen mit Schlaganfällen. Béland et al. (2022) untersuchten webbasierte Fallbegleitungen für Menschen mit komplexen Gesundheitsbedürfnissen und/oder chronischen Erkrankungen. Im Rahmen dieser Reviews bleibt unklar, auf welche konzeptionellen Grundlagen sich die untersuchten Studien in Bezug auf die Begründung von CM beziehen. Während bei Rivera et al. (2023) beschrieben ist, dass sich die Kriterien der Fallsteuerung vorzugsweise auf medizinisch-therapeutische Aspekte (Regulation des Blutdrucks, Therapietreue) bezog, finden sich in der Übersichtsarbeit von Béland et al. (2022) keinerlei Angaben zu der Frage, was unter CM verstanden wird. Unklar bleibt vor diesem Hintergrund etwa die Abgrenzung zum Konzept Telemedizin.

Bei den Anwendungsbeispielen handelt es sich um drei nationale und sieben 12
internationale Entwicklungsprojekte. Übergeordnetes Ziel ist die Konzeption, Entwicklung und Evaluation eines vollständig digitalen CM-Prozess im Gesundheitswesen (siehe Tab. 1).

Tab. 1: Digitale Case Management Projekte im Überblick

Projektinformation	Zielgruppe	Zielstellung CM-Angebot	Mensch-Technik-Interaktion
MAGIC trial (Novaes et al. 2024, Alberto et al. 2022) Brasilien	Menschen ab 60 Jahren mit Sturzereignis (in den letzten 12 Monaten)	Untersuchung eines digitalen CM-Sturzpräventionsprogramms in Bezug auf körperliche Leistungsfähigkeit, Schmerzen, Sturz-/Frakturrisiko	Kombination aus wöchentlichen Video- und Telefonanrufen sowie Bewegungsanleitungen über ein Remote-Format
Mobile Palliative Care Link (Ho et al. 2022, Ngoma et al. 2021) Tansania	Onkologische Patient:innen in der Palliativversorgung	Verbesserung der Symptombeurteilung	Appgestütztes Symptommonitoring, telefonbasierte Fallbegleitung, ergänzende persönliche Arztkontakte
PlusCare (Fee et al. 2022) USA	Jugendliche und junge Erwachsene mit HIV	Sicherung der Versorgungskontinuität, Kosteneffizienz, Stabilisierung bzw. Verbesserung psychischer und physischer Gesundheit	App und Internetplattform zur Interaktion zwischen Behandlungsteam, u. a. durch integrierte Chat-Funktion

Tab. 1: *(Fortsetzung)*

Projektinformation	Zielgruppe	Zielstellung CM-Angebot	Mensch-Technik-Interaktion
PREMA (Munski et al. 2024; Lukaschek et al. 2023; Lukaschek et al. 2019) Deutschland	Patient:innen mit Panikstörung oder Depression	Verbesserung der Versorgung	Überwiegend telefonische CM-Intervention und Nutzung einer Online-Plattform, ergänzender persönlicher Kontakt zu Hausarzt/-ärztin
CASEPLUS-SimPat (Steiner et al. 2020) Deutschland	Multimorbide Patient:innen mit Demenz, Angehörige	Vernetzung und Unterstützung der Interaktion zwischen Patienten, Angehörigen und Leistungserbringern	Webbasiertes Fallmanagement mit Unterstützung von E-Learning-Modulen
SL e-CCM App (Chirambo et al. 2021, Hardy et al. 2017) Malawi	Akut erkrankte Kinder zwischen 2 Monaten und 5 Jahren mit Case Manager:in	Auswirkungen auf die Überweisungs-, Rekonsultations- und Hospitalisierungsraten	CM-App zur Erfassung des Gesundheitszustandes, Mitteilung von Behandlungsempfehlungen, Überweisung an Gesundheitseinrichtungen und Gesundheitserziehung für Eltern
Telefonisches Case Management (Edgren et al. 2015, Reinius et al. 2013) Schweden	Patient:innen mit häufigen Notaufnahmebesuchen (> 3 in 6 Monaten)	Reduzierung von Notaufnahmebesuchen und Verbesserung des individuellen Gesundheitszustandes	Persönliches Treffen und Planung der Fallbegleitung, dann überwiegend telefonische CM-Intervention
Telefonisches Case Management (Elston et al. 2022) Großbritannien	Patient:innen mit häufigen Notaufnahmebesuchen (> 5 in 12 Monaten)	Reduzierung von Notaufnahmebesuchen und Verbesserung des individuellen Gesundheitszustandes	Überwiegend telefonisches Case Management, ergänzende persönliche Kontakte
work & care (Wiegräbe et al. 2024; Wunderlich et al. 2023) Deutschland	Erwerbstätige pflegende Angehörige, die plötzlich mit einer Pflegesituation konfrontiert sind	Unterstützung zur Bewältigung der individuellen Pflegesituation	Vollständig maschinelle Interaktion mit den Nutzenden

Quelle: Eigene Darstellung.

13 Bei den identifizierten Studien handelt es sich um fünf Projekte, bei denen das Fallmanagement überwiegend telefonisch erfolgt (Novaes et al., 2024; Alberto et al., 2022; Ho et al., 2022; Ngoma et al., 2021; Munski et al.; 2024; Lukaschek et al., 2019; Reinius et al., 2013; Edgren et al., 2016; Elston et al., 2022), drei Angebote

erfolgen hauptsächlich webgestützt (Steiner et al., 2020; Chirambo et al., 2021; Hardy et al., 2017; Fee et al., 2022) und bei einem Entwicklungsprojekt handelt es sich um eine CM-App, die ausschließlich auf maschinellen Lernalgorithmen basiert und keinerlei persönliche Kontakte vorsieht (Wunderlich et al., 2023; Wiegräbe et al., 2024).

Zu den Entwicklungsprojekten aus Deutschland: *PREMA* untersuchte unter randomisiert-kontrollierten Bedingungen ein e-Health-gestütztes hausärztliches CM für Patient:innen mit Panikstörungen oder Depressionen (Munski et al., 2024; Lukaschek et al., 2019). *SimPat* (Steiner et al., 2020) basiert auf einem IT-gestützten Dienstleistungskonzept für multimorbide Patient:innen mit Demenz. *Work&care* (Wunderlich et al., 2023; Wiegräbe et al., 2024) sieht die technische Entwicklung eines digitalen Case Managers für pflegende erwerbstätige Angehörige, die plötzlich mit einer Pflegesituation konfrontiert sind, vor. Zu den internationalen Entwicklungsprojekten: Aus Europa liegen zwei Projekte zu einem telefonischem Case Management vor. In Schweden (Reinius et al., 2013; Edgren et al., 2016) und Großbritannien (Elston et al., 2022) erfolgte ein entsprechendes CM für Patient: innen, die überdurchschnittlich oft eine Notaufnahme besucht haben. Die Projekte aus Malawi und Tansania widmen sich Zielgruppen, die in den jeweiligen Ländern schwer zu erreichen sind und für die spezifisch pflegerisch-medizinische Unterstützungsangebote nicht flächendeckend zu Verfügung stehen: Krebspatient:innen in der letzten Lebensphase (Ho et al., 2022; Ngoma et al., 2021) und akut erkrankte junge Kinder (Chirambo et al., 2021; Hardy et al., 2017). *MAGIC trial* (Novaes et al., 2024; Alberto et al., 2022) ist ein brasilianisches Projekt mit einem CM-Angebot für sturzgefährdete Menschen ab 60 Jahren. *PlusCare* (Fee et al., 2022) ist eine webbasierte CM-Plattform/App für Jugendliche und junge Erwachsene mit HIV in den USA. 14

Adressat:innen der aufgezeigten CM-Angebote sind überwiegend Kinder, Jugendliche und Erwachsene mit einem gesundheitsbezogenem Hilfebedarf. Ausschließlich im Projekt *work&care* (Wunderlich et al., 2023; Wiegräbe et al., 2024) werden Angehörige adressiert. Zudem profitieren Angehörige auch in den Projekten *SL e-CCM App* (Chirambo et al., 2021; Hardy et al., 2017) (Eltern der erkrankten Kinder) und *SimPat* (Angehörige von Menschen mit Demenz) (Steiner et al., 2020). 15

Konzeptionelle Begründungen der CM-Intervention finden sich im Projekt *PREMA*, welches als prozesshaftes, phasengeleitetes, telefonbasiertes Case Management konzipiert ist (Munski et al., 2024; Lukaschek et al., 2019); ein telefonisches CM sieht Assessments und Protokolle nach jedem Kontakt vor, um auf dieser Basis einen individuellen Betreuungsplan angelegen zu können (Reinius et al., 2013; Edgren et al., 2016). 16

Die meisten CM-Angebote erfolgen personengestützt, indem die Klient:innen per Telefon, Chat, Mail oder persönlich zum Beispiel nach einem Krankenhausaufenthalt oder Arztbesuch Kontakt aufnehmen können zu Pflegefachpersonen 17

(Reinius et al., 2013; Edgren et al., 2016; Fee et al., 2022), Gesundheitsfachpersonal (Elston et al., 2022; Ho et al., 2022; Ngoma et al., 2021; Chirambo et al., 2021) und Medizinischen Fachangestellten (Munski et al., 2024; Lukaschek et al., 2019).

18 Fazit: Mit Blick auf die Fragen an die Literatur zeigt sich, dass es national und international Bemühungen gibt, Angebote zur digitalen Unterstützung von CM im Gesundheitsbereich zu entwickeln; alle identifizierten Angebote wurden in Projektkontexten erprobt – kein Angebot ist bislang nachhaltig verfügbar. Ein Projekt ist bemüht, die entwickelte Plattform dauerhaft zu betreiben und die Nutzung auf weitere Zielgruppen auszuweiten (Wunderlich et al., 2023; Wiegräbe et al., 2024), ein anderes plant weitere Erprobungen im Projektkontext (Steiner et al., 2020). Ein digitaler CM-Prozess, der sich explizit an den Prozessschritten der DGCC orientiert, konnte nicht identifiziert werden. Überwiegend bleibt unklar, auf welchen konzeptionellen Begründungen die identifizierten CM-Angebote beruhen. Gleiches gilt für die Qualifikation der Fallmanager:innen. Vier Studien (Elston et al., 2022; Chirambo et al., 2021; Munski et al., 2024; Lukaschek et al., 2019; Reinius et al., 2013; Edgren et al., 2016) beschreiben Schulungen von unterschiedlicher Dauer (zwei Tage bis drei Monate) als fachliche Anforderung an Case Manager:innen, eine Studie weist auf eine Schulung zum Umgang mit der angewandten Technik hin (Fee at al., 2022). Die Mensch-Technik-Interaktion ist jeweils unterschiedlich konzeptioniert: Ein CM-Angebot (*work&care*) beruht ausschließlich auf maschineller Unterstützung der Nutzer:innen, alle weiteren CM-Angebote setzen auf überwiegend digitale Kommunikation zwischen Menschen.

19 Vollständig digitale Produkte können die persönliche Beratung nicht ersetzen, es ist davon auszugehen, dass KI-basierte Empfehlungen fehleranfällig sind (Steiner et al., 2020; Wunderlich et al., 2023; Wiegräbe et al., 2024). Die untersuchte Studienlage legt nahe, dass auch im Kontext des digitalen CM ein persönlicher *face-to-face*-Kontakt (z. B. über Video, Telefon) für den Erfolg von CM unerlässlich ist (Béland et al., 2022). Vorliegende Studien zeigen, dass sich telefon- und webbasierte Fallbegleitungen positiv auswirken können (Béland et al., 2022; Reinius et al., 2013; Lukaschek et al., 2023; Munski et al., 2024). Konkret bedeutet dies zum Beispiel eine verringerte Gesamtzahl von Notaufnahmebesuchen, eine gesunkene Anzahl an Einweisungstagen in ein Krankenhaus sowie verminderte Gesundheitskosten für Krankenhauseinweisungen. Zudem verbesserte sich der von den Patient:innen selbst eingeschätzte Gesundheitszustand, die an digitalen CM-Interventionen teilnahmen (Reinius et al., 2013). Digitale CM-Angebote zeigen zudem positive Effekte in Bezug auf eine niedrigschwellige, intensive und fehlerfreie intersektorale Zusammenarbeit zwischen verschiedenen Disziplinen und eine dadurch verbesserte Fallsteuerung und Koordination (Ho et al., 2022; Ngoma et al., 2021).

Insgesamt verdeutlichen die Ergebnisse den Bedarf an weiteren Studien und Entwicklungen im Bereich digitaler CM-Modelle, die über die reine Dokumentation hinausgehen und praktische pflegerische Interventionen stärker integrieren. 20

3 Gemeinsamsorgen.de: ein digitales Case Management-Angebot für pflegende An- und Zugehörige im Kontext von fortgeschrittenem Brustkrebs

3.1 Der Fall John Williams: digitale Unterstützung in Sicht

Durch Zufall stößt John bei einer weiteren Internetsuche an einem späten Samstagabend auf die Internetplattform *gemeinsamsorgen.de*. Dort findet er eine Fülle an Informationen, die explizit für An- und Zugehörige von Menschen mit Brustkrebs in der letzten Lebensphase in Form von Texten in einfacher Sprache oder von Videos und Audios aufbereitet sind. Ganz besonders freut ihn, dass er sich diese Informationen mithilfe eines bereitstehenden Online-Übersetzungstools in seiner Muttersprache erschließen kann. Er entdeckt die Möglichkeit, für konkrete Fragen per E-Mail mit einer beratenden Pflegefachperson des Projekts *Gesi-BK* in Kontakt zu treten. Diese Form der Kommunikation kommt ihm sehr entgegen, da er sich aufgrund seiner Sprachbarrieren unsicher fühlt, telefonisch Hilfe einzuholen. Die Mitarbeiterin der *Gesi-BK*-Einzelfallberatung erkennt nach Erhalt von Johns E-Mail schnell die Komplexität der Situation und lässt in den E-Mail-Austausch einige Assessmentfragen einfließen. Die Rückmeldungen bewegen sie dazu, die Situation von John Williams als *Gesi-BK*-Case Management-Fall einzuordnen. Sie dokumentiert alle bisher erlangten Informationen und die Ergebnisse des durchgeführten Assessments in einem digitalen CM-Dokumentationssystem und leitet John umgehend an ihre Kollegin des CM weiter. Diese sichtet über das Dokumentationssystem die bereitstehenden Informationen zu den besonderen Herausforderungen des Falles und setzt sich per E-Mail mit John in Verbindung, um einen systematischen CM-Kontakt herzustellen. 21

3.2 Anforderungen an das digitale Case Management

In personenbezogenen Dienstleistungsberufen wie der beruflichen Pflege sind Dienstleistungsempfänger:innen eines CM in der Regel Patient:innen, Familienangehörige werden als Unterstützungspersonen nur selten berücksichtigt (Drebes, 2019). Dabei beschreiben verschiedene nationale und internationale Publikationen positive Effekte: Ein CM für An- und Zugehörige kann zur Steigerung der Lebensqualität, des Wohlbefindens und der (psychischen) Gesundheit beitragen (Hülsken-Giesler et al., 2024; Seidl et al., 2023; Corvol et al., 2017; Böhler, 2024; Berthelsen & Kristensson, 2015). 22

23 Case Management übernimmt in der Regel keine Aufgaben der direkten Versorgung, es initiiert und unterstützt vielmehr den Aufbau von und die koordinierte Zusammenarbeit in Versorgungsnetzwerken (Monzer, 2018). In Kontexten von Pflegebedarfen zielt CM hier auf die Herstellung und Stabilisierung einer koordinierten Zusammenarbeit von informell Helfenden, etwa An- und Zugehörigen, Nachbarschaften, Ehrenamtlichen u. a. m. mit professionellen Leistungsanbietenden im Gesundheits- und Pflegewesen, also etwa Pflegediensten, Lieferdiensten, Haus- und Fachärzt:innen u. a. m. sowie mit Akteur:innen aus Administration und Verwaltung, etwa den Kranken- und Pflegekassen oder den kommunalen Behörden (Hülsken-Giesler et al., 2024). Case Management sollte dabei, so der Stand der internationalen Diskussion, *systematisch* erfolgen, also etwa entlang etablierter Prozessschritte (Monzer, 2018).

24 Case Management basiert weiterhin auf vertrauensvollen und zugewandten Beziehungen als Grundlage für erfolgreiche Beratungsprozesse (Wendt, 2007; Großmann, 2009). Typischerweise besteht Bedarf an CM für eine Person mit multikomplexen Problemlagen im Schnittstellenbereich etablierter Unterstützungssysteme, die selbst nicht „in der Lage ist, mit den ihr verbliebenen Ressourcen ihre Bedürfnisse und Wünsche zu realisieren" und bei der eine einfache Beratung zur Bearbeitung der Problemstellungen nicht ausreicht. Erforderlich ist vielmehr eine „stabile kontinuierliche und vertrauensvolle Beziehung, um sich ihrer komplexen Situation zu stellen und sie zu verändern" (Neuffer, 2007, S. 419 f.). Ein vertrauensvoller Beziehungsaufbau ist insbesondere in Kontexten eines pflegebezogenen CM von Bedeutung, das regelhaft sensible Fragestellungen im Umfeld emotionaler und häufig schambesetzter Aspekte (z. B. Körperpflege, Tod und Sterben) adressiert (Hülsken-Giesler et al., 2024).

25 Im Rahmen der durch das damalige Bundesministerium für Bildung und Forschung (BMBF) herausgegebenen Bekanntmachung „Technologiegestützte Innovationen für Sorgegemeinschaften zur Verbesserung von Lebensqualität und Gesundheit informell Pflegender" (Bundesanzeiger vom 22.06.2021) werden Projekte gefördert, die eine digitale Unterstützung von pflegenden An- und Zugehörigen sowie von erweiterten Sorgenetzwerken in den Mittelpunkt stellen. Das Verbundprojekt *Gesi-BK* adressiert An- und Zugehörige sowie erweiterte Sorgegemeinschaften von Menschen mit fortgeschrittener Brustkrebserkrankung. Primär steht die Entwicklung einer Informations- und Austauschplattform im Vordergrund, die ein vollständig digitales und systematisch begründetes CM ermöglicht.

3.3 Der Fall John Williams: die Vorteile eines digitalen Case Managements

26 John ist überrascht, dass es tatsächlich Menschen gibt, die sich ausführlich Zeit nehmen, seine Probleme zu besprechen, dabei ganz gesondert auf sein Wohlbefinden achten, mit ihm über mögliche Lösungswege nachdenken und in

Aussicht stellen, ihn kontinuierlich zu begleiten, bis eine stabile Situation erreicht ist. Mit jeder E-Mail wächst das gegenseitige Vertrauen, und John beginnt, sich zunehmend wohl dabei zu fühlen, über seine Sorgen und Ängste zu sprechen. Er ist dankbar, endlich jemanden zu haben, der ihm zuhört und ihn versteht. Nachdem er sich mehr geöffnet hat, wird ihm bewusst, dass er Hilfe benötigt, und er stellt sich dem Gedanken, diese auch anzunehmen. Der CM-Prozess wird daraufhin eingeleitet. Gemeinsam mit der Case Managerin bespricht John die aktuellen Herausforderungen und entwickelt Schritt für Schritt einen Plan, um die notwendigen Hilfen und Unterstützungsleistungen zu organisieren. Dabei wird nicht nur Johns Situation berücksichtigt, sondern auch die Bedürfnisse seiner Frau, die weiterhin gegen externe Unterstützung eingestellt ist. Dank eines videobasierten Tools gelingt ein gemeinsames Gespräch zwischen John, seiner Frau und der Case Managerin, auch wenn Martina anfangs skeptisch bleibt. Die Case Managerin übernimmt eine vermittelnde Rolle und versucht, die Bedenken der Ehefrau zu verstehen und gleichzeitig die Dringlichkeit der Situation darzustellen. Im Gesprächsverlauf wird deutlich, dass beide dringend Unterstützung benötigen, und dass vor allem John entlastet werden muss, um seine eigene physische und psychische Gesundheit zu schützen. Das Gespräch ebnet den Weg für konkrete Maßnahmen, und die Case Managerin beginnt, individuelle Hilfen zu organisieren, die sowohl auf die Bedürfnisse von Martina als auch auf Johns Entlastung ausgerichtet sind. Neben der Einbindung eines spezialisierten ambulanten Palliativdienstes, der Teilnahme an einer digitalen Selbsthilfegruppe und der Unterstützung durch den Hospizverein werden auch praktische Hilfen für John organisiert, um seinen Alltag zu erleichtern. Dazu gehören unter anderem die Vermittlung von Fahrdiensten und die Hilfe bei bürokratischen Angelegenheiten, damit er die notwendigen Anträge und Formulare für Pflegeleistungen und finanzielle Unterstützung bewältigen kann. Zusätzlich wird Johns Rolle als pflegender Angehöriger gestärkt. Die Case Managerin bietet ihm Schulungen und Beratung an, um ihn auf seine pflegerischen Aufgaben vorzubereiten und ihm die speziell für pflegende Angehörige existierenden Entlastungsangebote aufzuzeigen. Im Rahmen des CM werden auch weitere präventive Hilfen für John organisiert. Die Case Managerin bespricht mit ihm nicht nur die aktuelle Versorgungssituation, sondern plant vorsichtig auch proaktiv Schritte für die Zeit nach dem Tod seiner Frau. In vertrauensvollen Gesprächen wird ein Konzept entwickelt, das John die Ängste vor der ungewissen Zukunft nimmt. Es werden praktische und emotionale Unterstützungsangebote (z. B. Trauerbegleitung) besprochen, um sicherzustellen, dass John nach dem Tod seiner Frau nicht in völlige Isolation gerät. So kann John sicher sein, dass er auch in der Zeit nach dem Verlust nicht allein gelassen wird. Die Case Managerin sorgt dafür, dass er sich frühzeitig auf die bevorstehenden Herausforderungen einstellen kann und das Gefühl erhält, die Situation besser bewältigen zu können. Die umfassende Unterstützung hilft John, nicht nur mit der aktuellen Belastung umzugehen, sondern auch einen für ihn akzeptablen Plan für die Zukunft zu entwickeln, was ihm ein gewisses Maß an Sicherheit und Entlastung gibt.

3.4 Das digitale Unterstützungsformat *gemeinsamsorgen.de*

27 Im Rahmen von *Gesi-BK* wurde in einer ersten Förderphase ein empirisch begründetes Strukturmodell zur digitalen Unterstützung von erwachsenen pflegenden An- und Zugehörigen sowie erweiterter Sorgegemeinschaften von Menschen mit fortgeschrittener Brustkrebserkrankung entwickelt (siehe Abb. 1), das aktuell im Rahmen einer Durchführungsphase inhaltlich und technisch umgesetzt und sodann erprobt und systematisch evaluiert wird (Laufzeit bis Mitte 2026).

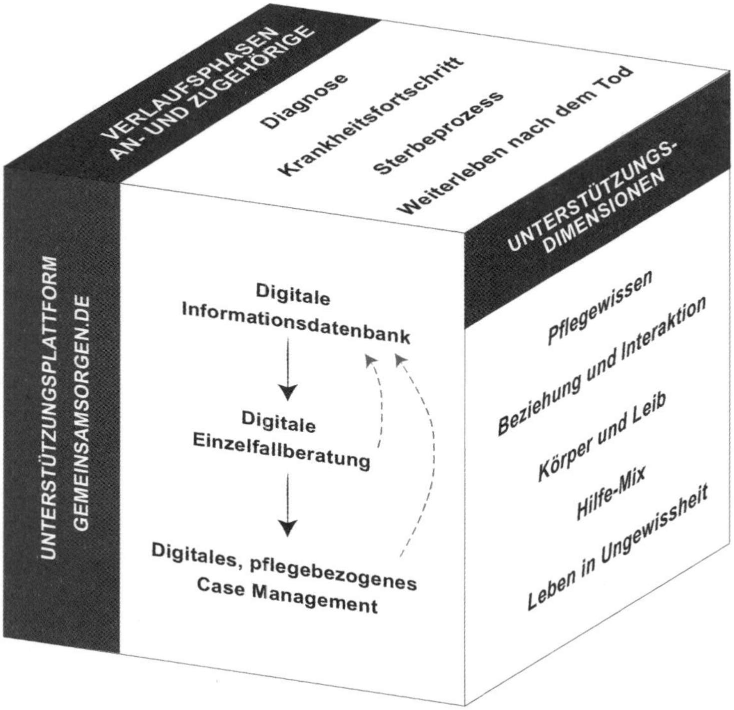

Abb. 1: Strukturmodell „Gemeinsam sorgen" zur digitalen Unterstützung von Sorgegemeinschaften im Umfeld von Pflege

Quelle: Marquard et al., 2025, S. 133.

28 Das *Strukturmodell „Gemeinsam sorgen"* adressiert dezidiert die spezifischen Unterstützungsbedarfe der Zielgruppe unter besonderer Berücksichtigung systematisch begründeter und etablierter Unterstützungsangebote (Beratung und CM) und der spezifischen Anforderungen an einen Beziehungsaufbau als Gelingens-

bedingung für erfolgreiche CM-Prozesse. Das *Strukturmodell* umfasst vor diesem Hintergrund drei digitale Unterstützungsformate, die die Potenziale von technischer und personeller, fachlicher Unterstützung kombinieren:

1. Informationsdatenbank mit multimedialen Informationsangeboten
2. Digitale Einzelfallberatung
3. Digitales Case Management

Über die Internetseite *gemeinsamsorgen.de* kann die *Gesi-BK*-Informationsdatenbank erreicht werden, die einen onlinegestützten, niedrigschwelligen, intuitiven und zielgruppenspezifischen Zugang zu thematisch relevanten Beiträgen sowie zu Vernetzungs- und Austauschmöglichkeiten unter besonderer Berücksichtigung zielgruppenspezifischer Differenzierungen (z. B. Alter, Geschlecht, Netzwerkstruktur) ausschließlich technisch bietet. Die digitale Einzelfallberatung wird über eine Pflegefachperson erbracht und ist für alle Interessierten per Telefon oder internetgestützt über die Plattform *gemeinsamsorgen.de* zugänglich. Komplexe Problemlagen (vgl. zur Bestimmung von Komplexität in Kontexten des pflegebezogenen CM: Hülsken-Gieser et al., 2024 und Bläser et al., 2024.) und Krisenfälle werden über ein Assessment identifiziert und einem digitalen Case Management zugeführt. 29

Die Unterstützungsangebote orientieren sich auf allen drei skizzierten Ebenen strukturell an vier typischen Verlaufsphasen pflegender An- und Zugehöriger, die durch empirische Vorarbeiten identifiziert wurden und anschlussfähig an weitere Arbeiten sind (Marquard, 2022): Phase der *Diagnosestellung*, Phase des zunehmenden *Krankheitsfortschritts*, *Sterbephase*, *Weiterleben nach dem Tod*. Die Unterstützungsangebote orientieren sich zudem unter inhaltlichen Gesichtspunkten an fünf Unterstützungsdimensionen, die ebenfalls durch empirische Vorarbeiten identifiziert wurden und anschlussfähig an weitere Arbeiten sind (Hülsken-Giesler & Daxberger, 2018): *Pflegewissen, Beziehung und Interaktion, Körper und Leib, Hilfe-Mix, Leben in Ungewissheit.* 30

Der Zugang zum *Gesi-BK*-Angebot erfolgt ausschließlich online, die Verfügbarkeit internetfähiger Geräte, wie beispielsweise Smartphone, Tablet oder Notebook sowie eine stabile Internetverbindung und entsprechende Digitalkompetenzen sind daher unabdingbar. Die Nutzung der Informations-, Beratungs- und CM-Angebote ist (über die Laufzeit des Projektes *Gesi-BK*) kostenfrei. Der Zugang zum CM-Angebot erfolgt über ein standardisiertes Assessmentverfahren, das im Rahmen des *Gesi-BK*-Beratungsangebotes durchlaufen wird, wenn sich im Verlauf der Beratung erhöhte Unterstützungsbedarfe und/oder instabile Sorgenetzwerkstrukturen zeigen. Das Assessment adressiert die aktuelle Situation der anfragenden pflegenden An- und Zugehörigen in Bezug auf: 31

- das Belastungserleben (Häusliche Pflege Skala (Gräßel et al., 2014)),
- chronische Erkrankungen bzw. Multimorbidität,
- physische und psychische Begleiterkrankungen bzw. Verhaltensauffälligkeiten,
- Nutzungsintensität von Gesundheitsdiensten,

- Schwierigkeiten im organisierten Umgang mit Diensten gesundheitlicher und pflegerischer Versorgung,
- persönliche, soziale und finanzielle Schwierigkeiten,
- verminderte Leistungsfähigkeit und Beeinträchtigung/Behinderung,
- Herausforderungen in Bezug auf Gewalt und Sicherheit.

32 Der Zugang zum CM erfolgt, wenn es sich um einen An- oder Zugehörigen einer an Brustkrebs erkrankten Person im fortgeschrittenen Stadium handelt, der Cut-off Wert der HPS-Skala mindestens sechs Punkte beträgt und mindestens ein weiteres Kriterium auf eine kritische Gesamtsituation verweist.

33 Für die Durchführung des digitalen CM im Rahmen des *Gesi-BK*-Projektes ist eine akademisch qualifizierte Person mit Kompetenzen in den Bereichen Palliative Care und Case Management zuständig. Sie orientiert sich in ihrer Arbeit an den sechs Phasen des DGCC-Prozesses (Klärung, Assessment, Serviceplan, Linking, Monitoring, Evaluation) (Mennemann et al., 2020). Die Dauer des CM-Prozesses ist variabel, und endet, wenn die partizipativ vereinbarten Ziele des Hilfeplanes erreicht wurden und stabile Sorgestrukturen hergestellt werden konnten.

34 Im CM wird mit personenbezogenen Daten gearbeitet. Im Projekt *Gesi-BK* stimmen die An- und Zugehörigen der Teilnahme über eine Einwilligungserklärung sowie über eine Datenschutzerklärung digital mittels eConsent (digitale Lösung für Klient: inneneinwilligungen) zu. Das digitale *Gesi-BK*-Angebot steht voraussichtlich ab Frühjahr 2026 zur Erprobung zur Verfügung und wird im weiteren Projektverlauf iterativ weiterentwickelt, ausgebaut und systematisch evaluiert. Das digitale CM-Angebot wird während der Projektlaufzeit wochentags per Mail und Telefon sowie per Video erreichbar sein. Die Dokumentation erfolgt onlinegestützt unter Zuhilfenahme eines CM-Tools, welches eine systematische Dokumentation der Fallbegleitung ermöglicht. Auf dem Markt sind verschiedene DSGVO-konforme Softwarelizenzen zur CM-Dokumentation verfügbar. Dazu zählen u. a. *CareCM* der Firma Nubedian, *Quovero* der Firma Synectic und *comp.ass* der Firma prosozial. Im Projekt wird eines dieser etablierten Beratungstools genutzt, um komplexe Fallkonstellationen anhand der sechs Phasen des CM-Prozesses detailliert zu dokumentieren. Der oder die Klient:in hat zu jedem Zeitpunkt die Möglichkeit, die Einwilligung zu widerrufen. Der oder die Case Manager:in verpflichtet sich zur Einhaltung ihrer Schweigepflicht. Personenbezogene Daten zu An- und Zugehörigen werden nicht an Dritte weitergeleitet. Es werden keinerlei personenbezogene oder krankheitsspezifische Daten der erkrankten Person dokumentiert.

4 Fazit und Ausblick

35 Case Management ist als systematisch begründeter Prozess anzulegen, der insbesondere in sensiblen Bereichen einer pflegebezogenen Unterstützung Aspekten des Beziehungsaufbaus besondere Aufmerksamkeit zu schenken hat, um erfolgreiche Zielerreichungen zu ermöglichen. Die Ergebnisse der hier vorgestellten

Literaturrecherche verweisen darauf, dass aktuell diskutierte digitale CM-Angebote unterschiedliche Konzeptionen von Case Management verfolgen und eine systematische Begründung dabei nicht immer gegeben bzw. angemessen expliziert ist. Weiterhin weisen die identifizierten Ansätze eines digitalen CM auf unterschiedlichste Konzepte der Mensch-Technik-Interaktion im Rahmen von CM-Prozessen. Die Frage, in welchem konkreten Mensch-Technik-Verhältnis gelingende CM-Prozesse realisiert werden können, welchen konkreten Anteil an vertrauensvoller zwischenmenschlicher Interaktion es also bedarf und wie weit dieser wiederum ggf. technikgestützt erfolgen kann oder aber direkter menschlicher Begegnung bedarf, muss als ein wichtiges Forschungsdesiderat betont werden – dies zumindest für Kontexte eines pflegebezogenen CM, das sensible und ggf. auch emotional herausfordernde Aspekte regelhaft zu berücksichtigen hat. *Gesi-BK* verfolgt einen Ansatz, der personelle und technische Unterstützung integriert und den Anteil an personeller Unterstützung und zwischenmenschlicher Interaktion an der Komplexität eines Falles orientiert und adaptiert – dabei aber auch bei komplexen CM-Prozessen durchgehend digital arbeitet. Für das *Gesi-BK*-Angebot sind iterative Evaluationen vorgesehen, die u. a. das digitale CM-Angebot untersuchen. Es werden messbare Effekte in Bezug auf das Belastungserleben der An- und Zugehörigen, auf die Ausbildung von Gesundheitskompetenzen sowie auf Aspekte der Nutzerakzeptanz und Usability erwartet. Evaluiert werden auch die Barrieren der Inanspruchnahme.

Die Erkenntnisse aus den *Gesi-BK*-Einzelfallberatungen und CM-Prozessen für 36
An- und Zugehörige werden systematisch zur Weiterentwicklung und Ausdifferenzierung der Informationsplattform genutzt, – das *Strukturmodell* ist als lernendes System angelegt. Das bedeutet, dass Erkenntnisse aus den Einzelfällen zu komplexen Informations- und Unterstützungsbedarfen textbasiert aufbereitet und auf der Plattform öffentlich bereitgestellt werden. Es ist bekannt, dass familiäre Strukturen den vielfältigen, komplexen Anforderungen an informeller Pflege langfristig allein nicht gerecht werden können, weshalb An- und Zugehörige auf weitere Akteur:innen und Institutionen angewiesen sind (Nowak et al., 2019). Mit der Plattform *gemeinsamsorgen.de* soll über die Projektlaufzeit hinaus ein digitales Informations- und Unterstützungsangebot niedrigschwellig verfügbar sein. Inwieweit die erforderlichen personellen Ressourcen zur Begleitung komplexerer CM-Angebote nachhaltig abgesichert werden können, bleibt abzuwarten. Entsprechende Geschäftsmodelle werden durch das Projektteam geprüft und mit einschlägigen Sorgenetzwerkpartnern diskutiert und verhandelt.

Literatur

Alberto, S. N., Ansai, J. H., Janducci, A. L., Florido, J. V. B., Novaes, A. D. C., Caetano, M. J. D., Rossi, P. G., Tavares, R. C., Lord, S. R. & Gramani-Say, K. (2022). A Case Management Program at Home to Reduce Fall Risk in Older Adults (the MAGIC Study): Protocol for a Single-Blind Randomized Controlled Trail. *JMIR Res Protoc., 11*(6). https://doi.org/10.2196/34796 (Zugriff 01.10.2024).

Béland, S., Dumont-Samson, O. & Hudon, C. (2022). Case Management and Telehealth: A Scoping Review. *Telemedicine and e-Health, 28*(1). https://doi.org/10.1089/tmj.2021.0012 (Zugriff 18.09.2024).

Berthelsen, C. B. & Kristensson, J. (2015). The content, dissemination and effects of case management interventions for informal caregivers of older adults: A systematic review. *International Journal of Nursing Studies, 52*(5), 988–1002. https://doi.org/10.1016/j.ijnurstu.2015.01.006 (Zugriff 08.10.2024).

Bläser, P., Wirth, L. M., Jalaß, I., Ruppert, N., Cordes, J., Hülsken-Giesler, M. (2024). Professionelle pflegerische Bezüge eines Case Managements im Umfeld von Pflegebedürftigkeit. *Pflege & Gesellschaft 29*(1), 56–69.

Boamah Mensah, A. B., Adamu, B., Mensah, K. B. et al. (2021): Exploring the social stressors and resources of husbands of women diagnosed with advanced breast cancer in their role as primary caregivers in Kumasi, Ghana. Support Care Cancer, 29, 2335–2345. https://doi.org/10.1007/s00520-020-05716-2 (Zugriff 08.10.2024).

Böhler, M. (2024). *Projektbericht: PuRpA – Modellprojekt 2 „Konzeptentwicklung Case Management für pflegende Angehörige.* https://www.hsbi.de/inbvg/projekte/versorgungsforschung/purpa/abschlussberichte-und-rahmenkonzepte (Zugriff 26.08.2024).

Borstelmann, N. A., Gray, T. F., Gelber, S., Rosenberg, S., Zheng, Y., Meyer, M., Ruddy, K. J., Schapira, L., Come, S., Borges, V., Cadet, T., Maramaldi, P. & Partridge, A. H. (2022). Psychosocial issues and quality of life of parenting partners of young women with breast cancer. *Support Care Cancer, 30*(5), 4265–4274. https://doi.org/10.1007/s00520-022-06852-7 (Zugriff 08.10.2024).

Chirambo, G B., Thompson, M. Hardy, V., Ide, N., Hwang, P H., Dharmayat, K., … & O'Donoghue, J. (2021). Effectiveness of Smartphone-Based Community Case Management on the Urgent Referral, Reconsultation, and Hospitalization of Children Aged Under 5 Years in Malawi: Cluster-Randomized, Stepped-Wedge Trial. *J Med Internet Res, 23*(10), e25777. https://doi.org/10.2196/25777 (Zugriff 26.08.2024).

Corvol, A., Dreier, A., Prudhomm, J., Thyrian, JR., Hoffmann, W. & Somme, D. (2017). Consequences of clinical case management for caregivers: a systematic review. *Int J Geriatr Psychiatry, 32*(5), 473–483. https://doi.org/10.1002/gps.4679 (Zugriff 26.08.2024).

Deutscher Bundestag (2020). *Achter Bericht zur Lage der älteren Generation in der Bundesrepublik Deutschland: Ältere Menschen und Digitalisierung und Stellungnahme der Bundesregierung.* https://dip.bundestag.de/vorgang/achter-bericht-zur-lage-der-%C3%A4lteren-generation-in-der-bundesrepublik/265808?f.deskriptor=Altersbericht&rows=25&pos=2 (Zugriff 08.10.2024).

Deutsche Krebsgesellschaft e. V. (Hrsg.) (2022, 28. Juni). *Der Erkrankungsverlauf bei Brustkrebs.* https://www.krebsgesellschaft.de/onko-internetportal/basis-informationen-krebs/krebsarten/brustkrebs/erkrankungsverlauf.html (Zugriff am 7.10.2024).

de Souza Vargas, G., de Lima Ferreira, C. L., Lunardi Vacht, C., da Silveira Dornelles, C., do Nascimento Silveira, V. & Dall'Asta Pereira, A. (2020). SOCIAL SUPPORT NETWORK OF WOMEN WITH BREAST CANCER. *Revista de Pesquisa: Cuidado e Fundamental, 12*(1), 73–78. https://doi.org/10.9789/2175-5361.rpcfo.v12.7030 (Zugriff 08.10.2024).

Drebes, J. (2019). Case Management: Angehörige einbeziehen. *PflegePraxis, 72*(11), 32–34. https://doi.org/10.1007/s41906-019-0196-y (Zugriff 21.08.2024).

Edgren, G., Anderson, J., Dolk, A., Torgerson, J., Nyberg, S., Skau, T., Forsberg, B. C., Werr, J. & Öhlen, G. (2016). A case management intervention targeted to reduce healthcare consumption for frequent Emergency Department visitors: results from an adaptive randomized trail. *Eur J Emerg Med., 23*(5), 344–350. https://doi.org/10.1097/MEJ.0000000000000280 (Zugriff 24.9.2024).

Elston, J. Gradinger, F. P., Streeter, A. J., Macey, S. & Martin, S. (2022). Effectiveness of a targeted telephone-based case management service on activity in an Emergency Department in the UK: a pragmatic difference-in-differences evaluation. *BMC Health Services Research, 22*, 1038. https://doi.org/10.1186/s12913-022-08415-2 (Zugriff 24.09.2024).

Eggert, S., Sulmann, D. & Teubner, C. (2019). ZQP-Analyse – Wie die Einstellung der Bevölkerung zu digitalen und technischen Anwendungen in der Pflege ist. In Zentrum für

Qualität in der Pflege (Hrsg.), *ZQP-Report „Pflege und digitale Technik“* (S. 16–30). Zentrum für Qualität in der Pflege.

Fee, C. Fuller, J., Guss, C. E., Woods, E. R., Cooper, E. R., Bhaumik, U., Graham, D., Burchett, S. K., Dumont, O., Martey, E., Narvaez, M., Haberer, J. E., Swendeman, D., Mulvaney, S. A., Kumar, V. S., Jackson, J. L. & Ho, Y. X. (2022). A Digital Platform to Support HIV Case Management for Youth and Young Adults: Mixed Methods Feasibility Study. *JMIK Form Res, 6*(11). https://doi.org/10.2196/39357

Garay, S., Storch, L., Teubner, C. (2019). Deutschsprachige Pflege-Apps – Wie das aktuelle Angebotsspektrum im Internet ist. In Zentrum für Qualität in der Pflege (Hrsg.), *ZQP-Report „Pflege und digitale Technik“* (S. 36–42). Zentrum für Qualität in der Pflege.

Ginter, A. C. & Braun, B. (2019). Social support needs of breast cancer patients without partners. *Journal of Social & Personal Relationships, 36*(1), 43–62. https://doi.org/10.1177/0265407517718390 (Zugriff 08.10.2024).

Gräßel, E., Berth, H., Lichte, T. & Grau, H. (2014). Subjective caregiver burden: validity of the 10-item short version of the Burden Scale for Family Caregivers BSFC-s. *BMC Geriatrics, 14*, 23. https://doi.org/10.1186/1471-2318-14-23 (Zugriff 26.08.2024).

Großmann, R. (2009). Therapeutische Beziehungen: Distante Nähe. In F. Nestmann & K. Lenz (Hrsg.), *Handbuch persönliche Beziehungen* (S. 545–565). Juventa.

Hardy, V., O´Connor, Y., Heavin, C., Mastellos, N., Tran, T., O´Donoghue, J., … & Thompson, M. (2017). The added value of a mobile application of Community Case Management on referral, re-consultation and hospitalization rates of children aged under 5 years in two districts in Northern Malawi: study protocol for a pragmatic, stepped-wedge cluster-randomized controlled trial. *Trials, 18*, 475. https://doi.org/10.1186/s13063-017-2213-z (Zugriff 08.10.2024).

Heite, E. & Rüßler, H. (Hrsg.) (2018). *Quartiersnetzwerke mit Älteren entwickeln.* Fachhochschule Dortmund – Forschungsinstitut Geragogik. https://www.fapiq-brandenburg.de/wp-content/uploads/2019/08/QuartiersNETZ-Handbuch-03.pdf (Zugriff 08.10.2024).

Herring, B., Lewis-Smith, H., Paraskeva, N. & Harcourt, D. (2022). Exploring the experiences and psychosocial support needs of informal carers of men with breast cancer: a qualitative study. *Support Care Cancer, 30*(8), 6669-6676. https://doi.org/10.1007/s00520-022-07095-2 (Zugriff am 08.10.2024).

Hülsken-Giesler, M., Kreutzer, S. & Dütthorn, N. (Hrsg.) (2022). *Neue Technologien in der Pflege: Grundlegende Reflexionen und pragmatische Befunde.* V&R unipress.

Hülsken-Giesler, M. & Krings, B. J. (2015). Technik und Pflege in einer Gesellschaft des langen Lebens. Einführung in den Schwerpunkt. T*echnikfolgenabschätzung in Theorie und Praxis, 24*(2), 4-11. https://doi.org/10.14512/tatup.24.2.4 (Zugriff 08.10.2024).

Hülsken-Giesler, M., Teuteberg, F., Arlinghaus, T., Bläser, P., Cordes, J., Hammer, J., Jalaß, I., Kajüter Rodrigues, P., Kus, K., Ruppert, N. & Wirth L. M. (2024). Erkenntnisse aus dem G-BA-Modellprojekt „Regionales Pflegekompetenzzentrum“ (ReKo). In M. Hülsken-Giesler & F. Teuteberg (Hrsg.), *Case Management: Ein Booster für die häusliche Pflege? Forschungsergebnisse aus dem Innovationsfondsprojekt „ReKo“ – Regionales Pflegekompetenzzentrum* (S. 25–124). medhochzwei Verlag.

Hülsken-Giesler, M. & Daxberger, S. (2018). Robotik in der Pflege aus pflegewissenschaftlicher Perspektive. In O. Bendel (Hrsg.), *Pflegeroboter* (S. 125–140). Springer Gabler.

Jackisch, C., Untch, M., Dall, P., Jaeger, A., Lamparter, C., Lichtenegger, W., ... & Janni, W. (2016). *Die Therapie des metastasierten Mammakarzinoms in Deutschland 2016: Eine Qualitätssicherungsinitiative der AGO Kommission Mamma. Erhebung von Zentrumsdaten und Dokumentation der Behandlungsverläufe, Frühjahr 2016.*

Jite, I. E., Adetunji, A. A., Folasire, A. M., Akinyemi, J. O. & Bello, S. (2021). Caregiver burden and associated factors amongst carers of women with advanced breast cancer attending a radiation oncology clinic in Nigeria. *Afr J Prim Health Care Fam Med, 13*(1), a2812. https://doi.org/10.4102/phcfm.v13i1.2812 (Zugriff 08.10.2024).

Klie, T. (2022). *Pflegereport 2022: Häusliche Pflege – das Rückgrat der Pflege in Deutschland: Analysen, Befunde, Perspektiven.* medhochzwei Verlag.

Lukaschek, K., Mergenthal, K., Heider, D., Hanke, A., Munski, K., Moschner, A., Emig, M., v.d. Akker, M., Zapf, A., Wegschneider, K., König, H.-H. & Gensichen, J. (2019). eHealth-supported case management for patients with panic disorder or depression in primary care: Study protocol for a cRCT (PREMA). *Trials, 20*(1), 662. https://doi.org/10.1186/s13063-019-3751-3 (Zugriff 18.09.2024).

Lukaschek, K. Schloss, I. & Zapf, A. (2024). *PREMA – eHealth gestütztes Case-Management für psychisch Erkrankte in der hausärztlichen Primärversorgung.* Ergebnisbericht. https://innovationsfonds.g-ba.de/beschluesse/prema-ehealth-gestuetztes-case-management-fuer-psychisch-erkrankte-in-der-hausaerztlichen-primaerversorgung.206 (Zugriff 30.09.2024).

Marella, M., Koolmees, D., Vongvilay, C., Frank, B., Pryor, W. & Smith, F. (2021). Development of a Digital Case Management Tool for Community Based Inclusive Development Program. *Int. J. Environ. Res. Public Health, 18*(20), 11000. https://doi.org/10.3390/ijerph182011000 (Zugriff 18.09.2024).

Marquard, S. (2022). *Gezeichnet sein: Fortgeschrittener Brustkrebs und Körpererleben: Zur Bedeutung körperlicher Veränderungen und leiblichen Erlebens von Frauen in der letzten Lebensphase.* V&R unipress.

Marquard, S., Schmeer-Oetjen, R., Skowronski, M., Steffen, Y. & Hülsken-Giesler, M. (2025). Strukturmodell zur digitalen Unterstützung An- und Zugehöriger von Menschen mit fortgeschrittenem Brustkrebs: Eine empirisch begründete Konzeptentwicklung. *Pflege & Gesellschaft 30*(2), 124–138.

Mennemann, H., Kanth, E., Monzer, M. & Podeswik, A. (2020). Rahmenempfehlungen der Deutschen Gesellschaft für Care und Case Management e. V. zum Handlungskonzept Case Management. In Deutsche Gesellschaft für Care und Case Management e. V. (Hrsg.), *Case Management Leitlinien: Rahmenempfehlungen, Standards und ethische Grundlagen* (2., neu bearb. Aufl., S. 1–36). medhochzwei Verlag.

Mohammadzadeh Nimekari, M., Saei Ghare Naz, M., Ashouri Taziani, Y., Nasiri, M., Evazi, M. R., Shafizad, A. & Ozgoli, G. (2019). Correlation between Supportive Care Needs of Women with Breast Cancer and Quality of Life of their Family Caregivers. *Int J Community Based Nurs Midwifery, 7*(4), 300–308. https://doi.org/10.30476/ijcbnm.2019.73892.0 (Zugriff 08.10.2024).

Monzer, M. (2018). *Case Management Grundlagen* (2., bearb. Aufl). medhochzwei Verlag.

Munski, K., Zwanzleitner, L., v. d. Akker, M, Emig, M., Gensichen, J., Hanf, M., Heider, D., Held, A., Lezius, S. & Neuffer, M. (2007). Beziehungsarbeit im Case Management. *Soziale Arbeit, 56*(11-12), 417–424.

Ngoma, M., Mushi, B., Morse, R. S., et al (2021). Palliative carelink: examination of amobile solution to palliative care coordination among Tanzanian patients with cancer. *JCO Glob Oncol,7*(07), 1306–1315.

Novaes, A. D. C., Ansai, J. H., Alberto, S. N., Caetano, M. J. D., Rossi, P. G., de Melo, M. L. & Garmani-Say, K. (2024). Effects of a Multifactorial Program with Case Management for Falls Prevention on Functional Outcomes in Community-Dwelling Older People: A Randomized Clinical Study. *Healthcare, 12*(15), 1541. https://doi.org/10.3390/healthcare12151541 (Zugriff 01.10.2024).

Nowak, S., Vukoman, M. & Helten, S. (2019). *Pflege im Quartier: Informations- und Versorgungsbedarfe in der (vor-) pflegerischen Versorgung am Beispiel Gelsenkirchen – Verbesserung und Aufbau realer Strukturen, unterstützt durch digitale Technik. Abschlussbericht.* https://opus.bsz-bw.de/fhdo/frontdoor/deliver/index/docId/2844/file/Abschlussbericht_final_190830.pdf (Zugriff 08.10.2024).

Reinius, P., Johansson, M., Fjellner, A., Werr, J., Öhlén, G., Edgren, G. (2013). A telephone-based case-management intervention reduces healthcare utilization for frequent emergency department visitors. *European Journal of Emergency Medicine, 20*(5), 327–334. https://doi.org/10.1097/MEJ.0b013e328358bf5a (Zugriff 18.09.2024).

Rivera, B D., Nurse C., Shah, V., Roldan, C., Jumbo, A E., Faysel, M., … & Afable, A. (2023). Do digital health interventions hold promise for stroke prevention and care in Black and Latinx populations in the United States? A scoping review. *BMC Public Health, 23*, 2549. https://doi.org/10.1186/s12889-023-17255-6 (Zugriff 18.09.2024).

Rothgang, H. & Müller, R. (2018): *Barmer Pflegereport 2018: Pflegende Angehörige.* https://www.barmer.de/resource/blob/1028518/9186b971babc3f80267fc329d65f8e5e/barmer-pflegereport-2018-band-12-data.pdf (Zugriff 30.09.2024).

Seidl, N., Büker, C., Latteck, A. D., Brinker, M., Buschsieweke, N., Hirschmann, A. & Voß, M. (2023). *Konzeptentwicklung Begleitangebote für pflegebedürftige Begleitpersonen während einer stationären Vorsorge- oder Prävention und Rehabilitation für pflegende Angehörige – Bedeutung zielgruppengerechter und nutzer*innenorientierter Versorgungskonzepte* (Berichte aus Lehre und Forschung, Nr. 55). Hochschule Bielefeld. https://doi.org/10.57720/4593

Steiner, B., Zippel-Schultz, B., Popa, A., Hellrung, N., Szczesny, S., Möller, C., Schultz, C. & Haux, R. (2020). CASEPLUS-SimPat: An Intersectoral Web-Based Case Management System for Multimorbid Dementia Patients. *Journal of Medical Systems, 44*, 63. https://doi.org/10.1007/s10916-020-1533-9 (Zugriff 17.09.2024).

Wendt, W. R. (2007). Wo bleibt die Beziehung? Zu einigen Aspekten sozialer Interaktion im Case Management. *Case Management, 4*(1), 15–19.

Wiegräbe, F., Schönbeck, M., Wunderlich, P., Nauerth, A., Dörksen, H. (2024). KI-basiertes Unterstützungstool für pflegende Erwerbstätige. *Pflege & Gesellschaft, 29*(3), 271–285.

Wunderlich, P., Wiegräbe, F. & Dörsken, H. (2023). Digital Case Manager – A Data-Driven Tool to Support Family Caregivers with Initial Guidance. *International Journal of Environmental Research and Public Health, 20*(2), 1215. https://doi.org/10.3390/ijerph20021215 (Zugriff 17.09.2024).

Zentrum für Krebsregisterdaten (2024, 30. September). *Brustkrebs (Mammakarzinom).* https://www.krebsdaten.de/Krebs/DE/Content/Krebsarten/Brustkrebs/brustkrebs_node.html (Zugriff 07.10.2024).

Digitale Teilhabe im Case Management: Videokonferenzen im Alltag alleinlebender, mehrfacherkrankter älterer Menschen und ihrer Unterstützungsnetzwerke

„Ich verzichte lieber auf meinen Kühlschrank als auf mein iPad"

Stefan Schmidt

Abstract: Digitale Technologien prägen zunehmend die Ausgestaltung professioneller Unterstützungsleistungen im Gesundheits- und Sozialwesen. Auch im Care und Case Management (CCM) erweitern sie die Möglichkeiten beruflichen Handelns – etwa durch virtuelle Fallkonferenzen, videobasierte Beratung oder telekommunikative Vernetzung. Der vorliegende Beitrag fokussiert auf Bedingungen, unter denen videobasierte Angebote im Case Management erfolgreich sind – und zwar aus Perspektive der Nutzer:innen wie auch der Fachpersonen. Zugrunde liegen zwei empirische Studien, die an der Hochschule Neubrandenburg durchgeführt und durch das Bundesministerium für Bildung und Forschung (BMBF) gefördert wurden. In der ersten Studie (Schmidt et al., 2019) wurden Wirkungen digital ergänzter Begleitung auf Selbstständigkeit, Teilhabe und Lebensqualität alleinlebender, mehrfacherkrankter älterer Menschen untersucht. Die zweite Studie (Schmidt, 2023) weitete den Blick und bezog berufliche Akteur:innen aus bestehenden CM-Strukturen ein, um Bedingungen, Herausforderungen und Chancen des Praxistransfers zu erfassen.

1 Hintergrund

1 Digitale Technologien erweitern nicht nur die Möglichkeiten zur Datenerhebung, -verarbeitung und -auswertung, sondern schaffen neue Formen der Kommunikation, Assistenz sowie Steuerung und tragen zur Verbesserung diagnostischer und therapeutischer Prozesse bei. Zentrale Grundlage für diese Entwicklungen ist der Einsatz von Informations- und Kommunikationstechnologien (IKT), über die Daten erhoben, geteilt und interpretiert werden können. Für das Care und Case Management (CCM) eröffnen sich hierdurch innovative Perspektiven – vorausgesetzt, digitale Technologien werden nicht lediglich als technische Lösungen verstanden, sondern in ihrer sozial-kommunikativen und relationalen Dimension sinnvoll eingebunden.

2 Besonders relevant ist die Einbettung digitaler Werkzeuge in eine personenzentrierte Versorgungslogik. So werden etwa Gesundheitsdaten zunehmend durch Applikationen (Apps) erfasst, ausgewertet und zur Unterstützung von Versorgungsentscheidungen herangezogen. Robotische Assistenzsysteme übernehmen Aufgaben der Unterstützung im Alltag und künstliche Intelligenz (KI) findet zunehmend Eingang in Entscheidungsprozesse. Diese Technologien können das Case Management substanziell unterstützen – etwa durch die Verbesserung der Informationslage, die Optimierung von Prozessen oder die zielgerichtetere Gestaltung von Hilfeverläufen.

3 Die internationale Forschungslage zur Wirksamkeit und zum Einsatz digitaler Technologien im Kontext von Versorgung, Pflege und CCM ist inzwischen vergleichsweise breit aufgestellt. So zeigen Übersichtsarbeiten und Metaanalysen, dass Videokonferenzsysteme positive Effekte hinsichtlich der Reduktion von Einsamkeit, Unruhe und Angst aufweisen und zur Verbesserung der allgemeinen Lebensqualität beitragen (Pu et al., 2019) sowie die Therapietreue bei schweren Erkrankungen erhöhen (Krebs et al., 2025). Zugleich verweisen Studien auf eine hohe Akzeptanz digitaler Assistenzangebote (Wolk et al., 2024) sowie eine zunehmende Vertrautheit älterer Menschen im Umgang mit digitalen Technolo-

gien (Papadopoulos et al., 2020). Auch im Hinblick auf kognitive Funktionen zeigen sich positive Effekte, etwa eine Stabilisierung kognitiver Leistungen durch digital unterstützte Kommunikation und Interaktion (Lee et al., 2022).

Frühere Studien betonen zudem den Mehrwert digitaler Medien im CCM. So lassen sich Verbesserungen in der Kommunikation, Interaktion und Fallsteuerung erzielen (Berner et al., 2015; Piper & Hollan, 2013), ebenso positive Wirkungen auf das subjektive Wohlbefinden und die Lebensqualität der Nutzer:innen (Currie et al., 2015; González et al., 2015). Besonders hervorzuheben ist der Einsatz von Videokonferenzsystemen, der in der Lage ist, soziale Isolation zu verringern, Einsamkeit entgegenzuwirken und neue Formen der Beziehungsgestaltung zu ermöglichen (Chen & Schulz, 2016; Cotton et al., 2013; Hahi, 2016). 4

Trotz der Vielzahl internationaler Studien bleiben zentrale Fragen offen. Insbesondere die ethischen, normativen und professionspolitischen Implikationen digitaler Systeme bedürfen einer weitergehenden Reflexion. So stellt sich etwa die Frage, ob und inwiefern der zunehmende Einsatz algorithmischer Entscheidungsverfahren Handlungsspielräume professionell Beteiligter einschränkt und wie sich digitale Prozesse mit den Prinzipien partizipativer, personenzentrierter Versorgung vereinbaren lassen. Auch Fragen nach Datenschutz, Datensouveränität, Risiken fehlerhafter Entscheidungen oder einer möglichen De-Humanisierung durch technologische Vermittlung sind bislang nicht hinreichend beantwortet. 5

Im deutschsprachigen Raum sind digitale Technologien ebenfalls zunehmend Gegenstand interdisziplinärer Forschung. Zwischen 2020 und 2023 förderte das Bundesministerium für Bildung und Forschung (BMBF) zehn Forschungsverbünde zur Entwicklung robotischer Assistenzsysteme im Kontext des demografischen Wandels, wobei der Schwerpunkt auf KI-gestützten Anwendungen lag. Gleichwohl bleibt die spezifische Einbindung solcher Technologien in das CCM bislang untererforscht – eine Lücke, die nicht zuletzt auf die fehlende Übertragbarkeit internationaler Studien auf die Strukturbedingungen nationaler Gesundheits- und Sozialsysteme zurückzuführen ist. 6

Vor diesem Hintergrund wurden an der Hochschule Neubrandenburg (HSNB) zwei aufeinander aufbauende, durch das BMBF geförderte Studien durchgeführt. Ziel war es, empirisch gestützte Erkenntnisse zum Nutzen digital unterstützter Case Management-Prozesse im deutschen Versorgungskontext zu erheben. Die Untersuchungen orientierten sich dabei an folgenden zentralen Fragestellungen: 7

- Wie erleben alleinlebende, mehrfacherkrankte ältere Menschen ein persönlich-virtuell kombiniertes Case Management? Welche Auswirkungen lassen sich auf deren Selbstständigkeit und Teilhabe feststellen?
- Wie wird die Inanspruchnahme moderierter Videokonferenzen bewertet und welche konkreten Nutzenerfahrungen lassen sich aus Sicht der Nutzer:innen identifizieren?

- Wie beurteilen berufliche Akteur:innen – insbesondere Case Manager:innen – hybride Angebotsformen und inwiefern lässt sich aus ihrer Perspektive ein qualitativer Zugewinn für Koordination, Versorgung und Beziehungsgestaltung ableiten?

8 Die vorliegenden Fragestellungen markieren damit sowohl eine empirische als auch eine konzeptionelle Leerstelle, deren Bearbeitung einen wichtigen Beitrag zur Weiterentwicklung digital gestützter Versorgungsmodelle im Rahmen des Case Managements leisten kann.

2 Material und Methoden

9 Beide Studien wurden an der Hochschule Neubrandenburg (HSNB) durchgeführt und durch das Bundesministerium für Bildung und Forschung gefördert („SaLSA“ und „HiRegion: Leben im Alter“). Positive Voten der Ethikkommissionen der Universitätsmedizin Greifswald (SaLSA: Nr. BB13/12) und der Ethikkommission der Hochschule Neubrandenburg (HiRegion: Leben im Alter HSNB/164/20) lagen vor.

2.1 Studiendesign

10 Die beiden aufeinander aufbauenden Studien folgten einem interpretativ-hermeneutischen Forschungsansatz, um die subjektiven Sichtweisen sowohl der Nutzer:innen als auch der beteiligten Fachpersonen im Kontext eines hybrid gestalteten CCM systematisch erfassen zu können. Ziel war es, zum einen die Wahrnehmung älterer Menschen hinsichtlich eines Case Managements mit und ohne digitale Videokonferenzelemente zu rekonstruieren und zum anderen den individuellen Nutzen aus der Perspektive professioneller Akteur:innen im Versorgungsgeschehen zu explorieren. Der gewählte Zugang orientierte sich damit an einem qualitativ-empirischen Forschungsverständnis, das auf Deutung, Verstehen und kontextbezogene Sinnrekonstruktion fokussiert.

11 In die Untersuchung eingeschlossen wurden alleinlebende Personen im Alter von 65 Jahren oder älter, die in privaten Haushalten lebten, Case Management-Leistungen persönlich in Anspruch genommen hatten und schriftlich in die Studienteilnahme einwilligten. Personen mit kognitiven Einschränkungen oder eingeschränkter Einwilligungsfähigkeit wurden von der Teilnahme ausgeschlossen, um eine verlässliche Einschätzung der subjektiven Wahrnehmungen und Erfahrungen sicherzustellen. Die Gruppe der beruflichen Akteur:innen setzte sich primär aus Case Manager:innen sowie Pflegefachpersonen zusammen, die in ihrer Funktion für die Organisation, Steuerung und Evaluation komplexer Hilfeprozesse verantwortlich waren.

Die Rekrutierung der Teilnehmenden erfolgte in Kooperation mit zwei Pflegestützpunkten in Berlin und Neubrandenburg (Mecklenburg-Vorpommern). Ergänzend wurden regionale Presseaufrufe genutzt, um das Studienangebot einem breiteren Personenkreis zugänglich zu machen. Ziel war es, ein Sample zu generieren, das sowohl Ähnlichkeiten als auch Unterschiede in zentralen soziodemografischen und versorgungsbezogenen Merkmalen wie Alter, Geschlecht, Familienstand, Wohnort, Unterstützungsbedarf und Art der Inanspruchnahme von CM-Leistungen abbildete. Dieses kontrastierende Sampling folgte der methodischen Logik des „Theoretical sampling" (Kruse, 2011), das in der qualitativen Forschung darauf abzielt, möglichst vielfältige Perspektiven innerhalb eines heterogenen Forschungsfeldes sichtbar zu machen. 12

Die Erhebung der Daten erfolgte multimethodal: Zum einen wurden leitfadengestützte, qualitative Interviews mit den Nutzer:innen in mehreren Wellen (Längsschnitt) durchgeführt, um sowohl initiale Einschätzungen als auch Verlaufsveränderungen dokumentieren zu können (t_0 Baseline, t_1–t_6 jeweils alle vier Wochen). Zum anderen wurden Fallkonferenzen zwischen Fachpersonen aufgezeichnet, transkribiert und durch begleitende Einzelinterviews ergänzt. Die qualitative Erhebung wurde dabei durch eine standardisierte quantitative Kurzbefragung flankiert, die vor allem der deskriptiven Einordnung der Fallkonstellationen diente. 13

Die Auswertung erfolgte mithilfe einer strukturierenden qualitativen Inhaltsanalyse. Die Transkripte wurden zunächst durch ein Forschungsteam an der HSNB offen kodiert, wobei zentrale Themenfelder wie Nutzen, Akzeptanz, Herausforderungen und ethische Spannungsfelder digital unterstützter Case Management-Prozesse im Zentrum standen. Die Kodes wurden zunächst individuell erarbeitet und anschließend im Teamverfahren verglichen, diskutiert und konsentiert. Zur Unterstützung der Auswertung kam die qualitative Analyse-Software MAXQDA zum Einsatz, die eine systematische Kategorisierung und Analyse umfangreicher Textdaten ermöglichte. Der methodische Prozess war so angelegt, dass sowohl induktiv gewonnene als auch theoriegeleitete Kategorien einbezogen werden konnten. 14

2.2 Intervention

Im Rahmen der Studienintervention standen zunächst 20 Tablet-PCs (iPads) zur Verfügung, die im Verlauf durch eine erneute Forschungsförderung um weitere zehn Geräte ergänzt wurden. Diese Tablets wurden gezielt an alleinlebende, mehrfacherkrankte ältere Menschen ausgehändigt, die zuvor als Teilnehmende in die Studie eingeschlossen worden waren. Ziel war es, einen niederschwelligen digitalen Zugang zu ermöglichen, über den kontinuierliche Kontakte mit Fachpersonen im Rahmen eines persönlich-virtuell kombinierten Case Managements aufrechterhalten werden konnten. 15

Die technische Einführung in die Nutzung der Tablets erfolgte durch geschulte studentische Mitarbeitende der HSNB. Diese führten dezidierte Einzelschulungen 16 vor Ort durch, da Gruppenformate aufgrund der gesundheitlichen Vulnerabilität und eingeschränkten Mobilität der Zielgruppe nicht realisierbar waren. Die Schulungen umfassten grundlegende Handhabungshinweise (z. B. zur Bedienoberfläche, Videotelefonie, Lautstärkeregelung) und wurden bedarfsorientiert ergänzt. Über die gesamte Projektlaufzeit hinweg standen die studentischen Mitarbeitenden zudem als technische Ansprechpersonen zur Verfügung – sowohl telefonisch als auch persönlich –, wodurch eine kontinuierliche Unterstützung und eine hohe technische Nutzungsstabilität gewährleistet werden konnten.

17 Die eigentliche Intervention war zunächst auf neun Monate angelegt. Durch eine zusätzliche Projektförderung konnte sie um weitere neun Monate verlängert werden, sodass insgesamt eine 18-monatige Begleitphase realisiert wurde. Innerhalb dieses Zeitraums wurden den Teilnehmenden regelmäßige Videokonferenzen angeboten, die durch ausgebildete Fachkräfte aus Pflege, Sozialarbeit und Case Management moderiert wurden. Die beteiligten Fachpersonen verfügten über eine Zertifizierung nach den Standards der Deutschen Gesellschaft für Care und Case Management (DGCC), was eine qualitativ hochwertige Prozesssteuerung und Beratung sicherstellte.

18 Konkret wurden drei feste virtuelle Sprechstunden pro Woche eingerichtet, bei denen Teilnehmende in eine moderierte Videokonferenz mit einer Fachperson eintreten konnten. Ziel dieser festen Termine war es, Anliegen zu adressieren, pflegerische und soziale Unterstützungsbedarfe frühzeitig zu erkennen und – wo erforderlich – an entsprechende Leistungserbringer weiterzuleiten. Ergänzend wurden bei individuellem Bedarf Einzeltermine vereinbart, in denen spezifische Fragestellungen oder akute Veränderungen in der Versorgungslage bearbeitet wurden. Die digitale Kommunikation ermöglichte somit sowohl proaktive als auch reaktive Interaktionsformate.

19 Ein zentrales Element der Intervention war darüber hinaus die Durchführung virtueller Fallkonferenzen. Diese wurden jeweils dann initiiert, wenn aus Sicht der Case Manager:innen eine multiprofessionelle Abstimmung erforderlich war – beispielsweise bei komplexen Versorgungslagen, Versorgungsabbrüchen, veränderten pflegerischen Bedürfnissen oder langen Distanzen im ländlichen Raum. Die Konferenzen fanden unter Einbindung relevanter Kooperationspartner:innen wie Hausärzt:innen, Pflegediensten und Apotheken statt. Sie dienten der interprofessionellen Koordination und wurden fallbezogen dokumentiert.

20 Die Gesamtverantwortung für die Durchführung der Intervention lag bei der HSNB in enger Kooperation mit zwei Pflegestützpunkten in Berlin und Mecklenburg-Vorpommern sowie weiteren Partnerinstitutionen aus dem Gesundheits- und Sozialwesen. Durch die Kombination technischer Unterstützung, regelmäßiger digitaler Kontakte und virtueller Fallkonferenzen entstand ein innovatives Versorgungskonzept, das die Vorteile digitaler Technologien gezielt mit den Anforderungen an ein personenzentriertes Case Management verband.

3 Ausgewählte Ergebnisse

3.1 Sample und Datengrundlage

Zwanzig alleinlebende, mehrfacherkrankte, ältere Menschen aus Privathaushalten 21
erhielten jeweils ein iPad. Die Teilnehmenden waren zwischen 64 und 92 Jahre alt[1], überwiegend weiblich (70 %), hatten im Durchschnitt drei chronische Erkrankungen, waren überwiegend in ihrer Selbstständigkeit eingeschränkt und hilfsbedürftig (M = 68 Punkte Barthel-Index). Sechs Case Manager:innen gaben Auskunft zu ihren Erfahrungen eines virtuell-persönlich angebotenen Case Managements sowie zu virtuellen Fallkonferenzen. Die Case Manager:innen waren zwischen 34 und 52 Jahre alt und überwiegend weiblich (n = 4). Drei Personen hatten einen Abschluss in der Sozialen Arbeit und drei waren ausgebildete Pflegefachpersonen, wobei zwei von ihnen zusätzlich eine Bachelorabschluss hatten und einmal ein Masterabschluss vorlag. Acht Fallkonferenzen wurden virtuell durchgeführt und anschließend in Einzelinterviews reflektiert. Die Interviews dauerten zwischen 22 und 48 Minuten.

Gelingensbedingungen für ein videobasiertes CCM

Aus den Studienergebnissen lassen sich folgende Erfolgsfaktoren ableiten, die das Gelingen digitaler Videokonferenzen im CCM maßgeblich beeinflussen:

1. Nutzer:innenzentrierung: Inhalt, Format und Taktung der Videokonferenzen müssen sich an den Lebenslagen der Beteiligten orientieren
2. Partizipative Angebotsgestaltung: Die Inhalte der Videokonferenzen müssen sich an den Bedürfnissen der Zielgruppe orientieren und deren Lebenswelt adressieren
3. Technische und personelle Unterstützung: Schulungen, technische Begleitung und klare Datenschutzkonzepte sind unerlässlich
4. Soziale Einbettung: Der Austausch mit „Peers“ erhöht die Akzeptanz und Nutzungsfreude erheblich
5. Fachliche Qualität: Eine Moderation und inhaltliche Struktur der Konferenzen muss professionell erfolgen, um zielführend und dialogorientiert zu arbeiten
6. Vertrautheit mit Kontext: Regionale Einbindung der beteiligten Akteur: innen und Kenntnis lokaler Versorgungsangebote stärken die Relevanz für die Betroffenen

1 Eine Person war zum Zeitpunkt der Baseline-Erhebung 64 Jahre alt, wurde dennoch eingeschlossen.

3.2 Nutzung digitaler Videokonferenzen aus Sicht der Nutzer:innen: zwischen Alltagserleichterung, Selbstbestimmung und digitaler Teilhabe

22 Ein zentrales Ergebnis der Studie war die hohe subjektive Relevanz digitaler Kommunikation über Videokonferenzen für alleinlebende, mehrfacherkrankte ältere Menschen. Besonders eindrücklich wurde dies durch eine 87-jährige Teilnehmerin formuliert, die erklärte: „Ich verzichte lieber auf meinen Kühlschrank als auf mein iPad“ (IP19, 22). Diese Aussage steht exemplarisch für das empfundene Ausmaß an persönlicher Bedeutung, das die Befragten den digitalen Zugängen zum Austausch und zur Kommunikation beimessen. Der digitale Zugang über das iPad wurde nicht lediglich als technisches Hilfsmittel, sondern als essenzieller Bestandteil der Alltagsbewältigung empfunden.

23 Gerade bei Mobilitätseinschränkungen boten Videokonferenzen die Möglichkeit, soziale Kontakte aufrechtzuerhalten und an unterstützenden Formaten teilzunehmen. Nutzer:innen, die aufgrund gesundheitlicher Beeinträchtigungen ihr Bett nicht verlassen konnten (IP37) oder nur mit fremder Hilfe mobilisiert werden konnten (IP40), erfuhren über die digitale Verbindung soziale Teilhabe und Zugang zu professioneller Unterstützung. Die Teilnahme an Gruppengesprächen wurde durchgängig als niedrigschwellig, hilfreich und strukturierend erlebt – insbesondere für Alltagsthemen und informellen Austausch (IP38).

24 Die digitale Verbindung ermöglichte darüber hinaus auch Kontinuität in der Begleitung durch Case Manager:innen – etwa während Reha- oder Krankenhausaufenthalten. Eine Teilnehmerin nutzte das iPad im Krankenhaus, um mit ihrer Case Managerin im Kontakt zu bleiben (IP44), eine andere nahm es mit in den Urlaub, um weiterhin Zugang zur Beratung zu behalten (IP32). Für sie stand fest, dass auftretende Fragen zur Versorgung jederzeit durch den gewohnten Zugang geklärt werden konnten – ein wichtiger Aspekt im Sinne von Sicherheit und Kontinuität.

25 Auch für den Alltag erwies sich das Onlineformat als besonders unterstützend. Es wurde als „einfach und schnell“ beschrieben (u. a. IP32, 1523–1526), was vor allem bei alltäglichen Herausforderungen hilfreich war. Die Kombination aus Expert:inneninput und Peer-to-Peer-Austausch eröffnete neue Perspektiven zur Alltagsbewältigung, wie ein Interviewbeispiel verdeutlicht: „Im Austausch mit Anderen lernt man immer was für den eigenen Alltag“ (IP31, 300). Eine besondere Stärke bestand darin, dass die beteiligten Fachpersonen aus der jeweiligen Region stammten und über Kenntnis lokaler Strukturen verfügten. Dies ermöglichte passgenaue Informationen über Angebote vor Ort – etwa zu Einrichtungen, Pflegediensten oder Beratungsstellen (IP31).

26 Neben der aktiven Teilnahme an den Videokonferenzen erweiterten viele Nutzer: innen ihr Informationsverhalten. Mehrfach wurde berichtet, dass im Anschluss an die Videokonferenzen im Internet recherchiert wurde – etwa zu Themen wie

Patientenverfügung oder Vorsorgevollmacht (IP30, 352–366). Die digitale Unterstützung schuf somit Anreize zur vertieften Auseinandersetzung mit pflegerelevanten Fragen. Besonders hervorgehoben wurde die Möglichkeit, in einem vertrauten Rahmen konkrete Nachfragen zur eigenen Lebenssituation zu stellen: „[...] das fand ich total wichtig" (IP34, 1293–1301).

Das iPad nahm für viele Teilnehmer:innen einen zentralen Stellenwert im Alltag ein – als persönliches Informations- und Kommunikationsmittel: „[...] sehr bequem und leicht [...] der Zugang ist unglaublich" (IP37, 339). Die Möglichkeit zum regelmäßigen digitalen Austausch verlieh dem Alltag Struktur und Sinnhaftigkeit – insbesondere für jene, die über geringe Sozialkontakte verfügten: „Ich war manchmal traurig, wenn ich zu der Zeit nicht konnte" (IP49, 397). In einzelnen Fällen zeigte sich der digitale Kontakt sogar als stabilisierendes Element bei psychischer Krisenbewältigung. Eine Nutzerin, die infolge von Klinikaufenthalten suizidgefährdet war, berichtete, dass sie durch den Kontakt zu ihrer Case Managerin neue Selbstwirksamkeit und Stabilität gewinnen konnte (IP20, 82; IP20, 115–120). 27

Ein zentrales Thema war für viele Teilnehmende auch der Umgang mit administrativen Anforderungen, wie Anträgen, Formularen oder behördlicher Kommunikation. Die Interviews verdeutlichten eine tiefe Frustration gegenüber bürokratisierten Verfahren, die als „Papierkram" (IP17, 59), „Schriftkram" (IP26, 63) oder „mörderische Bürokratie" (IP23, 113) beschrieben wurden. Die durch die Videokonferenzen geschaffene Möglichkeit, Fragen unmittelbar und verständlich zu adressieren, vermittelte Sicherheit und Vertrauen im Umgang mit Behördenprozessen – insbesondere angesichts der häufig als unverständlich wahrgenommenen „Amtsdeutsch"-Kommunikation (IP18, 60). 28

Bezüglich der thematischen Angebote wurden Formate zur Pflege, Versorgung und Alltagsbewältigung als besonders hilfreich beschrieben. Dagegen stießen thematisch sensitive Bereiche wie Demenz oder chronische Erkrankungen bei einigen Teilnehmenden auf Ablehnung: „[…] bei der Demenz, das würd' ich überhaupt gar nicht mehr mir so in der Richtung anhör'n" (IP32, 404–405). Dies verweist auf eine notwendige Balance zwischen professioneller Aufklärung und subjektiver Zumutbarkeit in digitalen Formaten. Ebenso wurde deutlich, dass eine rein krankheitszentrierte Thematisierung dem Bedürfnis vieler Teilnehmender nach positiven, alltagsnahen Inhalten widersprach. Eine Teilnehmerin äußerte den Wunsch nach spielerischen Inhalten: „[…] so Dame oder Mühle oder Halma […]" (IP44, 938–941). 29

Positive Rückmeldungen erhielt die Integration kurzer, verständlicher Informationsmaterialien, die nach dem Austausch zur Verfügung gestellt wurden. Besonders hervorgehoben wurde dies etwa im Themenfeld Ernährung: „[…] das nochmal so konzentriert zu lesen, […] das fand ich niveauvoll und gut" (IP32, 432–435). 30

31 Als größte Schwierigkeit wurde die teils mangelhafte Internetverbindung benannt. Verzögerungen in der Übertragung führten zu Missverständnissen und beeinträchtigten mitunter die Gesprächsdynamik. Eine Teilnehmerin beschrieb, dass sie sich aufgrund von Übertragungsproblemen nicht traute zu sprechen, um anderen nicht „ins Wort zu fallen“ (TS1).

32 Trotz technischer Hürden wurde der Wunsch nach Fortführung der Onlineformate vielfach artikuliert. Dabei wurde insbesondere die Bedeutung einer professionellen Moderation betont: „[...] es braucht jemanden, der die Sendungen organisiert und moderiert“ (IP34, 397–398). Auch das Bedürfnis nach strukturierter Gesprächsleitung wurde geäußert: „[...] der sagt, du sprichst jetzt und du hältst mal die Klappe“ (IP39, 772–773).

33 Eine Finanzierung der Angebote über Pflegeversicherungsträger oder Wohnungsbaugesellschaften wurde von vielen als notwendig erachtet, da nur wenige bereit oder in der Lage waren, privat für Tablets, Software oder die technische Umsetzung aufzukommen (u. a. IP32, IP34, IP48).

3.3 Virtuelle Fallkonferenzen im CCM: Erfahrungen, Nutzen und Herausforderungen

34 Die Einführung virtueller Fallkonferenzen wurde von den beteiligten Akteur:innen durchweg als hilfreiche und ressourcenschonende Ergänzung innerhalb des Case Managements beschrieben. Insgesamt fanden acht Fallkonferenzen mit variierender Besetzung statt. Neben Klient:innen und Case Manager:innen beteiligten sich – je nach Anliegen – Hausärzt:innen, Mitarbeitende ambulanter Pflegedienste, Vertreter:innen von Wohnungsbaugesellschaften, Therapeut:innen sowie Angehörige. Die Dauer der Fallkonferenzen schwankte zwischen 20 und 75 Minuten und war abhängig von der jeweiligen Komplexität der besprochenen Versorgungssituation. Die Initiierung erfolgte stets durch die Case Manager:innen selbst – zumeist dann, wenn aus fachlicher Sicht eine interdisziplinäre Abstimmung erforderlich war oder aufgrund räumlicher Distanz ein persönliches Zusammentreffen nicht umsetzbar erschien.

Verbesserter Zugang durch digitale Infrastrukturen

35 Ein zentrales Motiv für die Nutzung digitaler Formate war der erleichterte Zugang zu gemeinsamen Besprechungen. Insbesondere in ländlichen Regionen mit weiter voneinander entfernten Versorgungsakteur:innen erwiesen sich virtuelle Fallkonferenzen als effektives Instrument der Koordination. Wie eine Nutzerin es prägnant formulierte: „Für mich gab es keine andere Möglichkeit“ (IP41, 33). Das Potenzial dieser digitalen Zusammenkünfte bestand darin, durch „kurze Wege“ (IP44, 12) mehrere Akteur:innen zeitgleich zu erreichen und unmittelbar in den Austausch zu bringen – ein Aspekt, der von mehreren Beteiligten als „schnell und total gut“ (IP41, 38) bewertet wurde. Die Anwendung wurde auch als Katalysator

eines gelingenden Case Managements beschrieben, da andernfalls – wie mehrfach deutlich wurde – Prozesse an fehlender Kommunikation und einem mangelnden „gemeinsamen Miteinander" (IP44, 56) scheiterten.

Erlebter Nutzen und Einbindung von Klient:innen

Die Vorteile aus Sicht der Case Manager:innen lagen insbesondere in der Zeitersparnis, Effizienzsteigerung und gleichzeitigen Beteiligung aller relevanten Personen. Ein Case Manager beschrieb: „Ich fand das immer richtig gut […] wenn auch alle da sind und würde mir das auch für die Zukunft wünschen. Unglaublich schnell und unkompliziert […]" (IP43, 66–72). Besonders gewürdigt wurde die Möglichkeit, dass Klient:innen selbst an der Fallkonferenz teilnehmen konnten – auch wenn ihre gesundheitliche Verfassung eine physische Anwesenheit ausgeschlossen hätte. Die Beteiligung wurde als Empowerment-Moment für die Klient:innen gewertet: „[…] Frau B war im ersten Teil dabei, dann habe ich allein weitergemacht, wir fanden das sehr gut" (IP44, 55–58). Für viele Case Manager:innen war dies ein bedeutender Aspekt, da die aktive Teilhabe der Klient:innen nicht nur die Entscheidungsfindung erleichterte, sondern auch Transparenz und Vertrauen förderte. In mehreren Interviews wurde betont, wie sehr Klient:innen die Möglichkeit schätzten, selbst Teil des virtuellen Austauschs zu sein – etwa: „[…] das war dann auch schön zu sehen und hat uns allen sehr geholfen" (IP48, 13–14). 36

Herausforderungen in der technischen und organisatorischen Umsetzung

Trotz der positiven Rückmeldungen wurden auch konkrete Herausforderungen benannt. Technische Instabilitäten – etwa schlechte Internetverbindungen – erschwerten in einigen Fällen die Durchführung virtueller Fallkonferenzen. Es kam vereinzelt zu Gesprächsabbrüchen oder Wiederholungen einzelner Passagen. Darüber hinaus wurde ein grundlegender Mangel an geeigneter technischer Infrastruktur angesprochen. Ein:e Interviewpartner:in formulierte dies wie folgt: „In jeder Arztpraxis steht ein Fax, aber ein PC mit Kamera ist nicht immer drin, […] das ist ein Witz" (IP45, 48–49). 37

Ein weiterer Kritikpunkt war das begrenzte Zeitbudget mancher Akteur:innen, insbesondere ärztlicher Beteiligter. In mehreren Fällen wurden virtuelle Konferenzen als zusätzlicher Aufwand wahrgenommen, für den im Versorgungsalltag keine Kapazitäten vorhanden seien: „[…] da kann ich nicht auch noch sowas ständig machen […], weil ich habe keine Zeit dafür" (IP49, 51–52; vgl. auch IP51, IP52). In diesen Fällen wurde deutlich, dass eine digitale Arbeitsweise nicht automatisch zur Selbstverständlichkeit wird, sondern organisationaler und kultureller Voraussetzungen bedarf. Die digitale Fallkonferenz als etablierte Routine war in vielen Bereichen noch nicht angekommen. Gerade in komplexen Versorgungssituationen, in denen schnelle Koordination und flexible Abstimmung erforderlich wären, wurde das Potenzial der Formate oft durch strukturelle 38

Hindernisse gebremst. Dies spiegelte sich auch in Aussagen wie: „[...] es ist doch sowieso schon zu kompliziert“ (IP51, 44).

Unsicherheiten im Umgang mit Datenschutz und rechtlichen Rahmenbedingungen

39 Ein häufig artikulierter Unsicherheitsfaktor war der Datenschutz. Die rechtliche Bewertung digitaler Kommunikation – insbesondere beim Austausch sensibler Gesundheitsdaten – war vielen Beteiligten unklar. „Ich weiß nach wie vor nicht, was ich darf und was nicht [...], wer sagt mir, dass ich am Ende nicht richtig Stress bekomme, wenn die Daten sonst wohin fliegen [...]“ (IP49, 33–34). Obwohl der Nutzen der digitalen Kommunikation unbestritten blieb, zeigte sich in mehreren Aussagen eine gewisse Zurückhaltung hinsichtlich der Weitergabe personenbezogener Informationen über digitale Kanäle. Gleichzeitig wurde aber auch eingeräumt, dass der dokumentierte Austausch enorm hilfreich sei: „[...] keine Ahnung, ob ich das so machen konnte, aber es war praktisch, weil alle gleich wussten, worum es ging“ (IP45, 55–56). Diese ambivalente Haltung verdeutlicht die Notwendigkeit klarer Richtlinien und Schulungen für Fachkräfte, um eine sichere, verantwortungsvolle Nutzung digitaler Instrumente im Case Management zu gewährleisten (siehe Tab. 1).

Tab. 1: Digitale Technologien im CCM

Befund	Evidenz	Bedeutung
Virtuell persönlich kombiniertes CM steigert Teilhabe & Autonomie alleinlebender multimorbider Menschen	20 User + 6 CM-Profis; iPads, moderierte Videokonferenzen; hohe Akzeptanz trotz schwacher Netze	Digitales Coaching und Monitoring wirken als „Verlängerung“ des CCM zwischen Hausbesuchen
Virtuelle Fallkonferenzen sparen Zeit, binden Klient:in und Hausarzt ein, aber brauchen stabile Technik & klare Moderation	8 Fälle; Nutzen = schnelle Entscheidungen; Hemmnisse = Datenschutzsorge und fehlende Ausstattung mancher Leistungserbringer	Digital Literacy & Infrastruktur sind strategische CCM-Themen, nicht IT-Randfragen
Finanzierung und Nachhaltigkeit	User wünschen Kostenübernahme durch Pflegekassen/ Wohnungsgesellschaften	Argumentationshilfe für künftige Refinanzierungsmodelle (Pflegegrad unabhängige „digitale Pflegeassistenz“)

Quelle: Eigene Darstellung.

4 Diskussion und Schlussfolgerungen

40 Die Ergebnisse der durchgeführten Studien belegen die Relevanz digital gestützter Kommunikation für das CCM mit alleinlebenden, mehrfacherkrankten älteren Menschen. Die virtuelle Zuwendung durch das CCM wurde von den Befragten

nicht nur als hilfreiche Ergänzung, sondern als substanzieller Bestandteil professioneller Begleitung erlebt. Dabei zeigte sich, dass digitale Angebote den persönlichen Kontakt keineswegs ersetzen sollen – vielmehr entfalten sie ihren Nutzen gerade in der unterstützenden und ergänzenden Funktion. Die Möglichkeit, auf einfache und niederschwellige Weise mit relevanten Akteur:innen des CCM in Verbindung zu treten, wurde von den Nutzer:innen als innovative, partizipationsfördernde Ressource wahrgenommen – auch wenn sich gerade seit der COVID-19-Pandemie eine zunehmende Normalisierung digitaler Kommunikationsformate abzeichnet.

Die Erfahrungen der Befragten verdeutlichen, dass der Einsatz virtueller Angebote im CCM nicht nur technikbezogen, sondern auch als Ausdruck einer professionellen Haltung verstanden werden muss. Die individuellen Hilfe- und Pflegesituationen waren häufig durch komplexe administrative Prozesse, unklare Zuständigkeiten und einen stark formalisierten Zugang zu Leistungen geprägt. Diese strukturelle Fragmentierung wurde von den Betroffenen als Überforderung wahrgenommen – ein Umstand, der die Notwendigkeit eines strukturierten Case Managements deutlich unterstreicht. Der subjektiv empfundene Nutzen des CCM bestand insbesondere in der Überbrückung dieser Systemlücken sowie in der persönlichen Zuwendung und Orientierung, die das CCM bot. Daraus ergibt sich eine paradoxe Spannung: Während die digitale Unterstützung eine partizipative Einbindung ermöglicht, könnte sie zugleich die Abnabelung nach Abschluss des CCM-Prozesses erschweren, da die persönliche Beziehung zur beratenden Fachperson einen hohen emotionalen Stellenwert erlangte. 41

Die Befunde bestätigen eine Vielzahl internationaler Studien, in denen das CCM als strukturgebendes, klient:innenzentriertes Steuerungsinstrument beschrieben wird, das sowohl informelle als auch professionelle Unterstützung miteinander verzahnt (Chen & Schulz, 2016; Pu et al., 2019; Lee et al., 2022). Insbesondere die Nutzung von Videokonferenzen erweist sich als förderlich für subjektiv erlebte Autonomie, soziale Teilhabe und informierte Entscheidungsfindung. Die technische Verfügbarkeit von Tablet-PCs wurde von den Teilnehmenden rasch adaptiert und als selbstverständlich in den Alltag integriert – selbst bei bestehenden Einschränkungen der Mobilität. Dabei entstand ein konkreter Nutzen durch die Möglichkeit, Fragen des Alltags, der Gesundheitsversorgung oder administrativer Anforderungen direkt adressieren und mit Fachpersonen wie auch mit Peers erörtern zu können. Das regelmäßige Monitoring durch virtuelle Formate wurde nicht nur akzeptiert, sondern als aktivierend, stärkend und stabilisierend erlebt. 42

Gleichwohl dürfen diese positiven Resultate nicht vorschnell verallgemeinert werden. Die Erfahrungen zeigen, dass Technik und Telemedizin bei professionellen Akteur:innen nach wie vor auf Zurückhaltung stoßen. Diese Skepsis wurzelt in unterschiedlichen Ursachen: Datenschutzbedenken, unklare rechtliche Rahmenbedingungen, mangelnde technische Ausstattung sowie ein fehlendes Verständnis für die strukturellen und kommunikativen Potenziale digitaler Technologien im CM. Diese Barrieren müssen systematisch adressiert werden. Wie Ernste (2016) 43 zeigt, handelt es sich häufig nicht um grundsätzliche Ablehnung, sondern um Unsicherheiten aufgrund fehlender Informationen und Unterstützung.

44 Vor diesem Hintergrund ergibt sich ein doppelter Handlungsauftrag: Zum einen bedarf es struktureller Voraussetzungen – etwa in Form funktionierender Internetverbindungen, verfügbarer Endgeräte, geeigneter Softwarelösungen und klarer Datenschutzkonzepte. Zum anderen ist eine professionsübergreifende Sensibilisierung erforderlich, die digitale Formate nicht als Belastung, sondern als Ressource im Sinne einer klient:innenorientierten Versorgung versteht. Die Einbindung regionaler Akteur:innen – etwa von Pflegediensten, Apotheken oder Beratungsstellen – erwies sich als besonders hilfreich, da diese mit der lokalen Versorgungslandschaft vertraut sind und so Akzeptanz und Anschlussfähigkeit erhöhen.

45 Die Bedeutung digitaler Kommunikation im CCM wird auch im gesetzlichen Kontext zunehmend anerkannt. § 7a Abs. 2 SGB XI verpflichtet die Pflegekassen zur Sicherstellung barrierefreier digitaler Angebote im Rahmen der Pflegeberatung. Dies unterstreicht die Relevanz und Aktualität der Thematik und gibt Impulse für die Weiterentwicklung entsprechender Infrastrukturen. Die vorliegenden Ergebnisse deuten darauf hin, dass durch digital unterstütztes Monitoring nicht nur die Zielerreichung innerhalb des CM-Prozesses verbessert werden kann, sondern auch die Kontinuität und Qualität der Beziehungsgestaltung gestärkt wird – ein Aspekt, der in bisherigen Versorgungskontexten häufig zu kurz kam.

46 Insgesamt zeigen die Studienergebnisse das erhebliche Potenzial digitaler Technologien im Case Management auf. Der digitale Zugang fungiert als Brücke, um Teilhabe, Information und Selbstbestimmung zu fördern. Perspektivisch wären weitere vertiefende Längsschnittstudien notwendig, um die Langzeitwirkungen solcher Interventionen – insbesondere im Hinblick auf das Monitoring und die interprofessionelle Zusammenarbeit, aber auch weiteren Versorgungssettings im CCM mit weiteren Zielgruppen – zu untersuchen. Dabei gilt es, neben den strukturellen und technischen Voraussetzungen auch die psychosozialen Wirkdimensionen digitaler Formate differenziert zu erfassen und in praxisnahe Handlungsempfehlungen zu überführen.

Literatur

Berner, J., Anderberg, P., Rennemark, M. & Berglund, J. (2015). Case Management for Frail Older Adults Through Tablet Computers and Skype. *Informatics for health and Social Care, 41*(4), 405–146. https://doi.org/10.3109/17538157.2015.1033528

Chen, Y.-R. & Schulz, P. J. (2016). The Effect of Information Communication Technology Interventions on Reducing Social Isolation in the Elderly: A Systematic Review. *Journal of Medical Internet Research, 18*(1), e18. https://doi.org/10.2196/jmir.4596

Cotton, S. R., Anderson, W. A. & McCullough, B. M. (2013). Impact of Internet Use on Loneliness and Contact with Others Among Older Adults: Cross-Sectional Analysis. *Journal of Medical Internet Research, 15*(2), e39. https://doi.org/10.2196/jmir.2306

Currie, M., Philip, L. J. & Roberts, A. (2015). Attitudes towards the use and acceptance of eHealth technologies: a case study of older adults living with chronic pain and implications for rural healthcare. *BMC Health Services Research, 15*, 162. https://doi.org/10.1186/s12913-015-0825-0

González, A., Ramirez Paz, M. & Viadel, V. (2015). ICT Learning by Older Adults and Their Attitudes toward Computer Use. *Current Gerontology and Geriatrics Research*, 849308. https://doi.org/10.1155/2015/849308

Hahi, I. (2016). Case Management Promotion of Social Media for the Elderly Who Live Alone. *Prof Case Manag, 21*(2), 82–87. https://doi.org/10.1097/NCM.0000000000000138

Krebs, D., Goldhammer, H., Dorfman, M., Moore, M. P., Chavis, N. S., Psihopaidas, D., Downes, A., Bourdeau, B., Saberi, P., Grasso, C., Mayer, K. H. & Keuroghlian, A. S. (2025). Telehealth interventions to improve HIV care continuum outcomes: A narrative review. *AIDS Patient Care and STDs, 39*(4), 129–140. https://doi.org/10.1089/apc.2024.0237

Kruse, J. (2011). *Reader „Einführung in die qualitative Interviewforschung"* (überarb., korr. u. umf. erg. Vers.). Freiburg.

Lee, H., Chung, M. A., Kim, H. & Nam, E. W. (2022). The Effect of Cognitive Function Health Care Using Artificial Intelligence Robots for Older Adults: Systematic Review and Meta-analysis. *JMIR aging, 5*(2), e38896. https://doi.org/10.2196/38896.

Papadopoulos, I., Koulouglioti, C., Lazzarino, R. & Ali, S. (2020). Enablers and barriers to the implementation of socially assistive humanoid robots in health and social care: a systematic review. *BMJ open, 10*(1), e033096. https://doi.org/10.1136/bmjopen-2019-033096

Piper, A. M. & Hollan, J. D. (2013). Supporting medical communication for older patients with a shared touch-screen computer. *International Journal of Medical Informatics, 82*(11). https://doi.org/10.1016/j.ijmedinf.2011.03.005

Pu, L., Moyle, W., Jones, C. & Todorovic, M. (2019). The Effectiveness of Social Robots for Older Adults: A Systematic Review and Meta-Analysis of Randomized Controlled Studies. *The Gerontologist 59*(1), e37–e51. https://doi.org/10.1093/geront/gny046

Schmidt, S. (2023). „Ich verzichte lieber auf meinen Kühlschrank als auf mein iPad". Wie digitale Technologien im Case Management unterstützen können. In H. Mennemann & M. Frommelt (Hrsg.), *Praxis Care und Case Management: Entwicklungslinien, Praxisbeispiele, Kommunikation* (S. 181–193). medhochzwei Verlag.

Schmidt, S., Behrens, J., Lautenschläger, C., Gärtner, B. & Luderer, C. (2019). Experiences with combined personal-online case management and the self-reliance of older people with multimorbidity living alone in private households: results of an interpretative-hermeneutical analysis. *Scandinavian Journal of Caring Sciences, 33*, 931–933. https://doi.org/10.1111/scs.12691

Wolk, C. B., Pieri, M., Weiss, S. E., Harrison, J., Khazanov, G. K., Candon, M., Oslin, D. W., Press, M. J., Anderson, E., Famiglio, E., Buttenheim, A. & Jager-Hyman, S. (2024). Engaging primary care patients at risk for suicide in mental health treatment: User insights to inform implementation strategy design. *BMC Primary Care, 25*(1), 371. https://doi.org/10.1186/s12875-024-02616-w

Beitrag 13

Von einzelnen Patientenservices zur Patientenzentrierung in der digitalen Patient Journey

Alexander Alscher, Jessica Böhm

Abstract: Die Digitalisierung verändert die Gesundheitsversorgung grundlegend und hilft dabei, strukturelle Herausforderungen zu überwinden. Mit der digitalen Patient Journey entstehen neue Möglichkeiten, Patientenbedürfnisse ganzheitlich und kontinuierlich zu adressieren. Dieser Beitrag beleuchtet zentrale Elemente einer vernetzten, digital gestützten Patient: innenreise, deren Potenziale für eine patientenzentrierte Versorgung und die strukturelle Herausforderung, aus „Zugang“ echte „Teilhabe“ zu machen. Im Fokus stehen dabei funktionale Schlüsselelemente wie Terminsteuerung, Videosprechstunde oder digitale Versorgungsassistenz ebenso wie die Rolle der Patient:innen in einer zunehmend technologisierten Versorgungswelt.

1 Einleitung

1 Wer in Deutschland einen Arzttermin vereinbart, muss oft Geduld haben. Strukturell bedingte Informationssilos und Medienbrüche in der Kommunikation können Patient:innen den Weg zur Diagnose und Behandlung erheblich erschweren.[1] Laut einer repräsentativen Studie des GKV-Spitzenverbands wartet ein Viertel der gesetzlich Versicherten in Deutschland mehr als 30 Tage auf einen Termin bei Fachärzt:innen, in einzelnen Fachrichtungen (u. a. Urologie, Kardiologie) liegt die Wartezeit sogar bei über 50 Tagen (Kaiser, 2024). In der hausärztlichen Versorgung sind die Wartezeiten kürzer, doch Expert:innen warnen vor zunehmenden Versorgungsengpässen (Ärzteblatt, 2024). Die Gründe liegen in einer Vielzahl struktureller Herausforderungen, darunter der demografische Wandel, zunehmende Morbidität, Fachkräftemangel sowie regionale Unterschiede in der Versorgungsdichte. Gleichzeitig wächst der Anspruch auf eine patient:innenzentrierte, individualisierte und kontinuierliche Betreuung. Dafür braucht es skalierbare Modelle, die den persönlichen Arzt-Patienten-Kontakt ergänzen. Die Möglichkeiten durch Digitalisierung und technologischen Fortschritt nehmen rapide zu und kommen nach und nach in der Regelversorgung an:

- 50 % der Deutschen vereinbaren Arzttermine online und 75 % von ihnen wollen auf diese Möglichkeit nicht mehr verzichten (Bitkom, 2024). Auch das Zentralinstitut für die kassenärztliche Versorgung (Zi) stellte 2024 eine Verdopplung der selbstständig durch Patient:innen gebuchten Online-Termine im Vergleich

1 Ein hypothetisches Szenario verdeutlicht die Auswirkungen für Patient:innen und Leistungserbringer:innen: Ein Patient Mitte 40 verspürt Schmerzen im Oberbauch. Nachdem sich die Beschwerden verschlimmern, ruft er bei seiner Hausarztpraxis an. Nach 13 Minuten in der Warteschleife bietet ihm die Medizinische Fachangestellte (MFA) einen Termin in zwei Wochen an – „früher geht es leider nicht, wir sind unterbesetzt“. Beim Hausarzt angekommen, vermutet dieser eine Gallenblasenerkrankung und stellt eine Überweisung zum Gastroenterologen aus – auf Papier. Der Patient verlässt die Praxis und muss nun selbstständig einen Facharzttermin organisieren. Er beginnt zu telefonieren. Drei Praxen nehmen keine neuen Patienten auf. Zwei weitere verlangen die Überweisung per Post oder Fax vorab. Eine Praxis bietet ihm einen Termin – in vier Monaten. Die Schmerzen nehmen zu, also sucht der Patient die Notaufnahme auf. Dort wartet er sechs Stunden und wiederholt alle Angaben, die er bereits beim Hausarzt gemacht hat. Die diensthabende Ärztin diagnostiziert eine akute Cholezystitis – die Gallenblase ist entzündet. Der Patient wird notoperiert.

zum Vorjahr fest. Für eine flächendeckende Online-Terminbuchung müssten Arztpraxen je nach Region jedoch zwischen 6- und 157-mal mehr Termine zur digitalen Buchung bereitstellen, um den Bedarf zu decken (Zi, 2024).

- KI-basierte Telefonassistenten nehmen Patient:innenanrufe entgegen und bearbeiten Routineanfragen wie Termin- oder Rezeptwünsche automatisiert. In der Asklepios Klinik St. Georg in Hamburg werden so monatlich etwa 3.000 Anrufe automatisiert beantwortet. Das Klinikpersonal spart ca. 100 Stunden Telefonzeit (Alscher, 2025).
- Nach Angaben des Verbraucherzentrale Bundesverbands befürwortet die Mehrheit Videosprechstunden als ergänzendes Standardangebot in jeder Arztpraxis. Die Wartezeit auf einen Termin wird in 41 % der Videosprechstunden kürzer eingeschätzt als bei einem Termin vor Ort (Verbraucherzentrale Bundesverband, 2023).
- Vor allem junge Menschen nutzen KI immer häufiger für therapeutische Zwecke. Als erste Anlaufstelle sind Large Language Models (LLM) wie ChatGPT jederzeit verfügbar und reagieren auf Sorgen und Ängste (Theilen, 2025).
- Als Weiterentwicklung von LLMs verarbeiten KI-Agenten multimediale Daten, lösen komplexe Probleme selbstständig und verfügen über ein Langzeitgedächtnis, mit dem sie bspw. Patientenhistorien nachverfolgen können. Somit können die KI-Agenten Diagnosen, Forschungsansätze und Therapiemöglichkeiten iterativ entwickeln, anstatt statische Antworten zu generieren (Hauptmann, 2025).

Hier zeigen sich die enormen Potenziale digitaler und KI-basierter Anwendungen 2
im Gesundheitswesen, um sektorenübergreifend zu agieren und patient:innenbezogene Prozesse effizient zu steuern. Sie unterstützen nicht nur die technische Umsetzung von Koordination und Vernetzung im Gesundheitswesen, sondern verschieben auch die Rolle der Patient:innen hin zu aktiv Gestaltenden ihrer Behandlung. Die digitale Patient Journey ist dabei kein linearer Ablauf, sondern ein zirkulärer, interaktiver Prozess, in dem Anwendungen und digitale Dienste entlang des gesamten Versorgungspfads integriert werden. Ziel ist es, nicht nur Zugang zur Versorgung zu schaffen, sondern echte Teilhabe im Sinne von Mitgestaltung, Mitentscheidung und Kontinuität zu ermöglichen. Dieser Beitrag analysiert auf Basis aktueller technologischer Entwicklungen und praktischer Anwendungsbeispiele, wie digitale Tools Patientenzentrierung realisieren.

2 Digitale Patientenservices im Kontext von Care und Case Management

Als Äquivalent zur Buyer Journey aus dem Marketing- und Vertriebskontext 3
betrachtet die Patient Journey den individuellen Weg, den ein:e Patient:in im Gesundheitssystem zurücklegt, aus seiner Perspektive. Die Journey beginnt oft bereits vor dem Auftreten erster Symptome und umfasst sämtliche Schritte von der Früherkennung über therapeutische Maßnahmen bis zur rehabilitativen oder

langfristigen Versorgung. Kernelemente einer Patient Journey sind typischerweise Prävention und Information, Symptome und Kontaktaufnahme zum Arzt, Diagnose und Beratung, Behandlung und Nachsorge (Gesellschaft für innovative Marktforschung, 2023). Dabei werden sämtliche direkten und indirekten Berührungspunkte (Touchpoints) mit medizinischen Einrichtungen, Fachpersonal und digitalen Angeboten berücksichtigt.

4 Im Kontext des **Care Managements** bedeutet die digitale Patient Journey eine gesteigerte Effizienz der Versorgung und eine stärkere Patientenzentrierung. Durch digitale Datenquellen können Patient:innen unter entsprechenden Datenschutzvoraussetzungen risikobasiert segmentiert und gezielt mit passender Prävention oder medizinischer Betreuung unterstützt werden. Auf dieser Basis lassen sich individuelle Versorgungspfade im Sinne des Population Health Management entwickeln (World Health Organisation, 2023, S. 4.). Digitale Kontaktpunkte wie Apps mit Erinnerungsfunktionen, digitale Therapiebegleiter und Patientenportale fördern die Therapietreue und Selbstwirksamkeit und verbessern das Population Health Management (Wecker et al., 2024).

5 Ein Beispiel hierfür ist die Impfkoordination im Bundesland Saarland während der Corona-Pandemie: Durch die digitale Koordination der Impfanmeldung und auch der Patientensteuerung in den Impfzentren vor Ort wurden dort 14 % mehr Menschen geimpft als im Bundesdurchschnitt (Alscher, 2024).

6 Im Kontext des Case Managements ermöglicht die digitale Patient Journey hingegen eine transparente, datengestützte und patient:innenzentrierte Fallführung, indem sie alle relevanten Stationen und Informationen entlang des Behandlungswegs digital verfügbar und nachvollziehbar macht. Dazu zählen u. a. eine Vermeidung von Informationsverlust bei Sektorenübergängen (z. B. Entlassmanagement, Reha), mehr Flexibilität bei komplexen Versorgungspfaden sowie die Einbindung von Angehörigen oder mehreren Fachärzt:innen in eine Fallbesprechung durch Telemedizin.

Tab. 1: Nutzen der digitalen Patient Journey im Case und Care Management

Digitale Komponente in der Patient Journey	Nutzen im Case Management	Nutzen im Care Management
a) Terminbuchung	Koordination individueller Versorgungspfade	Steuerung präventiver Maßnahmen
b) Patientenformulare	Fallidentifikation und Triage	Datenbasis für populationsbezogene Interventionen
c) Videosprechstunde	Interdisziplinäre Falldiskussion	Langfristige Betreuung und Monitoring
d) Versorgungsassistenz (Gesundheitsakte und Diagnostik)	Reduktion von Medienbrüchen	Ergebnismessung auf Populationsebene

Quelle: Eigene Darstellung.

Die in Tabelle 1 dargestellten Beispiele zeigen die Effekte der digitalen Patient Journey im Rahmen des Case und Care Managements. Zugang und Teilhabe werden ebenso gestärkt wie die Kontinuität und Koordination der Versorgung. 7

a) Online-Terminmanagement: Zugang zur Behandlung

Die Möglichkeit, Arzttermine online zu vereinbaren, hat einerseits einen großen Einfluss auf den Zugang zu medizinischer Versorgung: Patient:innen sind nicht mehr auf telefonische Sprechzeiten und Erreichbarkeiten angewiesen und erkennen online, wann und in welcher Praxis oder Klinik sie den schnellsten oder passendsten Termin für ihr Anliegen finden. Um dies medizinisch zu validieren, können entsprechende Vorabfragen oder Symptomchecker bei der Terminbuchung vorgeschaltet werden. Beides trägt zu einer verbesserten Ressourcenallokation im Gesundheitswesen bei. 8

Andererseits hat sich der Termin als Dreh- und Angelpunkt in medizinischen Einrichtungen herausgestellt: Ausgehend vom gebuchten Termin lassen sich behandlungsrelevante Informationen sicher verschlüsselt digital erheben und die Auslastung und Ressourcenplanung in medizinischen Einrichtungen verbessern, wenn der Terminkalender alle benötigten Terminressourcen automatisch einplant. 9

b) Online-Patientenformulare: Effizienz durch strukturierte Datenerfassung

Digitale Formulare bieten eine strukturierte Datengrundlage. Dies reduziert Redundanzen, verbessert die Datenqualität und fördert eine standardisierte Dokumentation. Zudem können anamnestische Informationen direkt mit Entscheidungshilfen oder Frühwarnsystemen verknüpft werden. Gerade bei chronischen Erkrankungen oder komplexen Verläufen bietet dies eine erhebliche Entlastung für medizinisches Personal. 10

Ausgehend vom Termin können Patient:innen Anamnesebogen, Datenschutzerklärung oder andere behandlungsrelevante Formulare in Ruhe zuhause oder unterwegs ausfüllen, sodass bspw. auch bei Unsicherheiten alle eingenommenen Medikamente vollständig erfasst werden können. Zudem wird die Anmeldung in medizinischen Einrichtungen vom analogen Prozess mit Klemmbrett und Papierformularen entlastet. 11

c) Videosprechstunde und Telemedizin: Kontinuität trotz Distanz

Die Telemedizin ist längst mehr als eine pandemiebedingte Notlösung. In der Fläche, für mobilitätseingeschränkte oder beruflich stark eingebundene Patient:innen ermöglicht sie niederschwellige und zeitnahe Betreuung – unabhängig davon, ob Patient:innen im Urlaub ihre Hausarztpraxis kontaktieren oder einen weit entfernten Spezialist:innen konsultieren möchten. Videosprechstunden sind inzwischen auch im Einheitlichen Bewertungsmaßstab (EBM) verankert (Kassen- 12 ärztliche Vereinigung Westfalen-Lippe, 2025) und bieten sowohl für Allgemein- als auch für Facharztpraxen neue Versorgungsmodelle. Die Integration in Patientenportale erlaubt eine durchgehende Dokumentation und Interaktion ergänzend zur Behandlung vor Ort. Auch zur interprofessionellen Fallbesprechung werden Videosprechstunden genutzt, z. B. im Rahmen von Tumorkonferenzen (Krankenhausgesellschaft Schleswig-Holstein, 2025). Aber auch in der flächendeckenden Versorgung findet die Videosprechstunde immer mehr Einsatz und so hat die KV Nordrhein eine Kindervideosprechstunde eingeführt, die die Notdiensteinsätze über 70 % verringert und eine Zufriedenheitsquote bei den Eltern von 90 % erreicht hat (Alscher et al., 2025).

d) Digitale Versorgungsassistenz gegen Fachkräftemangel und Unterversorgung

13 Das telemedizinische Versorgungsmodell DIHVA (kurz für Digitale Hausärztliche Versorgungsassistenten) basiert auf einem Ausbildungslehrgang mit Zertifikat, der auch nicht-medizinischem Personal offensteht und Fachkräfte von Routineaufgaben entlastet. Qualifizierte DIHVAs nutzen ein Set an telemedizinischer Diagnostik-Hardware und verbundener Online-Software (u. a. Gesundheitsakte) zur Erfassung von 50+ diagnostischen Werten aus 13 medizinischen Fachrichtungen. Bei Bedarf kann jederzeit ein Arzt oder eine Ärztin per Videosprechstunde hinzugezogen werden oder die Untersuchungsergebnisse über die vernetzte Gesundheitsakte anschließend mit den Patient:innen sicher geteilt werden. Die Patient:innendaten werden beim Transfer durch eine patentierte E2E-Verschlüsselung geschützt und die ärztliche Schweigepflicht nach § 203 StGB lückenlos eingehalten.

14 Ziel der Qualifikation zur DIHVA ist es, paramedizinischem Personal mithilfe von digitalen Anwendungen, künstlicher Intelligenz (KI) und mobiler medizinischer Hochleistungshardware standardisierte Untersuchungen und Tests eigenständig an Patient:innen zu ermöglichen, die damit ohne anwesenden Arzt bzw. Ärztin und orts- und zeitunabhängig durchgeführt werden können (asynchrone Befundung). Das ebnet den Weg für digital gestützte, den Ärzt:innen zuarbeitende, innovative und zukunftsfähige Versorgungsformen von Regionen, die zunehmend unterversorgt erscheinen und bietet interessierten Menschen den beruflichen Einstieg in die Netzwerkmedizin der Zukunft (Buske, 2025).

3 Von Prävention bis zur Nachsorge: eine holistische Betrachtung der Patient Journey

15 In der Patient Journey werden viele verschiedene Stationen durchlaufen – insbesondere bei Krankheitsbildern, die interdisziplinäre Expertise erfordern. Die Organisation von Behandlungsschritten und Folgeterminen liegt typischerweise in der Verantwortung der Patient:innen selbst. Je nach Schweregrad der Erkrankung kann das für Betroffene belastend oder gar unmöglich sein. Das Ziel der digitalen

Patient Journey ist es daher, diese Schritte bedarfsgerecht als nahtlose Behandlungspfade zu organisieren, wie es in Finnland bereits der Fall ist (Health Village, o. D.). So werden sowohl die Effizienz der Versorgung als auch die Patientenzufriedenheit gesteigert. Im Folgenden wird eine prototypische digitale Patient Journey entlang zentraler Berührungspunkte und technischer Lösungen beschrieben.

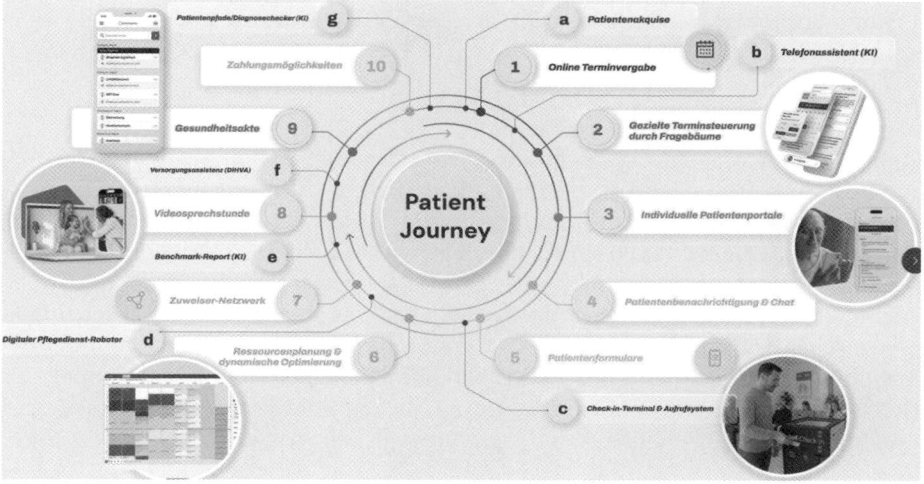

Abb. 1: Die digitale Patient Journey
Quelle: samedi.

Prävention und Information

Die digitale Patient Journey beginnt bereits vor dem eigentlichen Arztkontakt mit Gesundheitsinformationen aus Online- und Offline-Quellen sowie Präventionsmechanismen. Krankenkassen und Gesundheitseinrichtungen können durch Marketingmaßnahmen unter Berücksichtigung relevanter Rechtsgrundlagen wie dem Heilmittelwerbegesetze (HWG) auf die eigene Expertise und Schwerpunkte in der Versorgung aufmerksam machen und Patient:innen in Versorgungssysteme integrieren (vgl. Abb. 1 – **a**). 16

Symptome und Kontaktaufnahme

Machen Krankheitssymptome oder andere Gründe einen Arztbesuch erforderlich, können Patient:innen den Termin auf der Homepage der Arztpraxis oder Klinik selbstständig online vereinbaren (vgl. Abb. 1 – **1**). Individuelle Vorabfragen führen Patient:innen dabei bedarfsgerecht zum passenden Termin unter Berücksichtigung des Patientenanliegens sowie der Ressourcenauslastung und Verfügbarkeit seitens der behandelnden Einrichtung (vgl. Abb. 1 – **2**). KI-basierte Telefonassistenten ermöglichen es Patient:innen, Termine weiterhin 17 telefonisch zu vereinbaren und entlasten gleichzeitig die menschliche Rezeption (vgl. Abb. 1 – **b**). Sprachbasierte Interaktionen ermöglichen insbesondere älteren oder technikfernen Patient:innen eine intuitive Nutzung des Angebots. Standardanfragen wie Terminvereinbarungen oder Rezeptbestellungen können jederzeit bedient werden, ohne dass das medizinische Personal beansprucht wird und sich so auf die Kerntätigkeiten in der Patientenversorgung fokussieren kann. Ein Online-Symptomcheck bietet Patient:innen eine erste Einschätzung mit Handlungsempfehlungen und hilft bei der Vermittlung in die passende Versorgungsebene (vgl. Abb. 1 – **g**).

Diagnose und Beratung

18 Individuelle Patientenportale fungieren als zentrale Schnittstelle zur medizinischen Einrichtung und begleiten Patienten durch den eigenen Versorgungsprozess (vgl. Abb. 1 – **3**). Relevante Informationen wie Wegbeschreibungen, anstehende Termine, Aufklärungsunterlagen stehen jederzeit auf Abruf zur Verfügung. Patient:innen können ihre Daten jederzeit selbst verwalten, Untersuchungsergebnisse einsehen, Nachrichten mit der behandelnden Facheinheit austauschen, Formulare (vgl. Abb. 1 – **4,5**) rechtssicher und medienbruchfrei ausfüllen und eigene Unterlagen wie Befunde hochladen. Patiententerminals für den Self-Check-in mit Aufrufsystem ermöglichen eine kontaktlose Anmeldung und Steuerung der Patientenströme vor Ort (vgl. Abb. 1 – **c**).

Behandlung und Nachsorge

19 Um eine sinnvolle Auslastung medizinischer Einrichtungen zu erzielen, werden Behandlungsschritte und -termine unter Berücksichtigung verfügbarer Ressourcen (Personal, Räume, Geräte, etc.) geplant und dynamisch optimiert (vgl. Abb. 1 – **6**). Das gelingt u. a. durch Nachrückerlisten, die Patient:innen bei freigewordenen Terminen automatisch benachrichtigen, und Bereithaltung bzw. kurzfristige Freischaltung von Notfallterminen. KI-basierte Benchmark-Reports werten definierte Key Performance Indicators (KPI) aus und zeigen individuelle Optimierungspotenziale auf (vgl. Abb. 1 – **e**). Vor dem Hintergrund des hohen Kostendrucks im Gesundheitswesen stellen diese Maßnahmen einen wirtschaftlichen Umgang mit Versorgungskapazitäten sicher, damit Patient:innen jederzeit die Hilfe zur Verfügung steht, die sie tatsächlich benötigen, und bspw. die Notaufnahme in Krankenhäusern aufgrund ihrer ständigen Verfügbarkeit nicht mit Fällen aus der ambulanten Versorgung überlastet wird.

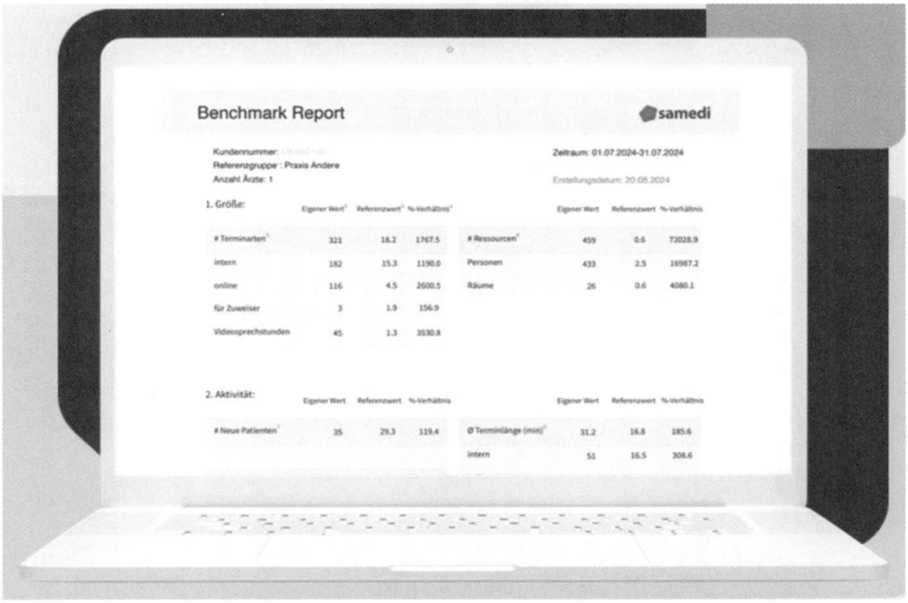

Abb. 2: KI-basierter Benchmark-Report zur Optimierung von Digitalisierungsmaßnahmen in Gesundheitseinrichtungen durch KPI-Auswertungen und konkrete Handlungsempfehlungen

Quelle: samedi.

Ist ein stationärer Aufenthalt erforderlich, werden Patient:innen nicht nur im OP-Saal mit Robotik konfrontiert: Digitale Pflegedienst-Roboter sorgen für eine schnelle Erfüllung von Routineaufgaben und erleichtern bspw. die Kommunikation und Betreuung hochinfektiöser oder sprachlich eingeschränkter Patienten (vgl. Abb. 1 – **d**). Die Weiterbehandlung und Nachsorge wird über digitale Zuweisernetzwerke organisiert, sodass Patient:innen mit ihrem Einverständnis direkt zur Reha oder Nachsorge vermittelt werden können (vgl. Abb. 1 – **7**). Ist kein persönlicher Kontakt notwendig, können Verlaufskontrollen oder auch Zweitmeinungsgespräche im Rahmen der Diagnose und Beratung per Videosprechstunde umgesetzt werden (vgl. Abb. 1 – **8**). Patient:innen müssen so keine zusätzlichen Wege auf sich nehmen und können sich vollkommen auf die Genesung konzentrieren. Privat- und Selbstzahler-Leistungen können ausgehend vom Termin automatisiert abgerechnet werden und Patienten erhalten eine kontaktlose Zahlungsmöglichkeit (vgl. Abb. 1 – **10**). 20

Einen weiteren Ansatz zur telemedizinischen Patientenbetreuung stellt das Konzept der DIHVA (Digitale Hausärztliche Versorgungsassistenten) dar. DIHVAs entlasten Ärzt:innen als digital geschultes paramedizinisches Personal und ermöglichen Patient:innen eine schnelle und sichere digitale Gesundheitsversorgung, die sich der Bevölkerungsentwicklung anpassen kann (vgl. Abb. 1 – **f**). Egal ob 21

Telemedizin oder ambulante/stationäre Betreuung vor Ort: Behandlungsdaten und Befunde werden in der Gesundheitsakte hinterlegt (vgl. Abb. 1 – **9**). So haben sowohl Patient:innen als auch von ihnen autorisierte Ärzt:innen Zugriff auf behandlungsrelevante Informationen. Definierte Versorgungspfade für spezifische Krankheitsbilder ermöglichen eine strukturierte Nachsorge (vgl. Abb. 1 – **g**).

22 Dieser exemplarische Überblick einer digitalen Patient Journey zeigt, welche Lösungen und Potenziale bereits heute realisiert werden. Entscheidend für eine erfolgreiche Implementierung in der Praxis ist die Orientierung am Bedarf zur Unterstützung und Ergänzung der knappen Fachkräfte im medizinischen Bereich. Die zentrale Fragestellung lautet daher nicht, wie ein „menschenloses" Krankenhaus gestaltet werden kann, in dem Patient:innen ausschließlich durch Robotik betreut werden. Vielmehr steht zur Diskussion, wie eine bedarfsorientierte, digitale Gesundheitsversorgung aussehen kann, die Technologie und Menschlichkeit in einem integrativen Ansatz verbindet, um die Versorgungsqualität nachhaltig zu verbessern.

4 Gestärkte Patientenzentrierung und Teilhabe durch die digitale Patient Journey

23 Die digitale Transformation des Gesundheitswesens hat einen tiefgreifenden Einfluss auf die Gestaltung patientenzentrierter Versorgung. Digitale Anwendungen ermöglichen es Patient:innen, ihre Versorgung aktiver mitzugestalten. Dabei geht es nicht nur um Transparenz, sondern um tatsächliche Mitbestimmung. Gesundheitskompetenz, digitale Tools und Feedbackschleifen formen eine neue Patientenrolle – hin zu informierten, autonomen Akteuren im Versorgungsprozess. Im Folgenden werden fünf zentrale Effekte dargestellt, durch die die digitale Patient Journey Patientenzentrierung und Teilhabe konkret unterstützt.

1. Erhöhte Transparenz und Informiertheit

24 Digitale Gesundheitsanwendungen wie elektronische Patientenakten oder webbasierte Patientenportale ermöglichen Patient:innen einen kontinuierlichen Zugriff auf medizinisch relevante Informationen – etwa Diagnosen, Laborwerte oder Behandlungspläne. Dieser Zugang trägt zur besseren Nachvollziehbarkeit medizinischer Entscheidungen bei und stärkt das Verständnis für den eigenen Gesundheitszustand.

2. Mehr Entscheidungsautonomie und Mitverantwortung

25 Über die reine Informationsbereitstellung hinaus bieten digitale Tools wie interaktive Entscheidungshilfen oder evidenzbasierte Therapieplaner konkrete Unterstützung bei medizinischen Wahlentscheidungen. Dies befähigt Patient:innen, individuelle Präferenzen in den Behandlungsprozess einzubringen und stärkt das Gefühl von Kontrolle und Selbstwirksamkeit.

3. Verbesserung der Kommunikation und Interaktion

Digitale Kommunikationsformen wie Telemedizin, sichere Messaging-Dienste oder Videosprechstunden ermöglichen einen niederschwelligen, flexiblen Austausch mit medizinischem Personal. Dies fördert die Kontinuität der Betreuung, reduziert Informationsverluste und stärkt das Vertrauensverhältnis. 26

4. Personalisierung der Versorgung

Durch die Analyse individueller Gesundheitsdaten – etwa über Wearables oder digitale Anamnesesysteme – kann die Versorgung stärker auf persönliche Bedürfnisse, Risikofaktoren und Präferenzen abgestimmt werden. Dies ermöglicht individualisierte Therapien und eine stärkere Identifikation mit dem Behandlungsprozess. Zudem können personalisierte digitale Interventionen die Therapietreue und das subjektive Wohlbefinden positiv beeinflussen. 27

5. Abbau struktureller und organisatorischer Barrieren

Digitale Gesundheitsdienste wie Videosprechstunden, mobile Terminvergabe oder Fernmonitoring bieten räumlich und zeitlich flexible Versorgungsmöglichkeiten. Dies ermöglicht insbesondere Menschen mit eingeschränkter Mobilität oder in ländlichen Regionen eine gleichberechtigte Teilhabe an der Gesundheitsversorgung. So reduzieren digitale Angebote Zugangsbarrieren und leisten einen Beitrag für mehr Versorgungsgerechtigkeit. 28

5 Fazit und Ausblick

Die digitale Patient Journey birgt erhebliches Potenzial, Versorgungsengpässe zu entschärfen, Prozesse zu standardisieren und Patienten stärker einzubeziehen. Das betrifft nicht nur den Zugang zur medizinischen Behandlung, sondern auch eine aktive Teilhabe und Mitgestaltung des eigenen Versorgungsweges – von der Prävention über Diagnose und Behandlung bis zur Nachsorge. So werden Therapietreue und bedarfsgerechte Chancengleichheit in der Versorgung gefördert. Damit das gelingt, darf die digitale Patient Journey jedoch nicht allein als technische Innovation verstanden werden, sondern muss als Bestandteil eines kulturellen Wandels im Gesundheitswesen gedacht werden. 29

Notwendig ist ein regulatorisches Umfeld, das Interoperabilität fördert, Bildungsangebote für digitale Gesundheitskompetenz schafft und eine patientenzentrierte Versorgungslogik priorisiert. Nur wenn Digitalisierung als Hebel für menschlichere Versorgung genutzt wird, kann aus Zugang echte Teilhabe entstehen – und das deutsche Gesundheitssystem einen zukunftsfähigen Schritt nach vorne machen, indem die Patient Journey bis 2035 zu einem kontinuierlichen, digital begleiteten Prozess weiterentwickelt wird: 30

31 Intelligente Wearables, Implantate oder sogar biokompatible Sensoren erfassen fortlaufend Vitaldaten wie Herzfrequenz, Schlafmuster, Blutwerte oder Stresslevel. Mithilfe künstlicher Intelligenz werden diese Daten analysiert, um Risiken frühzeitig zu erkennen – sei es eine sich anbahnende Herzerkrankung, ein drohendes Burn-out oder eine beginnende Stoffwechselstörung. Nutzer erhalten personalisierte Empfehlungen direkt auf ihre Endgeräte, begleitet von digitalen Gesundheitscoaches, die bei der Umsetzung gesunder Routinen unterstützen.

32 Treten erste Symptome auf, wenden sich Patient:innen zunächst an einen digitalen Triage-Assistenten – ein KI-gestützter Chatbot oder Avatar, der basierend auf Symptombeschreibungen eine erste Einschätzung vornimmt. Die KI entscheidet, ob eine Selbstbehandlung ausreicht, ein telemedizinisches Gespräch nötig ist oder ein Vor-Ort-Termin bei einem Facharzt erforderlich wird. Dringende Fälle werden priorisiert und automatisch an passende medizinische Einrichtungen vermittelt. Die Terminorganisation erfolgt digital und intelligent: Sie berücksichtigt Fachgebiet, Verfügbarkeit, Standort sowie bereits vorliegende Patientendaten. Diese sind in einer vernetzten, patientenzentrierten Gesundheitsakte gespeichert, auf die Patient:innen jederzeit Zugriff haben und selbst bestimmen, wer sie einsehen darf.

33 Im Diagnoseprozess werden bildgebende Verfahren, Laboranalysen, genetische Informationen und Vitaldaten in Echtzeit zusammengeführt und durch KI analysiert. So entsteht eine umfassende, präzise Diagnostik, die die Basis für eine individualisierte Therapie bildet. Behandlungspläne werden unter Berücksichtigung medizinischer Leitlinien, persönlicher Vorlieben und digitaler Verlaufskurven personalisiert. Medikamente können teils direkt zuhause oder in Apotheken per 3D-Druck hergestellt und dosiert werden – abgestimmt auf genetische Disposition, Körpergewicht und aktuelles Befinden. Auch die Behandlung selbst findet zunehmend in hybriden Formen statt: Patientinnen und Patienten werden über Telemedizin betreut, in Smart Homes mit medizinischer Infrastruktur versorgt oder besuchen spezialisierte digitale Kliniken. Das medizinische Personal bleibt dabei eng eingebunden, unterstützt durch KI-Systeme, die administrative Aufgaben übernehmen und komplexe Entscheidungen vorbereiten, aber nicht eigenständig treffen.

34 Nach der akuten Behandlung erfolgt eine engmaschige digitale Nachsorge. Sensoren und Apps überwachen den Therapieverlauf, erinnern an Medikamente, tracken die Genesung und geben Rückmeldung in Echtzeit. Motivation und Therapietreue werden durch Gamification, personalisierte Nachrichten und kontinuierliches Feedback gefördert. Nachsorgegespräche finden über sichere, immersive Plattformen statt, gegebenenfalls in virtuellen Räumen mit VR- oder AR-Unterstützung. Abschließend wird die Patientenerfahrung dokumentiert: Nutzer geben Feedback zur Qualität der Versorgung, zur Kommunikation und zum Ergebnis. Diese Daten fließen anonymisiert in Qualitätsmetriken ein und helfen, das Gesundheitssystem weiterzuentwickeln. Transparente Dashboards

machen sichtbar, wie gerecht, wirksam und patientenzentriert die Versorgung funktioniert – nicht nur für Institutionen, sondern auch für die Gesellschaft.

Diese Zukunft basiert auf einigen zentralen Prinzipien: Die Datenhoheit bleibt bei 35
den Patient:innen, Systeme sind voll interoperabel, medizinische Entscheidungen sind nachvollziehbar und digitale Lösungen sind inklusiv gestaltet. So entsteht eine Patient Journey, die nicht nur effizient und technologisch fortschrittlich ist, sondern auch menschlich, zugänglich und fair. Ein vielversprechender Anfang für dieses Szenario ist bereits gemacht und findet sich bereits heute in deutschen Arztpraxen und Krankenhäusern wieder – nun kommt es auf die konsequente Fortsetzung an.

Literatur

Alscher, A. (2025, 29. März). *Von Termin bis Therapie – KI in Patientenportalen macht's möglich.* kma online. https://www.kma-online.de/aktuelles/it-digital-health/detail/ki-in-patientenportalen-von-termin-bis-therapie-53677 (Zugriff 15.05.2025).

Alscher, A. (2024). Covid-19-Impfmanagement: de-/zentralisiert und digital optimiert. *Monitor Versorgungsforschung, 17*(4), 74–82. http://doi.org/10.24945/MVF.04.24.1866-0533.2638 [Zugriff 15.05.2025).

Alscher, A., Wissing, C. & Pollmanns, J. (2025). Videosprechstunden im kinderärztlichen Notdienst: Fallstudie zu Technologienutzung und Zufriedenheit. *Monitor Versorgungsforschung, 18*(3), S. 74–79. http://doi.org/10.24945/MVF.03.25.1866-0533.2725

Ärzteblatt (2024). *Hausärzte betonen Bedeutung der Hausarztzentrierten Versorgung.* Deutsches Ärzteblatt. https://www.aerzteblatt.de/news/hausaerzte-betonen-bedeutung-der-hausarztzentrierten-versorgung-b8fda598-8631-4de0-884c-0da8c0057803 (Zugriff 15.05.2025).

Bitkom (2024, 22. November). *Die Hälfte der Deutschen vereinbart Arzttermine online.* Bitkom Research. https://www.bitkom-research.de/news/die-haelfte-der-deutschen-vereinbart-arzttermine-online (Zugriff 15.05.2025).

Buske, S. (2025, 27. Januar). *Mangel an Hausärzten: Unterstützung von der DIHVA.* Healthcare-in-europe-com. https://healthcare-in-europe.com/de/news/fachkraeftemangel-hausaerzte-dihva.html (Zugriff 22.05.2025).

Gesellschaft für innovative Marktforschung (2023, 23. November): *Patient Journey: Eine Reise im Gesundheitssystem.* GIM. https://www.g-i-m.com/de/marktforschung-blog/Patient-Journey.html (Zugriff 15.05.2025)

Hauptmann, N. (2025, 15. Mai). *„Healthcare Agents": die neue Generation der KI-Assistenz.* Healthcare Digital. https://www.healthcare-digital.de/healthcare-agents-die-neue-generation-der-ki-assistenz-a-4718509725654a987a46b4fa3bf8b030/ (Zugriff 15.05.2025).

Health Village (o. D.). *About My Path and digital pathways.* Healthvillage.fi. https://www.terveyskyla.fi/en/mypath/about-my-path-and-digital-pathways (Zugriff 15.05.2025).

Kaiser, P. (2024). *Licht und Schatten: So sehen die Versicherten das deutsche Gesundheitswesen.* GKB 90 Prozent. https://www.gkv-90prozent.de/ausgabe/40/autorenbeitrag/40_versichertenbefragung/40_versichertenbefragung.html#text_module_4 (Zugriff 15.05.2025).

Kassenärztliche Vereinigung Westfalen-Lippe (2025, 26. Mai). *Videosprechstunde: Telemedizinisch gestützte Betreuung von Patienten.* KVWL. https://www.kvwl.de/themen-a-z/videosprechstunde (Zugriff 22.05.2025).

Krankenhausgesellschaft Schleswig-Holstein (2025, 23. Januar). *LungenClinic führt als eines der ersten Krankenhäuser in Deutschland ein vollumfängliches Patientenportal (gem. KHZG) ein.* KHSG online. https://www.kgsh.online/post/lungenclinic-f%C3%BChrt-als-eines-der-ersten-krankenh%C3%A4user-in-deutschland-ein-vollumf%C3%A4ngliches-patientenp (Zugriff 22.05.2025).

Theilen, J. (2025, 5. Mai). *KI und Psychotherapie: „Hey ChatGPT, mir geht es nicht gut – kannst du helfen?“*. Welt online. https://www.welt.de/iconist/trends/article255520224/ChatGPT-als-Psychologe-Warum-so-viele-der-KI-ihr-Herz-ausschuetten.html (Zugriff 15.05.2025).

Verbraucherzentrale Bundesverband (2023, 6. Februar). *Mehrheit wünscht sich Videosprechstunden als Standardangebot von Arztpraxen.* vzbv. https://www.vzbv.de/publikationen/mehrheit-wuenscht-sich-videosprechstunden-als-standardangebot-von-arztpraxen. (Zugriff 15.05.2025).

Wecker, H., Höllerl, L., Schick, T.S., Biedermann, T., Zink, A. & Ziehfreund, S. (2024). Patient Journey und krankheitsbezogene Nutzung digitaler Medien: Eine Querschnittsstudie unter Dermatologie-Patienten in Deutschland. *JDDG Journal der Deutschen Dermatologischen Gesellschaft, 22*(3), 377–388. https://doi.org/10.1111/ddg.15311_g

World Health Organisation (2023). *Population health management in primary health care: a proactive approach to improve health and well-being* (WHO/EURO:2023-7497-47264-69316). https://www.who.int/europe/publications/i/item/WHO-EURO-2023-7497-47264-69316 (Zugriff 15.05.2025).

Zi (2024, 24. Oktober). *Digital-Event „Zi insights“ beleuchtet digitale Terminsteuerung als Stärkung ambulanter Versorgung.* Zi Zentralinstitut für die Kassenärztliche Versorgung. https://www.zi.de/das-zi/medien/medieninformationen-und-statements/detailansicht/digital-event-zi-insights-beleuchtet-digitale-terminsteuerung-als-staerkung-der-ambulanten-versorgung (Zugriff 15.05.2025).

Beitrag 14

Soziale Diagnostik digital – web-basierte Instrumente für das Case Management

Karin Goger, Alexander Rind

Abstract: Im Zuge des Assessments erkunden Case Manager:innen die Problemlagen und Ressourcen ihrer Klient:innen. Dabei kommen auch Verfahren und Instrumente der Sozialen Arbeit zum Einsatz. Insbesondere der egozentrierten Netzwerkkarte, dem biografischen Zeitbalken und dem Inklusionschart attestieren Case Manager:innen handlungsfeldunabhängig große Aussagekraft. Nach der anfänglichen Anwendung mit Papier und Bleistift bzw. Textverarbeitungsprogrammen entwickelten Lehrende und Studierende der Fachhochschule (FH) St. Pölten in enger Kooperation mit Anwender:innen Sofwarelösungen, die eine strukturierte und standardisierte Vorgehensweise und Dokumentation unterstützten. Nach rund zehn Jahren wurde der Ruf nach einer Aktualisierung und Modernisierung dieser Instrumente immer lauter, wobei sich rasch ein Widerspruch zeigte, der der Sozialen Arbeit immanent innezuwohnen scheint: Zwar wird die Technologisierung und Digitalisierung in der Sozialen Arbeit erwartet und diskutiert, das Lukrieren von Fördermitteln für die Entwicklung zeitgemäßer digitaler Diagnostiktools in der Sozialen Arbeit gleicht aber der Suche nach der Nadel im Heuhaufen.
Im Beitrag wird zunächst beschrieben, mit welchen Herausforderungen technische Innovationen in der Sozialen Arbeit verbunden sind und welche Chancen Förderprogramme der Europäischen Union und interdisziplinäre Kooperationen innerhalb von Hochschulen bieten. In einer Einführung in die fachlichen Grundlagen der egozentrierten Netzwerkkarte, des biografischen Zeitbalkens und des Inklusionscharts werden die Funktionalitäten und Vorzüge der Web-Apps anhand konkreter Fallbeispiele illustriert. Der Beitrag endet mit einer kritischen Würdigung der Web-Apps und einem Fazit zu den Potenzialen von Kooperationsprojekten für die methodische Weiterentwicklung der Sozialen Arbeit und des Case Managements.

1 Digitalisierung der Diagnostik des Sozialen

1 Das Assessment im Case Management (CM) umfasst eine mehrdimensionale und multiprofessionelle Erhebung und Analyse der komplexen Problemlagen, Stärken und Ressourcen von Klient:innen. Belastungen der biopsychosozialen Lebensführung und Schwierigkeiten in der Lebensführung sollen entsprechend ihrer Dringlichkeiten priorisiert und bei der Entwicklung von Zielen berücksichtigt werden. Es gilt im Assessment all jene Informationen über die Multiproblemlagen und Ressourcen der Klient:innen zu gewinnen, die es für die Bereitstellung passgenauer Unterstützungen braucht. Neben Pflegeassessments, klinisch-psychologischen Testverfahren, medizinischen Abklärungen und Diagnoseverfahren sowie therapeutischen Einschätzungen der physischen, psychischen und mentalen Situation der Person wird im CM auch der Erfassung der sozioökonomischen und rechtlichen Lage, der sozialen Einbettung und der alltäglichen Lebensführung große Bedeutung beigemessen. Dazu werden Instrumente der Sozialen Diagnostik eingesetzt, die im Sinne der fachlichen Fundierung und Aussagekraft einigen Ansprüchen genügen sollten: Sie müssen die Komplexität des Sozialen im Allgemeinen und des Einzelfalles im Speziellen anerkennen und dieser gerecht werden. Gleichzeitig sollten die erhobenen Informationen in einer übersichtlichen Weise strukturiert und visualisiert werden. Und schließlich bedarf es generalistischer Verfahren, die in möglichst vielen Handlungsfeldern eingesetzt werden können und deren Nutzen und Funktions-

weisen einfach vermittelbar sind. Hier bietet die fortschreitende Digitalisierung vielversprechende Chancen.

Am Department Soziales der Fachhochschule (FH) St. Pölten (Österreich) werden 2
seit 2009 digitale Lösungen für sozialdiagnostische Instrumente entwickelt. Ausgangspunkt für diese Innovationen waren und sind insbesondere die im Jahr 2005 von Peter Pantuček-Eisenbacher (2019) erstmals vorgestellten Verfahren, die den Ansprüchen einer theoretischen und evidenzbasierten Fundierung genügen und die wegen ihrer generalistischen Ausrichtung in den unterschiedlichsten Handlungsfeldern der Sozialen Arbeit zum Einsatz kommen können. Dabei stechen drei Instrumente für das Case Management hervor:

1. die egozentrierte Netzwerkkarte zur mehrdimensionalen Visualisierung und Analyse der sozialen Beziehungen einer Person,
2. der biografische Zeitbalken als mehrdimensionale Notation des Lebensverlaufs einer Person,
3. das Inklusionschart zur Beschreibung und Einschätzung der Inklusion in gesellschaftliche Teilsysteme, der existenziellen Absicherung und der Funktionsfähigkeit einer Person.

Diese Verfahren fanden Eingang in die Praxis und wurden in enger Kooperation 3
mit Anwender:innen kontinuierlich weiterentwickelt. Für die Netzwerkkarte und den Zeitbalken wurden im Rahmen von Bachelor- und Masterprojekten von Studierenden des Studiengangs Industrielle Simulation der Fachhochschule St. Pölten erste Java-basierte Softwarelösungen entwickelt.

Abbildung 1 vermittelt einen Überblick über deren fachliche und digitale Entwick- 4
lungsetappen von 2005 bis 2020.

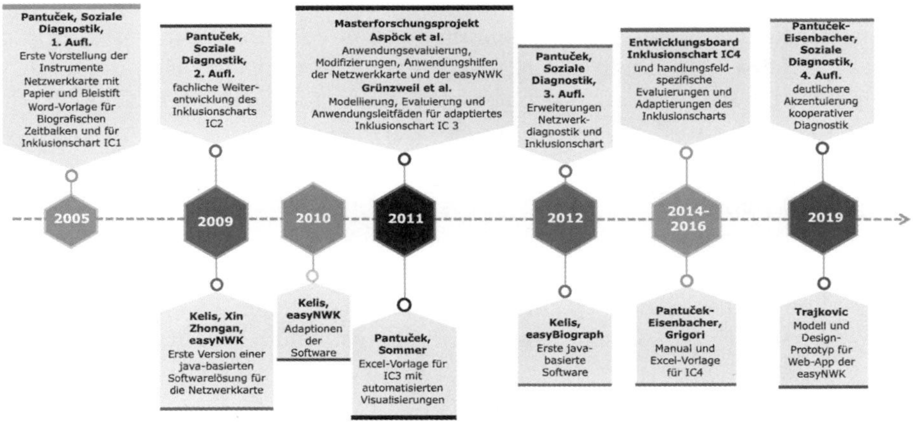

Abb. 1: Entwicklung ausgewählter sozialdiagnostischer Verfahren

Quelle: Eigene Darstellung.

5 Im Laufe der Jahre veraltete die Technologie der Applikationen und aufgrund von Sicherheitsrisiken, die mit Java assoziiert waren, verhinderten immer mehr Organisationen den Einsatz der Instrumente. Der Ruf der Anwender:innen nach fachlich wie auch technisch zeitgemäßen Softwarelösungen wurde lauter. Es folgte eine Evaluation von Anwendungserfahrungen und -anforderungen, die in einem Pflichtenheft für die Weiterentwicklung zusammengeführt wurden. Angesichts der darin formulierten Anforderungen an die Programme war bald klar, dass die Entwicklung fachlich fundierter und nachhaltiger Instrumente nicht im Kontext studentischer Projekte an der FH St. Pölten erfolgen konnte. Recherchen nach passenden Förderprogrammen im Kontext der Sozialwissenschaften und (technischer) Digitalisierungsprojekte blieben zunächst erfolglos. In weiterer Folge wurden Möglichkeiten einer Kooperation mit Softwareunternehmen ausgelotet. Erste Kostenkalkulationen zeigten, dass kleine Förderschienen für Innovationen ebenso wie ein mögliches Crowd-Funding nicht die notwendigen Mittel für eine umfassende Weiterentwicklung einbringen würden. Organisationen der Sozialen Arbeit verfügen über wenige bis keine finanziellen Mittel für Innovationen, die über den eigenen Zuständigkeitsbereich bzw. über die unmittelbaren vertraglichen Verpflichtungen hinausgehen. So tragen sie zwar allenfalls Kosten für die Entwicklung von Falldokumentationssystemen, für sozialdiagnostische Instrumente wird oftmals keine Notwendigkeit gesehen. Somit sehen sie sich auch für das Programmieren von diagnostischen Instrumenten nicht zuständig und wollen auch nicht für die Lizenzen der entsprechenden Softwarelösungen aufkommen. Gleichzeitig finden sich kaum Forschungs- und Entwicklungsförderungen für methodische Innovationen in der Sozialen Arbeit. Es scheint vorrangig den (Aus-)Bildungsstätten wie Universitäten und Fachhochschulen zu obliegen, Ressourcen für die Entwicklung und Etablierung professioneller und handlungsfeldübergreifender methodischer Standards bereitzustellen.

6 Nach einer Reihe von erfolglosen Bemühungen und Projekteinreichungen konnte dank einer Förderung durch den regionalen Digital Innovation Hub Ost in den Jahren 2020 bis 2022 eine erste webbasierte Software für die easyNWK entwickelt werden, die auch einige inhaltliche Verbesserungen enthielt.

7 Im Jahr 2021 entstand schließlich die Idee, sich um eine Hochschulkooperation im Rahmen des Förderprogramms Erasmus+ der Europäischen Union zu bemühen. Die Prioritäten des Programms Inklusion und Vielfalt, Digitaler Wandel und Partizipation korrespondierten mit den fachlichen Anforderungen an eine kooperative soziale Diagnostik der Lebenssituation von ausgrenzungsgefährdeten und von sozialer Ungleichheit betroffenen Personen. Die Förderung der fachlichen Kooperation von Hochschulen schien außerdem geeignet, neben Softwarelösungen für die Netzwerkkarte und den Zeitbalken auch multimediale Materialien und Designs für deren Vermittlung in Lehre und hochschulischer Weiterbildung zu entwickeln. Bei der Suche nach Projektpartner: innen waren bestehende fachliche Netzwerkkontakte und erste Kooperationserfahrungen in den Bereichen Netzwerkdiagnostik und Biografiearbeit hilfreich.

Der sehr ausführliche Projektantrag führte zu einer detaillierten Konzeption der Projektziele, Rollen und Zuständigkeiten sowie Aufgaben und Schritten. Der Vorbereitungsaufwand wurde schließlich mit einer Förderzusage belohnt. Das Projekt „TransSoDia – Kooperative Soziale Diagnostik transnational und digital lehren und lernen“ erstreckte sich von April 2022 bis März 2025 und erlaubte eine enge und zielorientierte Zusammenarbeit der drei nachstehenden Hochschulpartner:innen (Abb. 2). Neben den verantwortlichen Hochschullehrenden wirkten an einzelnen Produkten studentische Assistent:innen mit, ohne deren medientechnische Kompetenzen die Videos und Podcasts vermutlich nicht in dieser Qualität realisierbar gewesen wären.

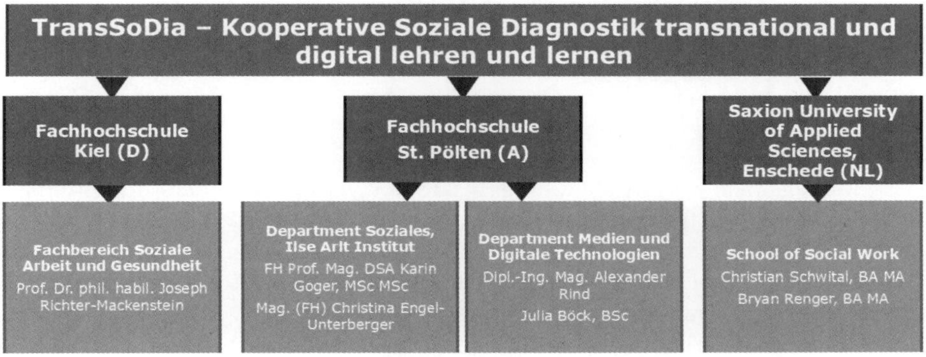

Abb. 2: Kooperationspartnerschaft TransSoDia
Quelle: FH St. Pölten 2025.

Die Förderhöhe des Projekts erlaubte die Arbeit an mehreren Produkten bzw. 8
Produktgruppen. Für das grundständige Studium an den Partnerhochschulen wurden gemeinsam didaktische Konzepte sowie Lehrmaterialien erarbeitet. Designs und Formate für die hochschulische Weiterbildung wurden konzipiert und erprobt. Der Großteil der Ressourcen floss in die fachlich fundierte Weiterentwicklung der easyNWK und in die Entwicklung der neuen Web-App easyBiograph sowie in multimediale Lehr- und Lernmaterialien für Netzwerkdiagnostik und biografische Diagnostik. Insbesondere die Entwicklung der beiden Web-Apps erfolgte in einem iterativen, partizipativen Designprozess (van der Velden & Mörtberg, 2015). Fachliche Diskussionen über Anforderungen an die Verfahren wurden zunächst in Spezifikationen für die Informationsvisualisierung übersetzt. Zwischenergebnisse der Web-Apps wurden in Form von Prototypen einer Erprobung durch Studierende und ausgebildete Sozialarbeiter:innen und Sozialpädagog:innen unterzogen. Deren Anwendungserfahrungen mit unterschiedlichen Zielgruppen wurden analysiert und in der Spezifikation der unterschiedlichen Funktionen berücksichtigt. Insgesamt wurden im Laufe des Projekts 331 Netzwerkkarten und 167 biografische Zeitbalken mit den Prototypen erstellt, sodass die Web-Apps auf einer breiten empirischen Grundlage beruhen. Für die Verbrei-

tung der Projektergebnisse wurden schließlich neue Websites (siehe easynwk.com und easybiograph.com) gestaltet, auf denen sich sowohl die Web-Apps als auch Handbücher und Anwendungsleitfäden, Erklärvideos, Podcasts mit Fachgesprächen von Expert:innen, Fachartikel und Forschungsarbeiten finden.

9 Mittlerweile gibt es auch einen ersten Prototyp für eine Web-App des Inklusionscharts (https://sodia.media.fhstp.ac.at). Daniel Studera (2025) berücksichtigte bei seinem Modell kritische Anmerkungen von Fachexpert:innen und ermöglichte darüber hinaus die Abbildung von Versionsverläufen. Damit können Inklusioncharts eines:einer Klient:in, die zu unterschiedlichen Zeitpunkten erstellt wurden, in übersichtlicher Weise verglichen und Veränderungen evaluiert werden. Eine Evaluation der Web-App im Feld steht noch aus.

2 Webbasierte Instrumente der Sozialen Diagnostik für das Case Management

10 Case Management ist ein Handlungsansatz der verantwortlichen einrichtungs- und professionsübergreifenden Organisation und Koordinationen von zeitlich andauernden und passgenauen Unterstützungen im Einzelfall. Es ist ein Ansatz, der sich an Personen in komplexen und multidimensionalen Problemlagen richtet und kommt dann zum Tragen, wenn mehrere Versorgungs- und Hilfsangebote des Sozial- und Gesundheitswesens notwendig sind. Das Assessment im Case Management ist dementsprechend multiprofessionell angelegt. Dabei sollen einerseits eine umfassende Erhebung und Einschätzung der biopsychosozialen Situation und Lage des:der jeweiligen Klient:in bzw. des Klient:innensystems gewährleistet sein und andererseits Mehrfacherhebungen vermieden werden. In einem ganzheitlichen, sprich mehrdimensionalen und multiperspektivischen Assessment kommen verschiedene Diagnostikverfahren zum Einsatz – seien es medizinische, pflegerische, psychologische oder physio-, ergo-, logo-, psychotherapeutische. Von den sozialarbeitswissenschaftlichen Instrumenten haben sich die drei gegenständlichen Verfahren für den Einsatz mit unterschiedlichsten Zielgruppen bewährt. Dabei lässt sich feststellen, dass der Einsatz in der Praxis nicht allein disziplinär ausgebildeten Sozialarbeiter:innen und Sozialpädagog:innen vorbehalten bleibt. Die Netzwerkkarte und mancherorts auch der Biografische Zeitbalken werden von Vertreter:innen anderer Professionen eingesetzt. Einzig der Einsatz des Inklusionscharts obliegt in aller Regel facheinschlägig qualifizierten Fachkräften.

11 In diesem Kapitel werden die Instrumente skizziert und mittels Fallbeispielen werden ihre Auswertungsmöglichkeiten veranschaulicht. Für ausführliche Begründungen in ihrer theoretischen Fundierung, ihren kooperativen Einsatz und Analysekriterien sei auf die frei zugänglichen und kostenlosen Anwendungsleitfäden und Handbücher verwiesen.

2.1 Die easyNWK

Die easyNWK (Rind, Böck & easyNWK contributors, 2025) ermöglicht die Visualisierung und automatisierte Auswertung der Struktur einer egozentrierten Netzwerkkarte. Diese Netzwerkkarte wird kooperativ im Rahmen von Netzwerkinterviews mit Klient:innen erstellt. Dabei fragt der:die Sozialarbeiter:in oder Case Manager:in nach den aktuellen Beziehungen und deren Nähe und Distanz zum bzw. zur Klient:in und trägt die einzelnen Personen entsprechend den Anweisungen des:der Klient:in ein. Die Netzwerkkarte weist vier Sektoren für Kontakte in den Kategorien Familie, Freund:innen/Bekannte, kollegiale Beziehungen und professionelle Helfer:innen aus. 12

Mit diagnostischen Netzwerkinterviews sollen die Einbettung im sozialräumlichen Lebensfeld der oder des Klient:in rekonstruiert, fördernde und belastende Beziehung erkundet und Potenziale der sozialen Unterstützung identifiziert werden. Im Netzwerkinterview wird zunächst ganz offen danach gefragt, wen es im Netzwerk von Ego gibt. Bewusst liegt der Netzwerkkarte ein weiter Beziehungsbegriff zugrunde, im Anwendungsleitfaden wird auf Max Webers Verständnis eines sinnhaft und gegenseitig aufeinander bezogenen Verhaltens zurückgegriffen (vgl. Weber, 1922 zitiert in Goger, 2024, S. 7). In weiterer Folge wird nachgefragt, mit wem die Person (Austausch)Beziehungen führt, mit wem sie Kontakt hat, wem sie begegnet und mit wem sie eine Bindung eingegangen ist (vgl. Petzold, 1993 zitiert in Goger, 2024, S. 8) und zwar jeweils unabhängig davon, wie er oder sie die Qualität der jeweiligen Beziehungen einschätzt. Damit unterscheidet sich die Interviewführung von der Mehrzahl von Netzwerkforschungsarbeiten, in denen meist nach wichtigen oder emotional bedeutsamen Beziehungen gefragt wird. 13

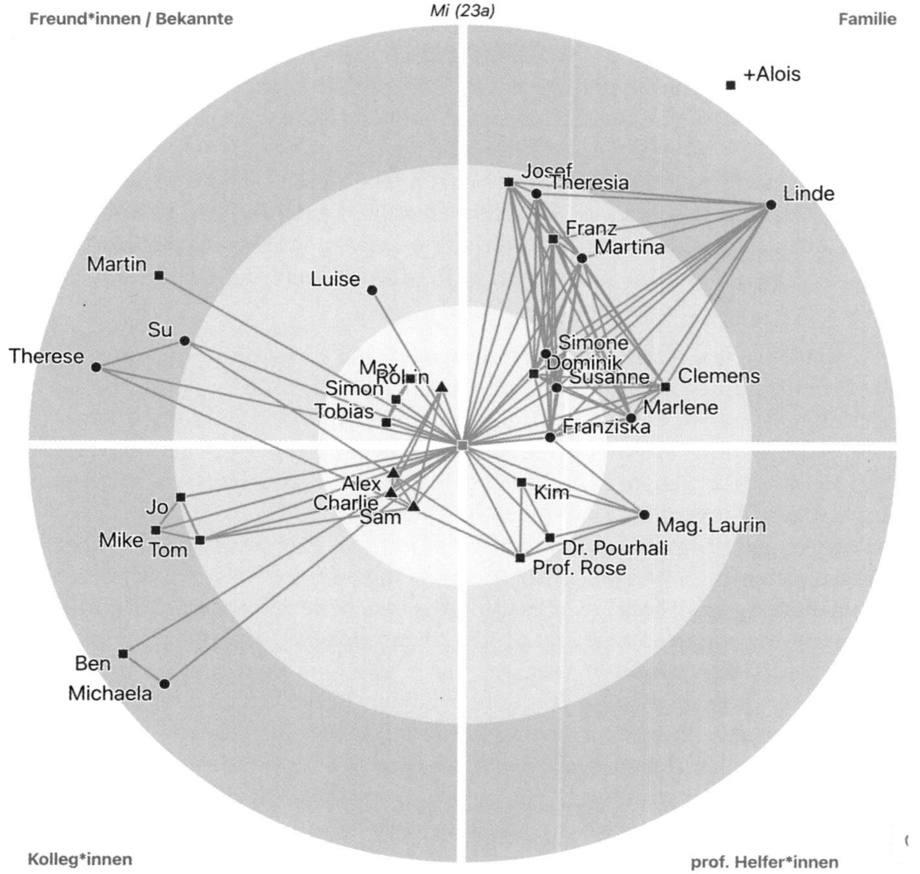

Abb. 3: Netzwerkkarte von Mi, erstellt mit easyNWK 2.7
Quelle: Eigene Darstellung.

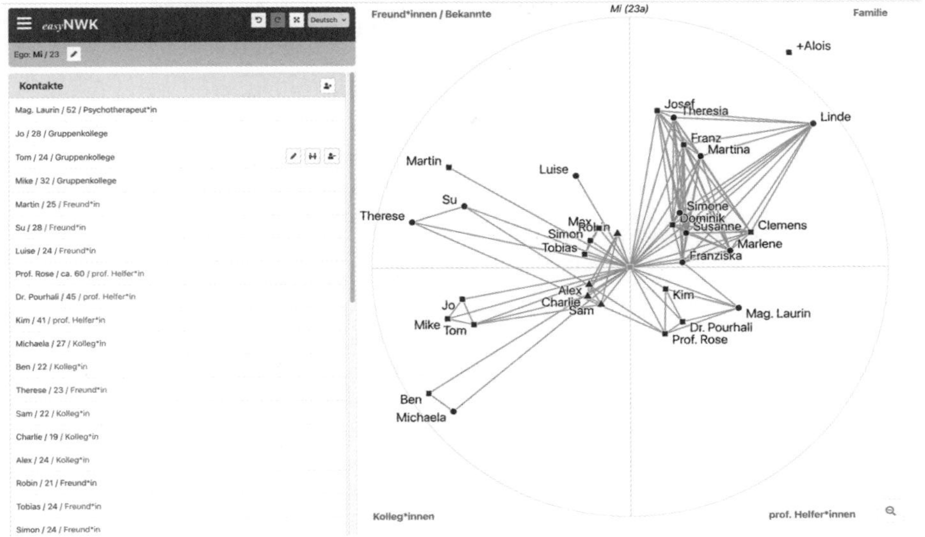

Abb. 4: Design der easyNWK

Quelle: Eigene Darstellung.

14 Ego als Person, um die es geht, steht in der Mitte der Karte, die anderen Personen werden als Knoten um sie herum positioniert und mit Kanten werden die Beziehungen der Personen zu Ego wie auch zueinander visualisiert. Mit der Netzwerkkarte werden im Unterschied zu rein textbasierten Notationen, egozentrierten Soziogrammen und tabellarischen Aufzeichnungen, die von Ego erlebten Nähe- und Distanzverhältnisse zu den Alteri gut sichtbar. Das Einblenden der Horizonte gibt Hinweise auf mögliche starke und schwache Beziehungen, wobei nur Ego selbst Auskunft über Dimensionen von Nähe wie Kontaktfrequenz, Beziehungsdauer, Einfluss, Intimität, Reziprozität, Interdependenz etc. geben kann.

15 Die Vorzüge der easyNWK gegenüber einer Papier-Bleistift-Zeichnung sind mannigfaltig: Das Programm ist ansprechend gestaltet und weitgehend intuitiv anwendbar. Somit kann es auch von Fachkräften und Klient:innen mit geringen EDV-Kenntnissen rasch erfasst und verwendet werden. Mit dem Programm können in standardisierter Weise Informationen zu den genannten Personen erfasst und gesichert werden. Gefragt wird nach dem Namen, der Rolle, dem Geschlecht und dem Alter der Person. Für das Geschlecht finden sich vier Auswahlmöglichkeiten: Weiblich, männlich, divers oder nicht festgelegt. Erfragt wird auch, ob die Beziehung aktuell besteht und es sich allenfalls um eine multiplexe Beziehung handelt. Aufgrund entsprechender dringender Wünsche der Anwender:innen ist es bei Bedarf auch möglich „Nicht-Menschen" einzutragen, was in aller Regel für Haustiere (Hunde) verwendet wird. Auch verstorbene Personen können eingetragen werden. Das Programm stellt sicher, dass verstor-

bene Personen und Nicht-Menschen nicht mit anderen Knoten verbunden werden, was für die Berechnung der Kennzahlen wesentlich ist.

16 Die Darstellung der Knoten und Kanten ist vereinheitlicht, wodurch eine übersichtliche und gut lesbare Netzwerkkarte entstehen kann. Die Positionierung der Knoten kann durch intuitive Handbewegungen erfolgen und auch die Menüführung ist intuitiv erfassbar.

17 Ohne großen Aufwand erlaubt es der entsprechende Menüpunkt die Beziehungen eines Knotens zu jeweils anderen Alteri einzutragen. easyNWK erlaubt verschiedenste Ansichtseinstellungen, sodass je nach Bedarf das Alter und die Rolle der Kontakte oder auch Verbindungen zu Ego bzw. zu Alteri ein- oder ausgeblendet werden. Mittels Schieber kann die Größe der Icons und/oder der Schrift variiert werden.

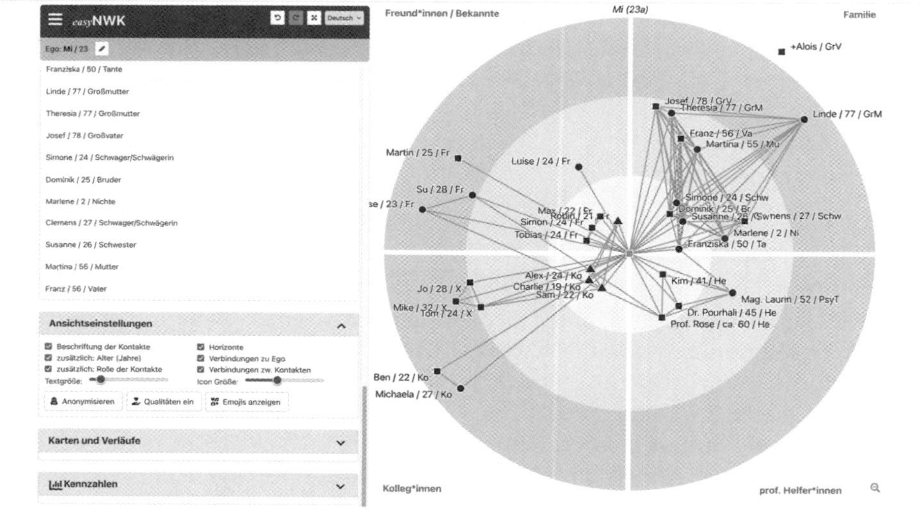

Abb. 5: Ansichtseinstellungen der easyNWK, alle Varianten eingeblendet
Quelle: Eigene Darstellung.

18 Ein weiterer wesentlicher Mehrwert der easyNWK besteht in der automatisierten Auswertung von Kennzahlen. Auf einen Blick erfährt der:die Sozialarbeiter:in/ Case Manager:in, wie groß das Netzwerk insgesamt und in den einzelnen Sektoren ist, wie die Verteilung der Kontakte in den Sektoren ist und wie Dichtewerte im Netzwerk ausfallen. Schließlich wird auch ausgewertet, wer im Netzwerk als Star fungiert, wer isoliert ist und mit wem Ego aktuell keine Beziehung führt. Diese Informationen können auch nach Sektor aufgeschlüsselt abgerufen werden.

Kennzahlen

Überblick | Sektor | Prof. Hilfe | Clique

Netzwerkgröße (+aktivierbare)	31 (31)
nach Geschlecht	
weiblich	12 (12)
männlich	15 (15)
divers	4 (4)
nicht festgelegt	0 (0)
nach Horizont	
nah	14 (14)
mittel	10 (10)
entfernt	7 (7)
Durchschn. Nähe (SD)	5.4 (2.4)
Dichte	0.168
Durchschn. Degree (SD)	5.0 (3.6)
Star(s)	Linde, Simone, Dominik, Marlene, Clemens, Susanne, Martina, Franz (10 Beziehungen)
Isolierte	2 (Martin, Luise)
Personen ohne Kante zum Ego	0

Abb. 6: Kennzahlen der easy im Überblick
Quelle: Eigene Darstellung.

Für eine fachliche Einschätzung der Kennzahlen, also ob ein Netzwerk als groß 19
oder als klein zu bezeichnen ist, bedarf es Vergleichswerten. Diese liegen zum gegenwärtigen Zeitpunkt nur bedingt vor, erste empirische Orientierungshilfen finden sich im Anwendungsleitfaden von Goger (2025) und in einer Übersichtsarbeit von Richter-Mackenstein, Lembke und Porath (2024).

Empirische Befunde (vgl. Modrow, 2017a, 2017b, 2018; Richter-Mackenstein, 20
2017) stellen einen wesentlichen Einfluss von professionellen Helfer:innen auf die Strukturmerkmale von Netzwerken von Klient:innen der Sozialen Arbeit fest. Diesen Erkenntnissen trägt die easyNWK Rechnung, indem sie gegenüberstellt, wie die Kennzahlenwerte mit und ohne Berücksichtigung der professionellen Helfer:innen ausfallen. Zusätzlich finden sich im letzten Reiter Informationen zu Cliquen im Netzwerk. Für statistische und oder Forschungszwecke können die Kennzahlen exportiert und einer weiteren Aufbereitung in Datenbanken zugeführt werden.

21 Die Netzwerkkarte als Visualisierung der (aktualisierten) Beziehungen einer Person erlaubt in Kombination mit den Kennzahlen Aussagen über die Struktur und Rollen. Für eine differenzierte fachliche Einschätzung der Unterstützungspotenziale sind die Beschreibungen und das Erleben des:der Klient:in unverzichtbar. Die Soziale Diagnostik beruht demnach sowohl auf den systematisch erhobenen und strukturiert abbildbaren Informationen als auch auf den Narrationen und Sinnkonstruktionen des:der Klient:in.

22 Mit der kontinuierlichen Evaluation der Prototypen wurde gewährleistet, dass die neue Basisversion der easyNWK den aktuellen fachlich-theoretischen Anforderungen ebenso genügt wie den Ansprüchen der Anwender:innen in den unterschiedlichsten Handlungsfeldern. Doch damit nicht genug: Die Förderung erlaubte es, die easyNWK auch für eine übersichtliche Verlaufsdokumentation nutzbar zu machen. In der neuen Version können Netzwerkkarten, die zu unterschiedlichen Zeitpunkten mit Ego erstellt wurden, verglichen werden. Darüber hinaus ermöglicht eine Zusatzfunktion die Visualisierung von verschiedenen Formen sozialer Unterstützung, die Ego empfängt und selbst leistet. Mit diesen neuen und erweiterten Funktionen der easyNWK wurden Grundlagen geschaffen, um den Beitrag von Netzwerkinterventionen und/oder des Case Managements für Veränderungen im Netzwerk zu evaluieren.

2.2 Der easyBiograph

23 Mit der neuen Web-App easyBiograph (Böck, Rind & easyBiograph contributors, 2025) werden Biografische Zeitbalken in einer standardisierten und übersichtlichen Form visualisiert. Der Zeitbalken zielt darauf ab, die Realbiografie als mehrdimensionale Timelines von Ereignissen und Phasen zu strukturieren und einer kooperativen Analyse zu unterziehen.

24 Der Zeitbalken kann auf unterschiedlichen Wegen erstellt werden: Im Gespräch mit einem:einer Klient:in kann auf Grundlage mitgebrachter Dokumente und aus dem Gedächtnis abrufbarer Informationen der Fokus auf die Realbiografie gelegt werden. Alternativ kann er als Ergänzung zu und in Anschluss an ein biografisches Interview mit dem:der Klient:in ausgefüllt werden. Eine solche Kombination der Verfahren erlaubt eine differenzierte biografische Diagnostik, verstanden als Diagnostik der gelebten, erlebten und erzählten Lebensgeschichte (vgl. Rosenthal, 1995 zitiert in Goger & Gerl, 2024, S. 7).

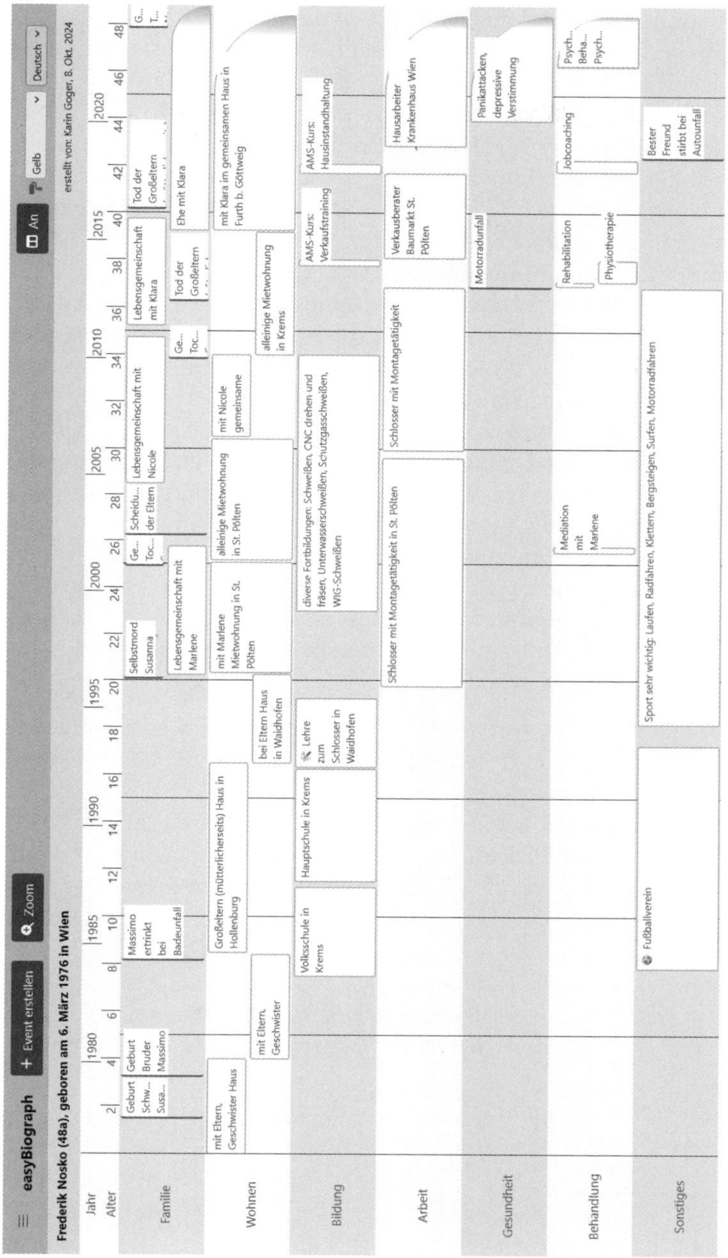

Abb. 7: Der easyBiograph im Überblick

Quelle: https://phaidra.fhstp.ac.at/o:7351.

25 In der Analyse von autobiografischen Stegreiferzählungen (vgl. Schütze, 1983, 1984) wird den Erlebensqualitäten von Lebensepochen, Statuspassagen sowie lebensgeschichtlichen Umbrüchen nachgegangen und die in den Erzählmustern zum Vorschein kommenden Sinnkonstruktionen werden rekonstruiert. Im Unterschied dazu liegt der Fokus der kooperativen Analyse des biografischen Zeitbalkens auf Gleichzeitigkeiten, ereignisreichen Phasen, Leerstellen und Umbrüchen des Lebensverlaufs sowie auf Bewältigungsstrategien des bzw. der Klient:in. Letzterer wird als mehrdimensionales Geschehen verstanden. Subjekte haben demnach nicht eine Biografie, vielmehr lässt sich ihre Lebensgeschichte als Wechselwirkung von Familien-, Wohn-, Ausbildungs-, Erwerbs-, Krankheits- und Hilfebiografie verstehen. Der neue easyBiograph ermöglicht es dem oder der Anwender:in, zusätzlich zu diesen standardisierten Dimensionen selbstgewählte Dimensionen zu ergänzen. Im Einzelfall kann es sinnvoll sein, den Zeitbalken um Kategorien wie Freizeit, Sport, ehrenamtliches Engagement, Belastungen / Erkrankungen im sozialen Umfeld, Delinquenz, Freundschaften etc. zu ergänzen. Der Zeitbalken lädt darüber hinaus ein, Thesen über Wechselwirkungen zwischen dem individuellen Lebenslauf und Geschehnissen im regionalen und gesellschaftlichen Umfeld und der sozialen Zeit zu generieren. Im Sinne einer guten Lesbarkeit kann außerdem zwischen drei Farbvariationen gewählt werden. Um die subjektive Bedeutung der verschiedenen Lebensereignisse und Lebensphasen zu dokumentieren können neben Informationen in einem Notizfeld auch Bewertungen mittels Emojis vorgenommen werden.

26 Auch für den Zeitbalken gilt, dass sowohl die Daten als auch die Narration für die fachliche Einschätzung der Besonderheiten der subjektiven Biografie herangezogen werden. Im Unterschied zur Netzwerkkarte gibt es für Biografien keine Kennzahlen oder sonstige standardisierbare Größen. Damit scheint das Programm im Vergleich mit der easyNWK auf den ersten Blick einfacher zu sein. Für eine fachlich fundierte biografische Diagnostik gilt dies jedoch nicht. Erhebungen, Deutungen und Einschätzungen subjektiver Lebensgeschichten, die über alltagstheoretische und triviale Erklär- und Bewertungsmuster hinausgehen, bedürfen nicht allein zeitlicher Ressourcen. Gefragt ist auch Wissen über Entwicklungsaufgaben, typische Lebens- und Bewältigungslagen in verschiedenen Lebensphasen, unterschiedlichen Sozialräumen und Zeitepochen. Den diagnostizierenden Fachkräften wird ebenso Wissen über verbreitete Erzählmuster und nicht zuletzt auch über Einflussfaktoren für das Abweichen von sozial vermittelten Erzählregeln abverlangt.

2.3 Das Inklusionschart

27 Das Alleinstellungsmerkmal der Sozialen Arbeit gegenüber anderen Professionen des Sozial- und Gesundheitswesens ist ihr Fokus auf das Verhältnis von Subjekten und ihren sozialökologischen Umgebungen sowie den Wechselwirkungen zwischen subjektiven Daseinslagen und gesellschaftlichen Bedingungen. Sozialarbeiter:innen unterstützen Personen, die sich in sozioökonomischen Problemlagen

verfangen haben und von gesellschaftlichen Exklusionsprozessen und lebensweltlichen Desintegrationserscheinungen betroffen sind. Diese in ihrer Komplexität zu erfassen und verstehend zu rekonstruieren ist eine zentrale Aufgabe im sozialarbeiterischen Assessment. Ein Instrument zur systematischen und standardisierten Informationserhebung und fachlich begründeten Einschätzung der Lebenslage von Klient:innen ist das Inklusionschart. Dabei handelt sich um ein tabellarisch gegliedertes und übersichtliches Notationsinstrument, das drei Achsen enthält: Inklusion, Existenzsicherung, Funktionsfähigkeit.

Auch das Inklusionschart wurde bislang in iterativen Prozessen der The- 28
oriebildung, Modellierung und Erprobung in der ambulanten und stationären Suchthilfe, der Erwachsenenvertretung, der offenen Kinder- und Jugendarbeit, der Kinder- und Jugendhilfe, der stationären Geriatrie sowie der Arbeit mit migrierten und geflüchteten Menschen weiterentwickelt. Für die aktuelle vierte Version des Inklusionscharts IC4 liegt ein Excel-Sheet vor, das die von der Fachkraft getroffenen Einschätzungen in grafische Darstellungen übersetzt und in einer automatisierten Auswertung visualisiert (Pantuček-Eisenbacher & Grigori, 2016). Zuletzt wurde das Inklusionschart für die Anwendung mit Familien im Kontext der Kinder- und Jugendhilfe durch die Integration eines Kinderschutzbogens umfassend erweitert (vgl. Lackenbucher & Kavalar, 2024).

Die erste Seite des Inklusionscharts beruht auf dem Inklusionsverständnis der 29
Allgemeinen Systemtheorie nach Niklas Luhmann (2005a, 2005b). Diese begründet, dass moderne Gesellschaften funktional ausdifferenziert sind und daher eine vollständige „Integration“ in die Gesellschaft weder möglich noch nötig ist. Vielmehr inkludieren gesellschaftliche Teilsysteme, die jeweils spezifische Funktionen (Funktionssysteme) für die (Welt)Gesellschaft übernehmen, entsprechend eigenen Logiken und mittels Kommunikation. Demnach ist es beispielsweise das Bildungssystem, das Zugangsvoraussetzungen und -bedingungen festlegt. So können nur solche Personen ein grundständiges Hochschulstudium absolvieren, die über eine zertifizierte „Hochschulreife“ verfügen. Für die Teilnahme an Volkshochschulkursen bedarf es finanzieller Mittel. Bei Exklusion handelt „es sich nicht um ein persönliches Versagen oder ein ‚subjektives Fehlverhalten‘, sondern vielmehr um gesellschaftliche Mechanismen, die hier wirksam werden“. (Merten & Scherr, 2004, S. 9) Soziale Arbeit leistet Inklusionshilfe durch „sozialanwaltliche Beratung und Betreuung“ (Kleve, 2017, S. 15), durch die Verbesserung der Adressabilität von Personen bzw. der „Reparatur sozialer Adressen“ (Hafen, 2011) und nötigenfalls durch „stellvertretende Inklusion“ (Baecker, 1994) in alternative Systeme.

Die im Inklusionschart gelisteten Teilbereiche orientieren sich in ihrer Auswahl 30
und Bezeichnung eher pragmatisch an den Bedarfen der Praxis als an theoretischer Stringenz. Der:die Sozialarbeiter:in ist gefordert, die Einschätzung über den Grad an Inklusion auf Basis von Daten und Fakten, den Informationen und Sichtweisen des:der Klient:in, sowie eigenen Fach- und Erfahrungswissens über

typische Lebenslagen und über Funktionsmechanismen der Teilsysteme zu treffen. In der sogenannten Tendenz spiegelt sich eine Prognose über den weiteren Verlauf der Inklusion ab, falls professionelle Hilfe unterbleibt. In der aktuellen vierten Version soll darüber hinaus eingeschätzt werden, ob der Inklusionsgrad durch personenbezogene sozialstaatliche Sicherungsleistungen erfolgt, also von „unterstützter Inklusion“ gesprochen werden kann. Notiert wird auch, ob stellvertretende Inklusion vorliegt und wie deren Wirkung eingestuft werden kann. Die Teilhabe an ersetzenden Alternativsystemen kann die Chancen für eine Inklusion in den eigentlichen Funktionssystemen erhöhen, wie es überbetriebliche Lehrausbildungen anstreben. Sie kann jedoch auch exklusionsverfestigend wirken, wie Werkstätten für Menschen mit Behinderungen veranschaulichen. Und sie kann ambivalente Wirkungen zeigen, was sich in Arbeitsprojekten zeigt, die in manchen Fällen die Chancen auf eine Erwerbstätigkeit am ersten Arbeitsmarkt erhöhen, in anderen Fällen nur Unterbrechungen der Langzeitarbeitslosigkeit darstellen.

31 Abbildung 8 und Abbildung 9 illustrieren, wie komplexe Lebenslagen mit dem Inklusionschart strukturiert abgebildet werden können.

Inklusions-Chart IC4

Klientin, Alter:	Daniela Marinkova, 18	erstellt von:	Pascal Laun	erstellt am:	15.06.25
Presenting Problem	Obdachlosigkeit, Armut, fehlende Versicherung				

1. Inklusion in Funktions-systeme	Teilhabe: voll	weitgehend	mangelhaft	exkludiert	Tendenz Dynamik (3: positiv, 2: stabil, 1: negativ, 0: gefährlich)	Informationen (Daten und Fakten)	unterstützt (+)	stv. Inklusion (1: rot, 2: gelb, 3: grün)	Aktionen
A. Rechtsstatus				x	↗	in Rumänien geboren, serbische Staatsbürgerin, lebt seit 2026 in Wien, Rot-Weiß-Rot-Karte Plus 2024 abgelaufen			Verlängerungsantrag gestellt; überlegt rumänische Staatsbürgerschaft zu beantragen, um EWR-Bürgerin zu werden
B. Arbeitsmarkt				x	–	beim AMS arbeitsuchend gemeldet, geringfügig in sozialökonomischen Betrieb beschäftigt, sucht Stelle am ersten Arbeitsmarkt		●	geplant: Vermittlung ans Jugendcoaching
C. Sozial-versicherung				x	–	nicht-versichert; keine Arbeitslosen-, Kranken- und Pensionsversicherung			Antrag auf Sozialhilfe (Hilfe in besonderen Lebenslagen) und Antrag auf Halbwaisenpension gestellt; eventuell Opting-In / Selbstversicherung in der Krankenversicherung
D. Geldverkehr			x		–	Konto aufgrund Bezugs der Familienbeihilfe, kein Anspruch auf Arbeitslosengeld, kein Bezug von Sozialhilfe, nur geringfügiger Beschäftigung, daher kein Überziehungsrahmen			
E. Mobilität			x		–	kann sich keine Monats- oder Jahreskarte für Wiener Linien leisten, besitzt weder Fahrrad noch Auto; Alltagswege werden zu Fuß erledigt; erhält regelmäßig Fahrscheine von Notschlafstelle	+		geplant: bei Zuerkennung von HIBL Antrag auf Mobilitätspass stellen
F. Bildungswesen		x			–	nimmt an Pflichtschulsabschlusskurs der Volkshochschule teil		●	Unterstützung bei Selbstorganisation der Lernaufgaben, bei Bedarf Lernunterstützung
G. medizinische Versorgung			x		–	aufgrund fehlender Krankenversichung eingeschränkte Teilhabe; notwendige Behandlungen werden durch Spendengelder finanziert, nutzt Angebote für Nicht-Versichte	+	○	laufend: Antrag auf Sozialhilfe; ev. geplant: Selbstversicherung
H. Medien		x			–	Zugang zu Medien überwiegend über Smartphone, Medienkompetenz altersadäquat vorhanden			
I. Adressierbarkeit			x		–	Wohnsitzmeldung in Notschlafstelle, Mobiltelefon vorhanden		○	

Abb. 8: Beispiel für Inklusionschart, Fall aus Wiener Wohnungslosenhilfe, Achse 1

Quelle: Vgl. Laun, 2025.

32 Auf der zweiten Seite sind die Fachkräfte aufgefordert, den Grad der Existenzsicherung in den Bereichen Wohnen, Güter des Alltags, Sicherheit und lebens-

weltlicher Support einzuschätzen. Abgebildet wird dabei auch, inwieweit die Existenzsicherung substituiert, also durch soziale Sicherungssysteme abgedeckt wird. In der Prognose wird der Blick wieder auf die Entwicklung in näherer Zukunft gelegt. Schließlich werden Funktionsfähigkeiten des:der Klient:in entlang der psychischen und physischen Gesundheit, den Alltagskompetenzen und der Realisierung von Sorgepflichten eingeschätzt. Die Beurteilung soll möglichst als zusammenfassende Verkürzung von medizinischen, psychologischen und/oder therapeutischen Befundungen und differenzierteren Abklärungen des Kindeswohls und des Erziehungsverhaltens verstanden werden können. Abschließend kann eine Einschätzung des sozialen Funktionsniveaus vorgenommen werden. Dafür wurde die GAF-Skala aus dem Klassifikationssystem DSM-IV entnommen.

2. Niveau der Existenzsicherung	adäquat	weitgehend	mangelhaft	nicht gewährl.	Substitution in %	Tendenz (Dynamik) 3: positiv, 2: stabil, 1:neg., 0: akut	Informationen (Daten und Fakten)	Aktionen
A. Wohnen			x		●	↘	seit Juni 2025 in Jugend-Notschlafstelle, WG mit zwei Mitbewohner:innen, befristet bis Ende September 2025	geplant: Verlängerung des Wohnplatzes oder Beantragung eines geförderten Wohnplatzes bei Fonds Soziales Wien (Härtefallantrag)
B. Güter des Alltags			x		●	↘	Versorgung über Notschlafstelle und geringfügige Tätigkeit; Bedarf an Unterwäsche und neuer Kleidung, Wunsch, selbstständig Lebensmittel einkaufen zu können	Information zu Kostnix-Läden, offfenen Kleiderschränken, Kleiderspenden, Second-Hand-Shops
C. Sicherheit		x			◕	–	hat WG mit gewalttätiger Schwester verlassen, NOST bietet mit 24-Stundenbetrieb und eigenem Zimmer Schutzraum	
D. lebensweltl. Support						–	Vater verstorben, kein Kontakt zu Mutter (Rumnänien) und zu Schwester (Wien), keine Freund:innen, loser Kontakt zu Kolleg:innen	geplant: Unterstützung beim Knüpfen sozialer Kontakte

3. Funktionsfähigkeit	sehr gut 4, eingeschränkt 3, mangelhaft 2, gefährdend 1		Tendenz (Dynamik) 3: positiv, 2: stabil, 1:neg., 0: akut	Informationen (Daten und Fakten)	Aktionen
A. Gesundheit			–	chronische gynäkologosche Erkrankung, regelmäßige Ärzt:innenbesuche und Medikamenteneinnahme, sonst keine Einschränkungen angegeben / bekannt	
B.Kompetenzen			–	spricht Bosnisch, Serbisch, Kroatisch, gutes Deutsch, kann Informationen gut erfassen und Lernen scheint ihr leicht zu fallen	
C. Sorgepflichten					
D. Funktionsniveau	Einschätzung nach GAF-Scale			70 max/J 70	aktuell

Formular ©peter pantucek-eisenbacher 2005-2016.Verwendung unter Beibehaltung des Copyright-Hinweises frei

Abb. 9: Beispiel für Inklusionschart, Fall aus Wiener Wohnungslosenhilfe, Achsen 2 und 3

Quelle: Vgl. Laun, 2025.

33 Die getroffenen Einschätzungen werden durch prägnante Informationen nachvollziehbar gemacht, das Gesamtbild unterstützt die Prioritätensetzung bei der Interventionsplanung, die sich schließlich in der Spalte „Aktionen" abbildet.

34 Das Inklusionschart kann nach einer Einführung in seine Begrifflichkeiten kooperativ mit Klient:innen eingesetzt werden und ermöglicht eine übersichtliche Darstellung verschiedener Lebensbereiche und deren Wechselwirkung. Es befördert die Aushandlung über die Einschätzung von Lebenslagen und insbesondere von Multiproblemlagen und die gemeinsame Interventionsplanung von Sozialarbeiter:in/Case Manager:in und Klient:in. Aufgrund seiner Mehrdimensionalität

lässt es sich zur Rekonstruktion des Unterstützungsverlaufs und zur Evaluation der Verbesserung von Lebenslagen einsetzen.

3 Umsetzung der Instrumente als Web-Apps

35 Alle drei hier beschriebenen Instrumente wurden als Web-Apps umgesetzt. Das bedeutet, die Anwendungssoftware wird aus dem Web heruntergeladen und im Web-Browser ausgeführt. Diese Form der Softwareverteilung hat den Vorteil, dass keine Installation notwendig ist und die Software auf beliebigen Geräten gestartet werden kann, sofern eine Internetverbindung besteht. Auch lassen sich so Aktualisierungen der Software leicht verteilen. Nachteile sind die genannte Notwendigkeit einer Internetverbindung zum Starten der Web-App und dass die Benutzungsschnittstelle in den Web-Browser integriert ist. Damit geht zum Beispiel Bildschirmfläche für die Anzeige der Navigationsleiste verloren. Auch gelten Sicherheitseinschränkungen für Web-Apps; insbesondere können Dateien nur im Downloadverzeichnis des Endgeräts abgespeichert werden (vgl. Rind et al., 2025a; Rind et al., 2025b).

36 Die Anwendungssoftware wird derzeit auf einem Webserver der Fachhochschule St. Pölten bereitgestellt, sodass Nutzer:innen keine eigene IT-Infrastuktur betreiben müssen. Falls eine höhere Unabhängigkeit angestrebt wird, ist es auch möglich, die Web-Apps auf einem eigenen Webserver zu betreiben. Dazu muss keine serverseitige Anwendungssoftware eingerichtet werden, weil die Web-Apps zur Gänze im Web-Browser ausgeführt werden und es müssen auch keine Anwendungsdaten an den Webserver übertragen werden.

37 Die erfassten Daten, beispielsweise Namen und Position von Alteri, werden temporär im sogenannten LocalStorage des Web-Browsers gespeichert. Dadurch sind sie vor versehentlichem Datenverlust geschützt, verlassen aber zu keinem Zeitpunkt das Gerät der Nutzer:in. Nach dem Speichern der Daten trägt der bzw. die Nutzer:in selbst Verantwortung für eine datenschutzkonforme Sicherung der Daten. Dadurch, dass die Web-Apps easyNWK und easyBiograph als freie Open Source Software verfügbar sind, ist es möglich, Anpassungen und Weiterentwicklungen von handlungsfeldorientierten Spezifikationen auch unabhängig von der Fachhochschule St. Pölten durchzuführen.

4 Fazit und Ausblick

38 Das Assessment im Case Management zeichnet sich durch die multiprofessionelle Erhebung, Analyse und Einschätzung der biopsychosozialen Lage und Situation von Personen in komplexen Problemlagen aus. Für die Rekonstruktion der sozialen und sozioökonomischen Lebenslage nutzen Fachkräfte der Sozialen Arbeit neben Strukturierungshilfen wie Gesprächsleitfäden oder Assessmentbö-

gen auch spezifische Verfahren und Instrumente. Für die im Beitrag vorgestellte Netzwerkkarte und den biografischen Zeitbalken liegen zeitgemäße Web-Apps vor, die gegenwärtigen sozialarbeitswissenschaftlichen wie technologischen Ansprüchen genügen. Umfangreiche Praxistests attestieren der easyNWK und dem easyBiograph hohe Praxisrelevanz. Die Anwender:innen schätzen vor allem die einfache und intuitive Bedienung, die übersichtliche Darstellung, die verständliche Aufbereitung und die Vielzahl der Funktionen, die unkomplizierte Verfügbarkeit sowie die Sicherstellung des Datenschutzes. Die Web-Apps funktionieren auf gängigen Web-Browsern und geübten Anwender:innen gelingt die Erstellung einer Netzwerkkarte auch mit mobilen Geräten. Die Bereitstellung der beiden Web-Apps als Open Source Technologie ermöglicht die Weiterentwicklung weiterer Spezifikationen. Auch können die Programme als Grundlage für neue Softwarelösungen wie bspw. Netzwerkkarten für Organisationen, Stärken- und Ressourcenkarten mehrdimensionaler Interventionsverläufe genutzt werden. Für das Inklusionschart wurde ein erster Prototyp einer Web-App entwickelt.

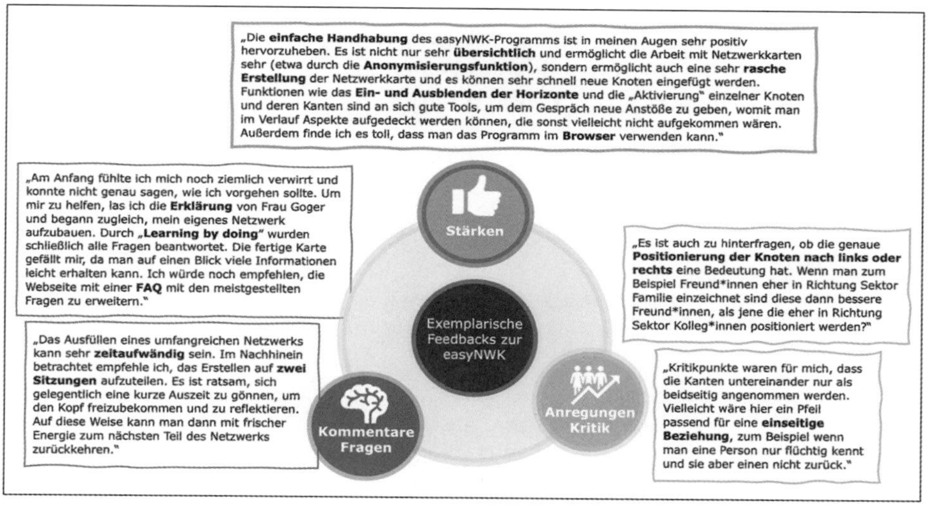

Abb. 10: Exemplarische Rückmeldungen zur easyNWK

Quelle: Eigene Darstellung.

Für die Entwicklung von methodischen Instrumenten wie den vorgestellten bedarf 39
es zeitlicher Ressourcen und fachlichen Know-Hows. Interdisziplinäre studentische Forschungsprojekte bieten grundsätzlich eine gute Möglichkeit, um erste Prototypen zu entwickeln. Nicht immer passen jedoch die Logiken der Studiengänge aus den Fachbereichen Soziale Arbeit und Medieninformatik zusammen. Unterschiede in Semesterlogiken, Laufzeiten und Innovationsverständnisse behindern Kooperationen, wie wohl individuelle Bachelor- und Masterprojekte wesentlich zur bisherigen Entwicklung der Softwarelösungen beigetragen haben. Für anspruchsvolle und nachhaltige Lösungen bedarf es jedoch der Ressourcen

von hoch qualifiziertem Personal. Vor allem, wenn es nicht allein um die Entwicklung von Applikationen, sondern auch um die Bereitstellung von Anwendungsleitfäden und Orientierungshilfen für die Analyse gehen soll.

40 Die Förderschiene von Erasmus+ bietet Möglichkeiten für die interdisziplinäre und internationale Kooperation von Hochschulen und Einrichtungen. Das Programm unterstützt bildungsbereichübergreifende Partnerschaften zur Förderung von Modernisierung und Innovation und kann damit auch für die methodisch-fachliche Professionalisierung der Sozialen Arbeit genutzt werden. Durch die Förderhöhe konnten im Projekt TransSoDia ausreichend Ressourcen für eine fundierte Entwicklung umfangreicher Produkte und für vielfältige Kooperationsaktivitäten bereitgestellt werden. Die gute Dotierung und Planung des Projekts TransSoDia trug maßgeblich dazu bei, dass so gut wie alle Ziele erreicht werden konnten. Nicht verhehlt werden soll, dass die Zusammenarbeit nicht frei von kontroversiellen Diskursen und fachlichen Disputen geblieben ist. Das konsequente Engagement aller Beteiligten für die Weiterentwicklung der kooperativen Diagnostik und deren Lehre, das verantwortliche Dranbleiben an den Aufgaben, die konsequente Vernetzung mit Fachkolleg:innen aus Forschung, Lehre und Anwendung, die interdisziplinäre Zusammenarbeit von Sozialer Arbeit und Informationsvisualisierung und die breite Evaluierung der Web-Apps und Lernmaterialien in der Praxis – all diese Faktoren haben wesentlich zum Gelingen des Projekts beigetragen.

Literatur

Aspöck, T., Kogelnig, B., Nussbaumer, S., Stork, R. & Windpassinger, A. (2011). *Die egozentrierte Netzwerkkarte als Diagnoseinstrument der Sozialen Arbeit. Praxisrelevanz, Modifizierungen und Anwendungshilfen* [Masterthese im Studiengang Soziale Arbeit an der Fachhochschule St. Pölten].

Baecker, D. (1994). Soziale Hilfe als Funktionssystem der Gesellschaft. *Zeitschrift für Soziologie, 23*(2), 93–110. https://doi.org/10.1515/zfsoz-1994-0202

Böck, J., Rind, A. & easyBiograph contributors (2025). *easyBiograph – Biographical time bars for social work* (Version v2.3.0) [Software]. Zenodo. https://doi.org/10.5281/zenodo.14709963

Goger, K. & Gerl, M. (2024). *Biografische Diagnostik.* Handbuch zur kooperativen Diagnostik von Lebensläufen und Biografien in der Sozialen Arbeit. Skriptum. TransSoDia. https://phaidra.fhstp.ac.at/o:7191

Goger, K. (2024). *Instrumente der egozentrierten Netzwerkdiagnostik. Instrumente zur Visualisierung und Analyse von sozialen Beziehungen einer Person.* TransSoDia: St. Pölten. https://phaidra.fhstp.ac.at/o:7184

Goger, K. (2025). *Egozentrierte Netzwerkkarte. Grundlagen und Anwendungsleitfaden.* TransSoDia: St. Pölten. https://doi.org/10.60522/o:7182

Grünzweil, S., Paul, M., Rameseder, V. & Sattler, C. (2011). *Das Inklusions-Chart im Praxistest. Anwendung und Weiterentwicklung des Instruments in Arbeitskontexten der Sozialen Arbeit.* [Masterthese im Studiengang Soziale Arbeit an der Fachhochschule St. Pölten].

Hafen, M. (2011). Inklusion und soziale Ungleichheit. *Systemische Soziale Arbeit, 2/3*, 75–93.

Kelis, N. & Zhongan, X. (2009). *Programmierung einer Personen-Netzwerkkarte in Java.* St. Pölten.

Kelis, N. (2010). *Adaption der Software easyNWK zur Digitalisierung der sozialen Netzwerkkarte.* St. Pölten.

Kelis, N. (2012). *Entwicklung der easyBiograph und Vergleich mit anderer Timeline Software* [Masterthese im Studiengang Industrial Simulation an der Fachhochschule St. Pölten].

Kleve, H. (2017). *Inklusion und Integration. Die beiden Formen sozialer Partizipation und ihre Bedeutung für die Soziale Arbeit.* https://www.researchgate.net/publication/315891379_Inklusion_und_Integration

Lackenbucher, P. & Kavalar, E. (2024). *Praxisbuch Inklusionschart-Familiendiagnostik. Das IC4 in der Kinder- und Jugendhilfe.* Beltz Juventa.

Laun, P. (2025). *Fallbeispiel sozialdiagnostische Instrumente* [Unveröffentlichtes Manuskript].

Luhmann, N. (2005a). Inklusion und Exklusion. In N. Luhmann, *Soziologische Aufklärung 6. Die Soziologie und der Mensch* (2. Aufl., S. 226–251). Springer.

Luhmann, N. (2005b). Gesellschaft. In N. Luhmann, *Soziologische Aufklärung 1. Aufsätze zur Theorie sozialer Systeme* (7. Aufl., S. 173–193). VS Verlag für Sozialwissenschaften.

Merten, R. & Scherr, A. (2004). *Inklusion und Exklusion in der Sozialen Arbeit.* Wiesbaden.

Modrow, K. (2017a). *Die Bedeutung egozentrierter Netzwerke von Nutzern und Nutzerinnen in der ambulanten Sozialpsychiatrie* [Masterthese an der Fachhochschule Kiel].

Modrow, K. (2017b). Netzwerkforschung in der ambulanten Sozialpsychiatrie. Quantitative Analyse egozentrierter Netzwerke mithilfe der digitalen Netzwerkkarte easyNWK. *Soziale Arbeit, 66*(10), 390–398. https://doi.org/10.5771/0490-1606-2017-10-390

Modrow, K. (2018). Stabilisierung von Hilfebedarfen statt Hilfe zur Selbsthilfe: Netzwerkprofile und Inklusionsprozesse in der ambulanten Sozialpsychiatrie. *Soziale Arbeit, 67*(6), 210–222. https://doi.org/10.5771/0490-1606-2018-6-210

Pantuček-Eisenbacher, P. (2019). *Soziale Diagnostik. Verfahren für die Praxis Sozialer Arbeit* (4. Aufl.). Vandenhoeck & Ruprecht.

Pantuček-Eisenbacher, P. & Grigori, E. (2016). *Inklusions-Chart Version 4 (IC4).* Manual.

Richter-Mackenstein, J. (2017). Netzwerkanalyse mit easyNWK. *Soziale Arbeit, 66*(3), 88–96. https://doi.org/10.5771/0490-1606-2017-3-88

Richter-Mackenstein, J., Lembke, S. & Porath, N. (2024). *Effekte der Person-Umwelt-Beziehungen. Synopse aktueller relevanter Erkenntnisse aus der Erforschung egozentrierter Netzwerke für die Soziale Arbeit.* TransSoDia. https://doi.org/10.60522/o:7185

Rind, A., Böck, J. & easyNWK contributors. (2025). *easyNWK - egocentered network map for social work* (Version v2.7.0) [Software]. Zenodo. https://doi.org/10.5281/zenodo.14760891

Rind, A., Böck, J., Punesch, J., Schrenk, H. & Schweiger, S. (2025a*). Einführung in die Software easyNWK. 2.7.* Benutzungshandbuch. TransSoDia. https://doi.org/10.60522/o:7180

Rind, A., Böck, J.; Punesch, J. & Schrenk, H. (2025b). *Einführung in die Software easyBiograph 2.3.* Benutzungshandbuch. TransSoDia. https://doi.org/10.60522/o:7189

Rosenthal, G. (1995). *Erlebte und erzählte Lebensgeschichte. Gestalt und Struktur biographischer Selbstbeschreibungen.* Campus Verlag.

Schütze, F. (1983). Biographieforschung und narratives Interview. Neue Praxis. *Kritische Zeitschrift für soziale Arbeit und Sozialpädagogik 13*(3), 283–293.

Schütze, F. (1984). Kognitive Figuren des autobiographischen Stegreiferzählens. In M. Kohli (Hrsg.), *Biographie und soziale Wirklichkeit* (S. 78–117). Metzler.

Studera, D. (2025). *Der Inklusionschart (IC4) als Web-App* [Bachelorarbeit am Studiengang Medientechnik an der Fachhochschule St. Pölten].

Trajkovic, M. (2019). *Neukonzeption der Netzwerkkarte als Tool der Sozialen Arbeit. Design Study mit Prototyp-Implementierung* [Bachelorarbeit am Studiengang Medientechnik an der Fachhochschule St. Pölten].

FH St. Pölten (2025). *TransSoDia – Kooperative Soziale Diagnostik transnational und digital lehren und lernen. Projektbeschreibung.* https://research.fhstp.ac.at/projekte/transsodia-kooperative-soziale-diagnostik-transnational-und-digital-lehren-und-lernen

van der Velden, M. & Mörtberg, C. (2015). Participatory Design and Design for Values. In J. van den Hoven, P. E. Vermaas, I. van de Poel (Hrsg.), *Handbook of Ethics, Values, and Technological Design: Sources, Theory, Values and Application Domains* (S. 41–66). Springer. https://doi.org/10.1007/978-94-007-6970-0_33

Herausgeber- und Autorenverzeichnis

Der Herausgeber

Prof. Dr. Stefan Schmidt

Prof. Dr. rer. medic. Stefan Schmidt ist Professor für Klinische Pflege mit dem Schwerpunkt Pflege- und Versorgungskonzepte und Prodekan am Fachbereich Gesundheit, Pflege, Management an der Hochschule Neubrandenburg. Er ist Mitglied im Vorstand der Deutschen Gesellschaft für Care und Case Management und wissenschaftlicher Leiter der Case Management-Ausbildung am Institut für Weiterbildung der Hochschule Neubrandenburg.
Als zertifizierter Case Management-Ausbilder (DGCC) lehrt er seit 2009 insbesondere in Deutschland und Österreich. Als ausgebildete Pflegefachperson (2001) bringt Stefan Schmidt langjährige Erfahrungen aus ambulanten und stationären Pflegesettings mit. Unter anderem arbeitete er im Case Management für gerontopsychiatrisch erkrankte Personen sowie für Menschen mit HIV und Aids. In seiner Forschung widmet sich Stefan Schmidt den Wirkungsweisen durch Case Management aus der Perspektive von Nutzer:innen, digitale und IT-gestützte Assistenzsysteme innerhalb von Case Management sowie Versorgungsstrukturen in ländlichen Räumen.

Die Autor:innen

Prof. Dr. Alexander Alscher

Prof. Dr. Alexander Alscher studierte VWL an der Universität St. Gallen und an der University of Southern California, LA. Anschließend promovierte er in BWL bei Prof. Dr. G. Müller-Stewens an der Universität St. Gallen sowie bei Prof. Dr. B. McKelvey an der UCLA Anderson School of Management. Im Jahr 2008 gründete er mit Katrin Keller die samedi GmbH mit den gleichnamigen E-Health- und Patientenportal-Lösungen zum hochsicheren Online-Patientenmanagement, welche mittlerweile von > 46.000 Ärzten und Leistungserbringern für > 40 Mio. Patienten genutzt werden und von den Bundesländern Baden-Württemberg und

Saarland zum Corona-Impfmanagement eingesetzt wurden. Nach einem Lehrauftrag an der Universität Ulm in 2012 wurde Herr Alscher in 2015 Professor an der BSP Business & Law School Berlin. Der Forschungs- und Praxisschwerpunkt von Herrn Alscher liegt in E-Health bzw. in der digitalen Vernetzung und Versorgungssteuerung im Gesundheitswesen.

Philipp Bläser, M.Sc.

Philipp Bläser, M.Sc. war wissenschaftlicher Mitarbeiter im Projekt ReKo. Er hat Sozialwissenschaften im Bachelor und Soziologie und Sozialforschung im Master an der Universität zu Köln studiert. Seit 2022 arbeitet er am Fachgebiet Pflegewissenschaft der Universität Osnabrück. Seine Forschungsschwerpunkte sind vornehmlich pflegebezogenes Case Management, pflegende und sorgende An- und Zugehörige sowie Sorgearrangements/-netzwerke.

Jessica Böhm, M.A.

Jessica Böhm studierte Betriebswirtschaftslehre (B.A.) und Marketing Management (M.A.) in Berlin. Erste berufliche Erfahrungen sammelte sie in der Energiewirtschaft und im digitalen Verlagswesen, anschließend folgte der Einstieg in die Gesundheitsbranche beim Berliner E-Health Unternehmen samedi. Mit Schwerpunkten in der Kommunikation und Pressearbeit beschäftigt sich Jessica Böhm seit 2018 mit Chancen und Herausforderungen der digitalen Transformation im Gesundheitswesen – u. a. als Chefredakteurin der Jubiläumsausgabe „12 Jahre E-Health in Deutschland: Beiträge und Best Practice Studien aus dem deutschen Gesundheitswesen“ von Prof. Dr. Alexander Alscher (Hrsg.) mit über 40 Case Studies und Erfahrungsberichten aus Anwenderperspektive.

Melina Branding, M.Sc.

Melina Branding, M.Sc. ist Gesundheits- und Krankenpflegerin. Durch ihr Masterstudium in Public Health und ihr berufsbegleitendes pflegebezogenes Bachelorstudium verfügt sie über theoretische und praktische Expertise in der Gesundheitsversorgung. Neben ihrem Studium arbeitete sie in der akutstationären Versorgung sowie in Forschungs- und Praxisprojekten.

Janet Cordes, M.A.

Janet Cordes, M.A. war wissenschaftliche Mitarbeiterin der Abteilung Pflegewissenschaft der Universität Osnabrück im Projekt ReKo. Sie hat Gerontologie im Bachelor und Master an der Universität Vechta studiert. Seit 2019 forscht sie zu Themen der Langzeitpflege, Pflegepolitik und Versorgungsforschung. Zuletzt arbeitete sie am Fachgebiet Pflegewissenschaft der Universität Osnabrück.

Stefanie Göcken, M.Sc.

Stefanie Göcken, M.Sc. ist Gesundheits- und Krankenpflegerin und absolvierte einen berufsbegleitenden Studiengang Bachelor Pflegewissenschaft sowie ein Masterstudium Public Health. Sie verfügt über eine Weiterbildung zur Case Managerin (DGCC) sowie über langjährige praktische Erfahrungen in der Versorgung von multimorbiden Menschen.

FH-Prof. DSA Mag. Karin Goger

Karin Goger ist Sozialarbeiterin, Soziologin, Supervisorin und Organisationsberaterin, Psychotherapeutin, Case Managerin (DGCC) und Case Management-Ausbildnerin (DGCC). Ihre Schwerpunkte als Lehrdozentin an der Fachhochschule St. Pölten liegen in Methoden der Sozialen Arbeit. Sie koordiniert die Vertiefungsrichtung Case Management im Masterstudiengang Soziale Arbeit und leitete das Erasmus+-Projekt „TransSoDia Kooperative Soziale Diagnostik transnational lehren und lernen". Nähere Informationen: https://inclusion.fhstp.ac.at/team/karin-goger.

Dr. Anna Hegedüs

Dr. rer. medic. Anna Hegedüs ist Pflegewissenschaftlerin und arbeitet als Dozentin an der Berner Fachhochschule im Innovationsfeld Psychische Gesundheit und Psychiatrische Versorgung der angewandten Forschung & Entwicklung Pflege des Departements Gesundheit. Sie hat eine von der Stiftung Lindenhof finanzierte Tenure-Track-Position zur ambulanten psychiatrischen Pflege inne. Sie ist zudem Präsidentin des Netzwerks Case Management in der Schweiz. In ihrer Forschung befasst sie sich unter anderem mit den Auswirkungen der Digitalisierung auf vulnerable Personengruppen, integrierter Versorgung, Partizipation sowie psychischer Gesundheit und psychiatrischer Versorgung.

Prof. Dr. Manfred Hülsken-Giesler

Prof. Dr. Manfred Hülsken-Giesler ist Gesundheits- und Krankenpfleger, Pflegewissenschaftler und Berufspädagoge. Seit 2019 ist er Lehrstuhlinhaber für Pflegewissenschaft, seit 2022 Direktor des Instituts für Gesundheitsforschung und Bildung (IGB) der Universität Osnabrück. Sein wissenschaftliches Forschungsinteresse gilt u. a. neuen Technologien in Gesundheit und Pflege, Zukunftsforschung in Pflege und Gesundheit, hochschulischer Bildung in Gesundheit und Pflege sowie pflegewissenschaftlicher Grundlagenforschung.

Isabel Jalaß, M.Sc.

Isabel Jalaß, M.Sc. war wissenschaftliche Mitarbeiterin der Abteilung Pflegewissenschaft der Universität Osnabrück im Projekt ReKo. Sie hat Health Communication im Bachelor und Public Health im Master an der Universität Bielefeld studiert. Seit 2019 arbeitete sie am Fachgebiet Pflegewissenschaft der Universität

Osnabrück. 2024 wechselte sie an die Hochschule Osnabrück. Sie beschäftigt sich in ihrer Forschung vor allem mit Case Management und mit Routinedaten der Kranken- und Pflegekassen.

Mats Lehnhoff, M.A.

Mats Lehnhoff ist in der Organisationsentwicklung und als Trainer beim Institut LüttringHaus tätig. Zudem ist er Geschäftsführer der LüttringHaus Weiterbildung & Qualifizierung gGmbH sowie Senior Consultant bei der Unternehmensberatung pwb.
Er absolvierte ein duales Studium bei Forvis Mazars mit dem Abschluss Bachelor of Science in Business Administration an der HSBA Hamburg School of Business Administration sowie ein berufsbegleitendes Masterstudium in Digitaler Transformation (M.A.). In früheren beruflichen Stationen war er als Consultant bei Forvis Mazars und EY-Parthenon mit Schwerpunkten in Audit, Financial und Strategic Advisory sowie Mergers & Acquisitions tätig. Mats Lehnhoff ist zertifizierter KI-Manager (IHK) und Mitautor des Buches „Grundlagen anorganischen Wachstums: Mergers & Acquisitions (M&A) für gemeinnützige Organisationen der sozialen Arbeit“. Seine Schwerpunkte liegen in den Bereichen Change-Management, strategische Transformation sowie Personal- und Teamentwicklung.

Sebastian Lennemann

Sebastian Lennemann studiert Biomedizinische Labordiagnostik am Institut für Chemie und Biotechnologie und am Institut für Public Health an der Zürcher Hochschule für Angewandte Wissenschaften. Er arbeitet in der Fachgruppe Medizinische Mikro- und Molekularbiologie sowie in der Arbeitsgruppe Klinische Pflege an der Hochschule Neubrandenburg.

Prof. Dr. Sara Marquard

Prof. Dr. Sara Marquard ist Gesundheits- und Krankenpflegerin und Pflegewissenschaftlerin. Sie ist Professorin für Pflegewissenschaft an der Hochschule Osnabrück und stellvertretende Leiterin des Deutschen Netzwerks für Qualitätsentwicklung in der Pflege (DNQP). Ihre Schwerpunkte in der Forschung und Lehre sind onkologische Pflege, Palliative Care, Sorgearbeit, Qualitätsentwicklung in der Pflege und qualitative Forschungsmethoden.

Alexander Rind

Alexander Rind ist Medieninformatiker und wissenschaftlicher Mitarbeiter an der Fachhochschule St. Pölten. Im Feld der Informationsvisualisierung und Visual Analytics forscht er an der Entwicklung effektiver interaktiver visueller Schnittstellen, die es Menschen ermöglichen, sich mit Daten auseinanderzusetzen. Dazu integriert er Methoden des Human-Centered Design, wissensbasierte Systeme, interpretierbares maschinelles Lernen und Sonifikation. Diese Methoden werden in Anwendungsbereichen wie Gesundheit, Sozialarbeit und Industrie untersucht. Nähere Informationen: https://icmt.fhstp.ac.at/en/team/alexander-rind.

Nicole Ruppert, M.ScN.

Nicole Ruppert, M.ScN. war wissenschaftliche Mitarbeiterin der Abteilung Pflegewissenschaft der Universität Osnabrück im Projekt ReKo. Sie ist Gesundheits- und Krankenpflegerin und Pflegewissenschaftlerin und war seit 2009 in pflegewissenschaftlichen Projekten an der Universität Witten/Herdecke, der praxis-Hochschule Rheine sowie der Hochschule Osnabrück tätig. Von 2020 bis 2024 war sie wissenschaftliche Mitarbeiterin im Fachgebiet Pflegewissenschaft an der Universität Osnabrück und wechselte 2024 an die Ostfalia Hochschule für angewandte Wissenschaften. Ihre Forschungsschwerpunkte liegen im Bereich der pflegerischen Versorgungsforschung, pflegende An- und Zugehörige sowie neue Technologien zur Unterstützung von beruflich Pflegenden.

Dr. Regina Schmeer-Oetjen

Dr. Regina Schmeer-Oetjen ist promovierte Pflegewissenschaftlerin und leitet seit 2008 die Stabstelle Pflegewissenschaft an der Medizinischen Hochschule Hannover. Schwerpunkt ihrer Arbeit sind angewandte Pflegewissenschaft, Akademisierung und Pflegeforschung mit dem Fokus auf Pflege und Technologie. Zuvor war sie als Pädagogin an verschiedenen Pflegeschulen tätig. Ihre berufliche Laufbahn hat sie als Pflegefachfrau begonnen. Sie war in verschiedenen Bereichen im In- und Ausland tätig. Sie engagiert sich u. a. im Netzwerk Pflegeforschung des Verbandes der Pflegedirektor*innen der Universitätskliniken und Medizinischen Hochschulen Deutschlands e. V. sowie der Deutschen Gesellschaft für Pflegewissenschaft.

Sebastian von Lovenberg

Sebastian von Lovenberg studierte Gesundheitsökonomie an der Universität zu Köln mit Schwerpunkt auf evidenzbasierter Medizin und Gesundheitstechnologiebewertung. Nach seinem Diplom-Abschluss war er in leitenden Vertriebspositionen im Gesundheitswesen tätig. Zu seinen Stationen zählen unter anderem Allm EMEA GmbH sowie Teladoc Health, wo er seit 2021 tätig ist – aktuell als Sales Director Hospitals & Health Systems International für Deutschland, Österreich und die Schweiz. In dieser Rolle verantwortet er strategische Partnerschaften und regionale Vertriebsstrategien. Darüber hinaus engagiert er sich als Mitglied in Beiräten von Health-Tech-Initiativen wie Doctify und ABAStroke. Mit tiefem Verständnis für den europäischen Gesundheitsmarkt kombiniert er unternehmerische Führung mit technologischem Fortschritt im Dienst der Patientenversorgung.

Dr.in Lena Marie Wirth

Dr.in Lena Marie Wirth war wissenschaftliche Mitarbeiterin der Abteilung Pflegewissenschaft der Universität Osnabrück im Projekt ReKo. Sie hat am Lehrstuhl für Betriebswirtschaft bei Prof. Dr. Thomas Breisig zum Thema „ressourcenorientierte Veränderungsbewältigung in Organisation" promoviert. Seit 2016 forscht sie in unterschiedlichen Projekten zu gesundheitsorientierten Arbeits- und Organisationskonzepten und digitalen Technologien in den verschiedenen Sektoren der Pflege. Von 2019 an widmete sie sich pflegewissenschaftlichen Fragestellungen im Rahmen ihrer Tätigkeit an der Universität Osnabrück. Seit Oktober 2023 setzt sie ihre Forschungsarbeiten am Institut für Arbeit und Technik fort und co-leitet den Forschungsschwerpunkt „Arbeit und Wandel".

Susanne Wunsch, M.A.

Susanne Wunsch ist Inhaberin und Geschäftsführerin des Instituts LüttringHaus, der Gesellschaft für Qualifizierung im Gesundheitswesen mbH (QualiGes) sowie der LüttringHaus Weiterbildung & Qualifizierung gGmbH. Sie ist Sozialarbeiterin (B.A.) und hat einen Masterabschluss in Beratung, Coaching und Mediation (M.A.). Sie war mehrere Jahre im Allgemeinen Sozialen Dienst und einem Kinderschutzteam eines großstädtischen Jugendamts tätig. Heute arbeitet sie insbesondere in den Bereichen Training, Beratung sowie Personal- und Organisationsentwicklung.

Susanne Wunsch ist zertifizierte Case Management Ausbilderin (DGCC). Ihre inhaltlichen Schwerpunkte liegen in den Themenfeldern Kinderschutz, Fallverstehen und rechtskreisübergreifende Fallsteuerung sowie der konzeptionellen und praktischen Weiterentwicklung von Strukturen und Arbeitsansätzen in Organisationen der Sozialen Arbeit und des Gesundheitswesens – sowohl im Rahmen individueller Qualifizierung als auch im Zuge strategischer Organisationsentwicklung.